한약 유통 및 저장학

공저

권동렬 원광대학교 한약학과

김진주 경희대학교 한약학과

이제현 동국대학교 한의학과

전 훈 우석대학교 한약학과

한약 유통 및 저장학

초판 발행 / 2007년 9월 15일(1쇄)
/ 2022년 3월 31일(3쇄)

저자 권동렬, 김진주, 이제현, 전훈
발행인 김정찬

발행처 도서출판 정담
주소 서울특별시 송파구 송이로17길 50-27
(가락동 13-10) 2층
전화 02-443-2791
팩스 02-430-7370
홈페이지 www.jdb.co.kr
등록 제 22-135호

정가 28,000원
ISBN 978-89-8085-368-7

추천사

한약학과는 1996년도에 설립되어 현재에 이르고 있다. 현재 생긴지 10년 이상이 지나서 학과로서의 골격도 갖추고 졸업생들도 배출되어서 각계각층에서 활동하고 있다. 그러나 정작 한약학과에 필수적인 교재들은 한의대교수 및 약대교수들의 저서에 의존하고 있는 형편이다.

특히 《한약자원유통 및 저장학》 교재는 약학대학 교수들의 협의회인 전국생약학교수협의회에서 출간된 교재를 그대로 사용하고 있었다. 이 책이 출간된 지도 10년이 지나다보니 많은 내용들이 현 실정과 맞지 않았으며, 또한 한약학과의 유통과 저장학의 나아갈 방향과 맞지 않은 부분들이 많았다.

이에 경희대학교, 원광대학교, 우석대학교 담당교수님들이 새로운 교재를 발간하기로 뜻을 모아 노력한 결과, 오늘에 이르러 본 교재를 출간하게 되었다. 먼저 이들의 노고를 치하하는 바이다.

이 분들도 한약학과 교재를 스스로 출간하는 것에 대해서 뿌듯함을 느끼리라 생각된다. 앞으로 이를 계기로 해서 제 2, 제 3의 교재가 속속 출간되기를 바라는 바이다.

유통과 저장, 특히 유통 분야는 앞으로 한약학과 출신들이 많이 활동해야 할 중요한 분야이다. 아무쪼록 이 교재가 졸업 후 이 분야에 진출해서 활동하는데 많은 도움이 있기를 바라는 바이다.

2007. 8

한국 한약학과 교수협의회장

홍 선 표

머리말

한약의 유통과 저장을 집필함에 있어 관련서적이 많이 없는 실정이므로 내용이 부족하고 미흡한 점이 많으리라 생각된다. 한약과 관련된 역사를 살펴보면 아래와 같다.

조선시대 말까지 제도적으로 보건의료와 관련한 직종에 대하여 공식적인 자격의 인증이나 면허는 없었으며, 1900년에 비로서 의사·약제사·약품순시 규칙 등을 공포하면서 제도권으로 관리되었다. 약업에 종사하는 사람들도 약제사·약종상·제약사·제약업자·매약업자 등으로 구분했다. 약업사(약종상) 제도는 1953년 12월 약사법을 제정하면서 약사인력이 절대 부족한 농어촌, 도서벽지 등 보건의료 부재의 해소대책의 일환으로 소정의 시험을 치룬 자에게 특정지역에서 보건의료를 할 수 있도록 제정되었다. 한약업사 시험은 각 도 단위로 수년에 걸쳐 실시되었으며, 1983년 11월 27일 전국적으로 마지막 시험이 치루어졌다.

또한 한약사는 1996년 경희대학교와 원광대학교, 1998년 우석대학교에 한약학과가 설치된 이후 2000년도 제1회 한약사국가고시를 시행하면서 한약의 전문 인력으로 배출되어 식약청, 복지부 및 각개각층에서 한약의 전문인으로 역할을 담당하고 있다.

본서의 내용을 살펴보면 제1장 유통의 이해에서는 유통의 역사, 개념, 유통경로와 유통기구, 유통주제에 관해 기술하였다. 제2장 농산물 유통에서는 농산물 유통의 의의, 역할, 기구, 기능, 공동판매, 약재의 생산 및 한약재의 가격 및 유통현황을 기재하였다. 제3장 약령시에서는 약령시의 기원, 유명 약령시 및 한방진흥특구를 서술하였다. 제4장 한약재 유통규정과 제도에서는 한약재 품질 및 유통관리 규정, 약용식물 생산실적, 주요 한약재의 생산 및 유통현황을 기재하였다.

제5장 멸종위기에 처한 야생 동·식물종의 국제거래에 관한 협약(CITES)에서는 추진 배경 및 연혁, 협약의 주요 내용, 국내의 CITES 운용, 자연환경 보전 관련 국제협약 및 기타 CITES 협약문(국문)을 기재하였다.

제 6장 한약저장학에서는 한약재의 저장과 관리의 필요성, 변질(變質), 약재의 변질 예방, 이물질(異物質), 한약재의 창고(倉庫), 한약재의 저장관리, 한약 저장법 등을 기재하였다. 제 7장 한약의 포장에서는 한약재 포장의 필요성, 포장 재료, 방습포장, 진공 및 가스충전 포장 등에 관해 기술하였다. 제 8장 도량형(度量衡)에서는 도량형의 개요, 국내외의 도량형, 첩제와 열량풀이 및 의약품 등의 안전성·유효성 심사에 관한 규정에서의 도량형을 기술하였다.

이 책은 한약학과 학생들의 교재로서 또한 한약재 생산 제조업체, 수출입업체 등에 참고서가 되고 한약재를 생산, 유통 및 저장을 담당하는데 가이드 역할에 도움이 되기를 간절히 바라는 바이다.

2007년 8월

저자 일동

목 차

제3장 약령시(藥令市)

제4장 한약재 유통규정과 제도

제5장 멸종위기에 처한 야생 동 · 식물종의 국제거래에 관한 협약

제6장 한약저장학

제7장 한약의 포장

제8장 도량형(度量衡)

제 1 장

유통의 이해

제 1 절 유통의 역사

○ 시장의 역사

1. 上古時代

자급자족의 원시시대가 지나고 상고시대가 되어 생산수단은 더욱 발달하게 되었고 잉여생산물의 개념이 생기게 되었다. 이에 자기소비를 초과한 잉여생산물에 대한 물물교환행위가 이루어지게 되었다. 물물교환이 이루어지는 장소의 개념으로 시장이 등장하게 되었고 장시(場市), 장문(場門), 시(市)라고 하였다.

《한서지리지》에 수록된 고조선의 팔조금법(八條禁法)에 재화와 관련된 내용이 포함되어 있는 것을 보면 당시에 이미 일정수준의 교환경제가 발달하였음을 알 수 있다. 이와 관련한 일부 내용을 보면 다음과 같다.

> 相傷, 以穀償
> 남의 신체를 상해한 자는 곡물로써 보상한다.
>
> 相盜, 男沒入爲其家奴, 女子爲婢, 欲自贖者人五十萬
> 남의 물건을 도둑질한 자는 남녀 모두 노비로 삼으나, 이를 면하려면 50만전을 배상한다.

2. 三國時代

삼한시대의 변한은 철이 많이 생산되어서 변한의 철이 낙랑과 왜까지 널리 교역되었다. 후일 중계무역의 독점국인 낙랑이 멸망한 후 삼국의 국제무역을 크게 번성하기 시작하였다. 주요 교역국은 지리상 인접국인 중국과 왜였다. 삼국의 교역 역시 지리상 인접한 국가와 주로 이루어지게 되었다.

■ 고구려

고구려의 국내외 상품교역은 일찍부터 발달하여 국내에서는 행상(行商)에 의한 물품교역이 국제간에는 공적무역과 사적무역의 형태로 행해졌다.

공적무역은 조정과 조정간의 행해진 예물의 증답(贈答)이 그것으로 AD. 31년(대무신왕 14) 12월에 한나라 광무제에게 사신을 보내어 조공품을 교환한데서부터 비롯되며 날로 성해졌으며, 19대 광개토왕(375~413)의 영토확장에 따라 국내외의 상업활동은 더욱 융성하였다.

431년(장수왕 19)에 국도(國都)를 지금의 압록강유역인 통구로부터 대동강유역인 평양으로 옮기어 경제적 조건을 갖추게 됨에 따라 외국통상의 물품수량도 보다 증가하고, 백제 · 신라를 비롯하여 왜 및 중국의 진(晋) · 연(燕) 등을 거쳐 수(隋) · 당(唐)에 이르기까지 정규적인 조공무역이 행해졌으며, 행상을 통한 사적무역도 수반되었으리라고 추측된다.

고구려뿐만 아니라 삼국시대의 국제교역로는 대개 육로보다 해상교통로가 더욱 발달하였다. 특히 중국의 육조(六朝)시대에 무역이 왕성하였는데, 대부분 해상도(海上道)를 이용하였다.

■ 백제

정복국가로서의 백제가 성립된 이래 많은 노예 노동력으로 풍부한 잉여생산물이 국내외의 교역을 더욱 활발하게 하였다. 따라서 관부(官府) 소재지에는 상당한 시장이 서게 되었을 것이다. 이것을 가령 성읍시(城邑市)라 한다면 백제 말기에 전국의 군, 현이 37개, 성이 200개였으니 백제의 시장 수효도 미루어 추정할 수 있을 것이다.

국도인 고마성(固麻城)에는 관설시장이 있었는데, 도시부(都市部)란 시사(市司)로 하여금 관장하게 하였다. 또한 백제는 중국의 남조 및 일본 등과 국제적 조공무역도 적지 않게 하였는바 중국에 대한 수출품은 주로 금포(錦布) · 해물(海物) · 명광개(明光鎧) 등의 공물이며, 수입품은 불전(佛典) · 금포(錦袍) · 채백(彩帛) 등이고, 일본으로는 박사

(博士) · 불사(佛師) · 직공(織工) · 단공(鍛工) · 봉여(縫女) 등의 인적자원, 그리고 채견(綵絹) · 각궁(角弓) · 전(箭) · 불상 · 불전 · 복서(卜書) · 역본(曆本) · 약물(藥物) 등을 수출하였으며, 양마(良馬) 견사(絹紗)포 등을 수입하였다.

《해동역사》에 의하면 중국과의 교역을 거의 해상로를 이용하였고, 이의 발달로 백제의 어민 기타 상민(商民)의 항해술도 발전하였음은 물론 해항(海港)의 개설도 있었을 것으로 추측된다.

《삼국사기》에 의하면 498년(동성왕 20) 8월에 왕은 탐라국의 조공 미납(未納)을 구실로 무진주(武珍州)에까지 친정하려 하였다 하였으니, 그 당시 병선(兵船)의 보유와 항해술의 발달 및 전선(戰線)의 진보된 건조술을 추측할 수 있다.

■ 신라

신라의 상업조직으로는 경시와 향시(鄕市)를 들 수 있다. 경시는 수도 경주에 설치된 도시적 교환조직인 시전(市廛)을 뜻한다. 경주는 행정의 중심지이며, 인구의 집중 등으로 상업도시로서의 면모를 갖추게 되었으니 A.D. 490년(소지왕 12) 1월에 시전을 설치하여 사방의 물자를 유무상통(有無相通)하게 하였던 것이다.

시전은 도시의 상업기관으로서 공랑(公廊)상점인 상설점포이다. 경시 개설 이래 19년이 경과한 509년(지증왕 10)에 수도에 다시 동시(東市)를 설치하고 동시전(東市典)을 두어 시전 및 장시를 감독하게 하였다.

그 뒤 695년(효소왕 4)에는 서시, 남시를 설치, 서 · 남 양시전을 두어 시장감독에 임하게 하였다. 경주의 시전은 일본 경도(京都)의 동시, 서시와 당나라의 정(町)과도 같은 성질을 가진 것이다.

또한 일찍부터 행상이 발생하여 물자를 판매하였고, 그중에는 부녀자들에 의한 화물교역이 행해져서, 외국인의 관심을 끌었다. 중국 《신당서 新唐書》 신라전, 《계림잡전 鷄林雜傳》 등에 부녀자들에 의한 상품교역의 사실을 기술하고 있다. 물자의 표준은 패미(米)로써 정했으니 패미가 화폐구실을 하였던 것이다.

신라의 무역도 조공이나 예물증답의 형식으로 행해진 공무역과 조공사신의 수행원이 그들의 휴대품을 사사로이 매매하는 사무역이 있었다. 그 휴대물품은 양이 적고 값이 비싼 고급직물, 인삼, 금은세공품 등이었는데, 여비충당을 위한 조처였던 것이 차츰 상업화되었다. 조공선은 중국 산동반도의 등주문등현(登州文登縣)에 도착하였던 것이니, 그 곳에는 일찍부터 신라인이 거류하였고, 사신을 유숙시키는 신라관도 있었다. 후에는 신라인 집단거주지로서 치외법권 지역인 조차지가 설치되었다.

신라의 반도통일은 국내 상업을 더욱 발전시켰고, 생산의 증진과 생활의 향상은 보다 대당무역을 촉진시켰다. 신라 말기에 갈수록 민간에 의한 사적무역이 성해졌으며, 한편 공적무역에 있어서도 점차 국가적 무역의 특징을 나타내어 초기 수출품은 원료품이 많음에 비하여 후기에는 생산가공품이 양적으로 많은 경향을 나타내고 있어 산업의 발전상을 반영해주는 것이라 하겠다.

일본에 대해서는 대한해협을 통해 일본 연안의 나가토(長門) · 치쿠젠(공前) 이키도(壹岐島; 島根縣) 기타 해안지역을 교관지(交關地)로 삼아 면(綿)을 주로 수입하였다. 흥덕왕 때(826~836) 장보고는 중국과 일본에 왕래하면서 대규모의 무역을 행하였다. 장보고의 무역선을 회역사(廻易使)나 견당매물사(遣唐賣物使) 등의 칭호를 붙인 것은 그것이 한 개인의 무역이 아니라, 이미 신라의 대표적 무역으로 여기게 된 증거이며, 따라서 장보고의 활동은 국제무역상에 있어서는 적어도 신라의 국가적인 존재임을 엿볼 수 있는 것이다.

3. 高麗時代

고려는 상업활동에 있어서 신라보다 적극적이었다. 개경의 시가지는 상가인 방(坊)과 이(里)로 구분하였고, 광화문과 부급관사이에는 시전으로 사용할 수 있는 공량을 건설하였다.

마초(麻布), 추포 등의 물품 화폐가 유통되었는데 정부에서는 간편하게 사용할 수 있고 내구성이 있는 주화를 사용하여 상품유통을 촉진시키려 하였다. 이에 성종 15년(996)에 처음으로 철전(鐵錢)을 주조한 이래 지속적으로 주화를 발행하였고 은병(銀瓶)과 동국통보(東國通寶) 저화(楮貨)도 유통되었다.

고려는 국내 상업을 촉진함과 동시에 국제무역에서도 개방정책을 펼쳐 활발한 대외교류를 전개하였다. 중국이나 일본을 상대로 한 좁은 무역에서 벗어나 사라센제국이나 동남아 여러 나라를 포함하는 광범위한 무역이 전개되었다.

송에서는 견직물, 모시, 문방구, 인삼, 장도 등을 수출하였고, 금은세공품, 비다, 서적, 염료 등을 수입하였다. 사라센 제국과는 금, 은, 인삼을 수출하고 수은, 향료, 산호, 몰약, 알콜 등을 수입하였다. 송과의 무역은 거란과 여진 때문에 육로보다 주로 바다를 이용하였다.

당시 각국 교역선들은 개성의 문호인 예성상입구 벽란도(碧瀾渡)를 중심으로 모여들었다. 벽란도는 당시 국제무역항으로서 정박해 있는 배의 돛이 숲을 이루고 있을 정도였다고 전해지며, 아라비아 상인들에 의해 고려의 이름이 유럽에 전파되어 꼬레(coree, corea)라 불리게 되었다.

4. 朝鮮時代

초기조선은 유교사상의 영향으로 농본주의를 국시(國是)로 하여, 상업은 수공업과 함께 말업(末業)이라 하여 천시하고 상공업의 자유로운 발달을 방해하였다.

또한 지방의 생산력이 빈약한데다가 교통의 불편으로 상업거래가 활발하지 못하였고, 상세(商稅)를 과도하게 부과하였으며, 도시의 어용상인하게 정부가 전매 특권을 부여함으로써 자유경쟁이 성립하지 못해 상업활동은 부진하게 되었다. 고려시대에 번성하였던 국내외 상업활동이 정부의 이데올로기에 의한 상업억제 정책 때문에 크게 위축되었던 것이다. 그러나 농업, 수공업 등의 생산력 증진에 따르는 자연스러운 상업 발전의 추세를 정책으로 억제하는 것은 한계가 있었다.

태종 14년(1414년)에 2733칸 규모의 공량을 환성하였다. 공량은 취급상품별로 구분, 상인들에게 빌려주고 영업하게 하였다. 이를 시전(市廛)이라 한다.

시전의 감독 기관으로 경시감(京市監)을 두어 시장의 질서유지, 물가조절, 세금징수 등의 역할을 하고, 청제감(淸濟監)을 두어 청결상태를 감독하게 하였다. 시전은 관청의 허가를 받아 장사를 하는 대신 관에 필수품을 공급하는 상점이다. 전마다 판매규모가 달라서 많은 이익을 내는 전을 골라 국역을 부담하게 하였다. 이에 특히 국영부담의 규모가 큰 여섯 개의 시전을 육의전(六矣廛)이라 하였다. 육의전은 국역부담의 규모가 큰 대신에 그에 상응하는 특혜를 누리게 되었다. 이들의 독점적 상권장악에 의하여 독점가격이 형성되었다.

소비자들의 부담이 증가하자 무허가 상점인 난전(亂廛)이 형성되게 되었고, 소비자들은 시전보다 싼 가격의 난전에서 생활용품을 구입하였다. 이에 힘입어 곳곳에 난전이 형성되어 번성하게 되자 이익이 감소한 시전상인들은 정부에 건의하여 국역을 상시로 부담하는 대신 특권적, 독점적 상권을 보장 받았는데 이를 금난전권(禁亂廛權)이라 한다.

1708년 평안도와 함경도를 제외한 전국에서 실시된 대동법은 조세의 금납화를 촉진하여 조세징수제도가 합리화되고 상품화폐경제의 확대발전을 가져오게 되었다. 대동법 실시에 따라 관청의 현물수급을 위해 물품 조달을 하는 공인(貢人)이 등장하였다. 이들은 대동미를 받아 관청의 수요물품을 독점으로 조달하였는데 점차 독점적 도매상인인

도고로 성장 상업자본화 하게 된다.

공인의 등장으로 상품유통이 활발해지고 화폐경제가 발달하면서 상업자본가가 등장하고 이들의 주문에 따라 수공업 생산이 활기를 띠여 발전하게 되었다. 공물을 제조 납품하던 수공제납품 공인들은 계를 조직하여 기술자를 고용하였고, 이는 특권적 공장제 수공업으로 발달하였다.

숙종 4년(1678년) 급진전된 사회, 경제 변화에 대응하고 파탄에 직면한 국가경제를 재건하기 위해 적극적인 화폐유통을 추진하였다. 이에 상평통보(常平通寶) 발행, 유통하여 유일한 법전화폐로 보급하게 되었다.

상품화폐경제의 발달로 상업활동이 활성화되자 기존의 시전으로는 감당할 수 없게 되었고, 전국에서 난전의 사상(私商)들의 활동이 활발해졌고 이에 정조 15년(1791년) 정부에서는 육의전을 제외한 시전의 금난전권을 박탈함으로써 관위주의 상업활동을 타파하였다.

사상은 장시를 기반으로 전국에서 상업활동을 전개하였다. 금난전권으로 보호받고 있던 시전상인에 대항하여 전국적인 상업망을 개척하였고 점차 도고상인으로 발전하였다. 한강중심의 경강상인(京江商人), 개성의 송상(松商) 등이 대표적 사상으로 등장하였다.

18세기 초 장시가 전국으로 확대되고 순조에 이르러서는 전국에 1000여개소의 장시가 번성하였다. 장시는 한 지방에서 매월 6회씩 5일마다 열리는 5일장이었다. 지방의 장시를 중심으로 장사를 하는 보부상은 원활한 상품 유통을 위해 전국 각지의 집산지에서 화물의 도매, 위탁, 판매를 하는 객주와 밀접한 관계를 맺어야 하였으며 객주는 보부상의 주인격이며 상임자라고 할 수 있었다.

객주는 상품의 위탁판매는 물론 숙박업, 보관업, 운송업, 금융업 등도 겸하였는데 이는 이 시기 상업발달의 정도를 알 수 있는 척도라 하겠다.

화폐의 유통과 대동법 실시에 따른 상품화폐 경제의 발달은 공인과 사상의 도고업에 의한 자본 축적과 이에 따른 전국적 유통망의 형성으로 관청주도의 상업체계를 극복하고 근대자본주의 성립의 바탕이 되었다.

5. 근대자본주의의 성립

1880년대에 접어들자 미국, 청, 영국, 독일, 러시아, 이탈리아, 프랑스 등과 통상조약을 체결하였다. 원산항과 인천항도 개항되었다. 1876년 한일수호조약이 체결된 후 부산이 개항되자 일본거상들의 조선진출이 시작되었다.

1883년 한성이 외국상인들에게 개시되어 한국의 주요항구는 차례로 외국상인들에게 개방되었고, 이들은 서구의 공장제상품을 들고 등장하였다. 당시 인천항에는 다수의 서구상사들이 설립되었다. 이러한 상황에 직면하여 조선의 상업계는 큰 변혁을 피할 수 없었다. 외국상인에 대항하기 위하여 서구 상업조직을 본떠 상사를 설립하게 되었고, 상인들의 협동조직체인 상업회의소가 결성되었고, 보부상들은 전국조직인 상무사(商務社)를 결성하게 되었다.

당시 서울, 인천, 부산에 설립된 민족상사회사는 28개에 달했다. 또한 한성은행 등 민족계 은행의 설립에도 대지주 자본과 함께 상업자본이 참가하였다.

이와 같이 개항 이후 서구 자본주의의 진출에 대응하여 우리나라의 경제계에서도 점차 근대적 개혁이 진행되었다. 그러나 한국침략과 맞물려 국가적 지원과 막대한 자본을 기반으로 진출한 일본자본에 밀리는 상황이 계속되었다.

6. 일제강점기

1910년 우리나라를 강점한 일제는 모든 상권을 장악하고 민족자본을 말살하기 위해 각종법령을 공포, 억압해 나갔다. 1910년부터 1918년까지 실시된 토지조사사업은 한반도를 일본제국주의의 식량공급지로 만드는 준비작업이었다.

1910년 시행된 회사령의 주요내용은 회사설립을 총독부 허가제로 하는 것이다. 회사령의 시행으로 일본의 독점적 상품시장으로 만들고 일본의 산업자본과 경쟁할 수 있는 민족자본의 출현을 근본적으로 차단하고자 한 것이었다. 이어 1914년에 공포된 시장규칙(市場規則)은 일본상품의 판매 확대와 상권의 장악을 위해 그들의 요구에 맞게 시장체계를 재편함으로써 한국의 시장을 장악하여 시장 침투의 교두보 역할을 하였다.

일제는 종래의 시장을 재래시장, 식료품 판매시장, 수산물 · 청과물 경매시장으로 분류하고, 시장의 설치 변경 등은 도지사의 허가사항으로 하였다. 그리고 시에는 공설시장을 설치하도록 하여 시에서 선정한 일본인에게 운영권을 주었다.

그후 1920년과 1924년 두 차례에 걸친 개정을 통해 우리나라의 상권은 일제의 식민지 경제체제에 흡수되게 되었다.

이에 우리민족은 상권수호와 민족주의운동을 전개하였다. 3.1운동 때에 상점철시운동, 일화불매운동, 물산장려운동을 펼쳤으며, 이 시기 지방장시들은 3.1운동을 확산시키는 집회소의 역할을 하였다.

3.1운동 후 일본의 식민지정책 변화로 민족자본에 의한 기업과 상점이 등장하게 되었다. 경성방직을 비롯한 메리야스, 양말, 고무신 공장 등은 민족기업 건설 노력의 결과물이었으며, 경남 · 합동 · 호남 등 지방의 민족은행 설립이 이어졌다. 민족기업의 성장 속에서 광화문, 동대문 중심의 북촌상가는 일본상인들이 활개친 남대문 중심의 남촌상가에 대항하여 민족자본을 축적하였다.

1930년대 일제는 공항을 타개하기 위해 침략전쟁을 일으켰고 우리나라는 일제의 병참기지화 되었다. 이러한 전쟁의 소용돌이 속에서도 근대적 유통기구인 백화점이 등장하였는데, 1930년 일본계 백화점인 미스코시, 조지아, 미나카이 백화점과 민족계 백화점인 화신백화점이 세워졌다.

그러나 일제 탄압이 최고조에 달한 1940년대에 이르러 민족말살정책으로 민족산업은 물론 상업도 거대한 암흑 속으로 빠져들었다. 대부분의 상인은 매판상인으로 전락하였고 일부 상인만이 민족상인으로서 명맥을 이어갔다.

[참고문헌]

- 한국민족 문화사전(이방환, http://www.koreandb.net/dictionaries)
- 한국상업 발전사(상업사박물관, http://about.shinsegae.com/museum)
- 三國史記, 三國遺事, 高麗史, 高麗史節要, 朝鮮王朝實錄, 東國與地勝覽, 海東繹史, 萬機要覽, 三國志, 高麗圖經, 朝鮮市場(文定昌, 日本評論社, 1941)
- 朝鮮貨幣考(柳子厚, 學藝社, 1940)
- 近世韓國産業史硏究(高承濟, 大東文化史, 1959)
- 褓負商(朴元善, 韓國硏究員, 1965)
- 朝鮮後期商業資本의 發達(姜萬吉, 高麗大學校出版部, 1973)
- 李朝後期手工業에 관한 硏究(宋贊植, 韓國文化硏究院, 1973)
- 韓國商業의 歷史(姜萬吉, 世宗大王紀念事業會, 1975)

제 2 절 유통의 개념

○ 유통의 개념

유통 [流通, distribution]
상품 · 화폐 · 유가증권 등이 경제주체 사이에서 사회적으로 이전하는 상태

1. 유통의 의미

현대사회는 기술혁신과 그에 의한 생산력의 향상으로 수많은 상품(commodity) 및 서비스(service)가 저렴한 비용으로 대량생산이 가능하게 되었다.

이에 인류는 일찍이 경험하지 못했던 온갖 상품 및 서비스의 범람으로 풍요로운 소비생활을 영위하게 되었다. 그러나 범람하는 상품도 요구가 발생한 곳에 적절히 공급되어지지 않는다면 존재가치가 없어지게 된다.

필요한 장소에 적절한 상품을 적절한 양만큼 적정한 비용으로 제공해 주는 것이 바로 유통이다. 우리들은 경제생활을 영위하기 위하여 상품을 생산하며 구입하고 교환하며 소비한다. 하지만, 유통이 단순히 상품을 생산자에서 소비자까지 전달시키는 것만을 의미하는 것은 아니다. 유통은 생산과 소비를 연결함으로써 여러 가지 효용과 가치를 증대시키는 역할도 한다.

우리나라의 유통의 정의 및 개념규정 부서가 명확하게 정리되어 있지 않지만 일본의 경우를 살펴보면 1965년 일본 통계심의회 유통통계부에서 「유통활동이라는 것은 물리적 또는 사회적인 "물건의 흐름"에 관한 경제활동을 말한다. 그 범위는 이른바 운송 통신활동 및 상업 활동을 주체로 하는 것이다. 또한 물건의 흐름이란 용어 중 물건이라는 것은 유형, 무형을 불문한 모든 경제재를 뜻하는 것으로 유형의 모든 물자와 정보를 포함하여 생각할 수 있다」라고 규정하였다.

이러한 통계심의회의 규정은 유통활동을 물적유통과 상적유통으로 구분해서 체계화 한 것이다. 여기서 정보유통을 물적유통 안에 포함한 점은 특이한 점이다. 정보유통은 물적유통은 물론 상적유통에도 당연히 발생하기 때문이다.

유통활동은 상적유통, 물적유통, 정보유통이 축이 되며, 특히 현대 정보산업화 사회에서 정보유통은 상적유통과 물적유통을 통합(intergration)시키는 역할이 증대하여 중요성이 커지고 있다.

유통이라는 것은 물건의 흐름(flow)이며 생산과 소비를 연결하는 행도이다. 유통활동을 통하여 생산된 상품을 소비자에게 원활하게 전달함으로써, 소비자는 보다 편리하고 풍요로운 생활을 영위할 수 있고 생산자는 생산활동에 전념할 수 있어 쌍방의 이익을 함께 높일 수 있는 것이다.

2. 유통 불일치

자급자족 시대에는 생산과 소비가 분리되지 않았으나, 현대사회는 사회적 분업이 고도로 발달하여 대부분의 생산물은 상품으로서 생산되어 유통과정을 거쳐서 소비되고 있다. 이러한 사회적 분업 현상은 생산과 소비를 분리시킨다. 즉 생산하는 사람과 소비하는 사람이(인격적 분리), 생산하는 장소와 소비하는 장소가 분리되며(장소적 분리), 생산하는 시점과 소비하는 시점의 시간적 차이(시간적 분리)등 생산과 소비에서 갖가지 불일치가 나타나게 된다. 이것을 유통 불일치라고 한다.

유통의 사회적 역할은 이러한 유통 불일치에 다리를 놓아 생산과 소비의 균형을 유지하는 것에 있다. 이러한 균형이 유지되어질 때 유통효용이 발생한다.

유통 불일치에 대해서는 여러 가지 견해가 있으나, 생산과 소비의 격차를 요소별로 구분하여 보는 요소적 불일치와 전체의 수급결합에 관련된 시스템적 불일치 두 가지로 크게 나눌 수 있다.

(1) 요소적 불일치

■ 형태적 불일치

제품의 기능, 디자인, 크기와 같이 제품속성에서 나타난 불일치를 의미하며, 주로 생산단계에서 조절된다. 그러나 기성복의 치수 조정, 청과물의 소분 판매, 선물용 포장과 같은 형태 조정은 유통단계에서 이루어지며, 주문생산의 경우에는 주문을 받는 과정에서 형태에 대한 의사결정을 통해 조정된다. 형태적 불일치가 생산단계에서 이미 조절된 사전포장 소비재 같은 경우는 유통 불일치의 조절은 소유, 시간, 공간의 세 가지가 초점이 된다.

■ 소유적 불일치

생산자와 소비자나 사용자 사이에서 누가 어떻게 소유권과 위험을 부담할 것인지에 대한 문제가 발생한다. 생산자나 소비자 모두 특정 상품을 소유함으로써 이점과 손실을 함께 공유하게 된다.

이는 특정 상품을 소유하고 있을 때 가격이 상승하게 되면, 해당 상품에 대한 가치가 올라가서 이득이 될 수 있으나 동시에 반대상황이 되면 손실의 위험이 발생할 수 있다는 뜻이다.

생산된 상품은 우선 소유권이 생산자에게 국한되나 생산자는 상품소유의 이점과 위험을 동시에 고려하여 소비자나 유통업자에게 소유권을 이전하게 된다. 이전된 소유권을 가지고 유통업자나 소비자는 자유로운 유통과 소비를 영위할 수 있는 것이다. 이러한 소유적 불일치는 주로 거래를 통하여 조절된다.

■ 시간적 불일치

생산은 시간적으로 집중되어 이루어지고 있음에 반하여, 소비는 오랜 시간이 소요되며 천천히 조금씩 이루어지는 특성을 보인다. 이러한 특성으로 시간적 불일치가 발생한다. 재화의 적절한 보관, 즉 출고시기의 조정을 통해 시간적 불일치를 조절하고, 재화의 유용성을 높이기도 한다.

■ 공간적 불일치

생산은 특정 장소에서 집중적으로 이루어지지만, 소비는 수많은 장소에서 분산적으로 이루어지기에 공간적 불일치가 발생한다.

적절한 수송을 통하여 공간적인 불일치를 해소시킨다. 이러한 요소적 유통 불일치를 해소시키기 위해서는 그것에 대응하는 적절한 유통활동이 필요하다. 즉 유통 불일치를 해소하기 위해서 소유권과 화폐의 흐름(商流), 재화의 흐름(物流), 정보의 흐름(情報流)이 적절히 이루어져야 한다. 이것들을 유통흐름이라고 한다. 여기서 소유권과 화폐의 흐름(商流)은 소유적 불일치에 재화의 흐름(物流)은 시간적 · 공간적 불일치에 적용되며. 그리고 정보의 흐름(情報流)은 상류와 물류를 움직이게 하는 중추신경과 같은 역할을 한다.

(2) 시스템적 불일치

유통 불일치를 요소별로 살펴보는 것은 유통활동 각각의 관계에 대하여 쉽게 이해할 수 있는 장점이 있지만 유통 불일치 전체에 관련된 총론적인 문제를 살펴보기 힘든 단점도 있다. 상품의 수량과 조합, 가격과 부가서비스, 정보와 같은 수급결합 전체에 관계하는 유통 불일치를 요소적 불일치와 구별하여 시스템적 불일치라고 부른다.

시스템적 불일치의 조정은 재고조절과 구색갖춤이 적용된다.

■ 재고

생산과 소비의 조정은 재고를 통하여 이루어진다. 소비자의 대부분은 시장생산에서 유통으로 이루어지며, 제품재고를 통하여 그 수급을 조절할 수 있다. 생산과 소비 사이의 시스템적 불일치의 조절은 이러한 재고의 수급조정기능에 의존하고 있다.

안전재고(buffer stock)란 생산과 소비의 수급조정과정에서 발생하는 불확실성을 흡수하기 위한 완충역할이라고 할 수 있다.

공장에서는 원활한 조업을 유지하기 위한 원재료나 부품의 재고가 있고, 도매상의 창고나 소매상에서는 상품재고를 보유하고 있어 거래가 원활하게 이루어지도록 하고 있다. 이 모든 것이 안전재고라 볼 수 있다. 재고가 존재함으로써 제조업의 생산과 판매, 중간상인의 상품구매와 판매, 그리고 소매상의 판매와 소비가 연결되어 생산으로부터 소비에 이르는 재화의 원활한 흐름이 가능하다.

한편, 재고는 유통단계에서 완충재로서 수급조정기능을 발휘할 뿐만 아니라, 수요를 반영하는 거울의 기능도 하고 있다. 생산자와 상인은 적절한 생산 · 유통활동 계획을 위하여 소비자의 욕구를 파악하려고 노력하지만, 쉽게 소비자의 욕구를 파악할 수 있는 것은 아니다. 시장에서는 소비자의 욕구에 충족되는 상품은 판매되고, 그렇지 않는 상품은 판매되지 않는다. 재고상황은 이와 같은 소비자의 선호에 따른 상품의 수급상태를 반영하는 귀중한 거울과도 같다.

재고는 생산 · 유통활동의 불확실성을 흡수하는 완충재로서, 정보면에서는 수급상황을 나타내는 신호로서 기능을 하고 있다. 그러나 재고를 유지하기 해서는 비용이 발생하며, 팔리지 않고 남아 폐기해야 할 위험이 항상 존재한다. 따라서 재고비용과 재고위험을 줄이기 위하여 기업은 재고를 필요최소한의 적정수준을 유지하는 것이 바람직하다.

■ 구색갖춤

재고를 초점으로 한 수급조절 기능은 개별상품별로 이루어지는 것을 의미하지만, 유통과정에서는 특정한 상품의 수급조절이 각각 개별적으로 이루어지고 있는 것은 아니다. 이는 생산자의 관점에서 개별상품의 생산수준에서 수급조절을 고려하고 있지만, 상인의 관점에서 보면 다수의 재화를 조합하는 과정을 통하여 수급조절을 하고 있는 것이다. 이것이 구색갖춤이라고 하는 개념이다.

구색갖춤은 유통과정의 구성원이 취급하는 재화의 종류와 그 재고량에 의해 결정된다. 구색갖춤에서 재고는 단순한 재화가 아니라 구색이라고 하는 별개의 가치 있는 집합물로서 다루어진다.

구색갖춤은 유통단계마다 다르다. 소비재의 경우, 생산단계에서는 비교적 단순한 재화의 조합으로 구성된다. 공장이나 농산물 산지에서는 비교적 대규모이며 동질적 · 획일적이다. 그러나 소비단계에서 재화의 조합상태는 대단히 복잡하다. 소비자들의 가정이나 식탁에서 나타난 구색은 공장이나 산지와는 대조적으로 소규모이며 이질적 · 개별적이기 때문이다. 그리고 생산단계에서는 생산지와 출하지가 재화의 결합기준이 되는데 반하여 도매단계에서는 고객이나 재화의 특성이 소매단계에서는 소비자의 욕구가 구색갖춤의 기준이 된다.

이와 같이 구색은 각각의 유통단계의 결합기준에 따라서 생산에서 소비로 이전하는 과정에서 변화하며, 점차로 그 불일치가 해소된다.

보통 구색갖춤은 유통의 말단에 위치하는 소비자를 겨냥해 이루어진다. 이 과정에서 소비생활에 필요한 정보나 서비스까지도 부가되어 유통된다. 상인들은 이러한 구색갖춤의 우열을 가지고 소비자 확보를 위해 경쟁한다.

예외의 경우, 소비재 중에서도 맞춤옷과 같은 주문생산의 경우에는 구색갖춤이 필요치 않으며, 기계설비나 철강재와 같은 산업재의 경우에도 고객의 주문정보에 기초한 수주생산이 일반적이기 때문에 구색갖춤이 필요하지 않다.

결국 구색갖춤이란, 일반 소비재 상품을 생산하여 제품재고가 발생하는 경우 필요한 수급결합 방식이다. 유통단계에서 재고가 발생할 때, 생산과 소비의 사이에 구색물의 차이라고 하는 소유적 불일치라는 현상이 전형적으로 나타나지만, 제품형태를 결정하기 전에 고객의 주문이 투입되는 주문생산에서는 소유적 불일치가 발생하지 않는다. 주문생산은 이와 같이 주문정보에 따라 수급을 직접 연결한다.

○ 유통의 기능

유통이 수행하는 기능에 대하여 가장 먼저 학문적으로 정리를 한 사람은 미국의 「쇼」(A.W. Shaw, 1915)이다.

그는 중간상인이 수행하는 기능으로 다음의 5가지를 제시하였다.

- •위험분담(sharing the risk)
- •재화의 운송(transporting the goods)
- •금융(financing the operation)
- •판매(selling)
- •수집, 구색갖춤, 재발송(assembling, assorting and reshipping)

「쇼」의 개념을 더욱 발전시켜 고전적 유통기능의 분류로서 널리 알려진 것이 「클라크」(F.E, dark, 1922)의 분류이다. 그는 유통기능을 크게 교환 기능, 물적공급 기능, 조성 기능으로 나누고 다시 아래와 같이 세부적으로 분류하였다.

- •교환기능(functions of exchange)
  - ① 판매-수요창조(selling-demand creation)
  - ② 수집-구매(assembling-buying)
- •물적 공급기능(functions of physical supply)
  - ③ 운송(transportation)
  - ④ 보관(storage)
- •조성 기능(facilitating functions)
  - ⑤ 금융(financing)
  - ⑥ 위험부담(risk-taking)
  - ⑦ 시장정보 수집과 해석(market information, its collection and interpretaion)
  - ⑧ 표준화(standardization)

이러한 유통기능 가운데에서 가장 본질적인 기능은 교환기능에 의한 소유권의 이전기능 이다. 이것은 매매(판매와 구매)를 통하여 인격적 불일치를 조정하는 역할을 한다. 물적공급 기능인 운송과 보관은 재화의 실질적 공급기능으로서 장소적, 시간적 불일치를 조정한다. 이는 교환기능과 결합하여 재화의 소유권 이전과 함께 재화의 실질적 이전을 수행하는 역할을 한다.

유통의 주된 기능은 다음과 같이 분류할 수 있다.

•상적유통 기능
  ① 인격적 통일 기능 : 수집(구매), 분산(판매), 매매거래(소유권 이전)
  ② 장소적 통일 기능 : 운송기능
•물적유통 기능
  ③ 시간적 통일 기능 : 보관기능
•유통조성 기능
  ④ 양적 통일 기능 : 생산 · 소비의 수량적 통일(수집 · 분산)
  ⑤ 품질적 통일 기능 : 등급화, 표준화
  ⑥ 금융적 기능 : 금융(생산자 및 소비자에 대한 금융)
  ⑦ 위험부담 기능(보험) : 물질적 위험, 경제적 위험
  ⑧ 시장정보 기능 : 시장조사 · 정보

이상 유통기능들을 정리해 보면 크게 상적유통 기능, 물적유통 기능, 유통조성 기능의 3가지 대분류 속에 8가지 기능을 위와 같이 정리할 수 있다.

유통기능 8가지에 대하여 보다 자세히 다루어보기로 한다.

① 인격적 통일 기능

경제생활의 발달은 생산과 소비의 인격적 · 장소적 격리를 확대시켜 수요와 공급의 불일치가 나타난다. 오늘날과 같이 기술적 분업이 발달한 사회에서는 일반적으로 재화의 생산과 소비는 인격적으로 크게 격리되기 때문에 재화를 생산자로부터 소비자에게 사회적으로 유통시키고, 인격적으로 이전시키는 기능이 필요하다. 특히 유통이라고 하는 것은 사회적, 인격적으로 분리된 생산자와 소비자의 인격적 통일 기능이 있다면, 다른 기능이 없어도 성립된다 할 수 있을 정도로 중요하다. 인격적 기능이 빠진 단순한 장소적 기능은 운송이며, 시간적 기능은 보관에 지나지 않기에 유통은 결코 성립될 수 없기 때문이다.

인격적 통일 기능은 다수의 유통기관의 교환(매매) 활동, 즉 수집(구매) 및 분산(판매) 기능을 통하여 상품의 소유권 이전이라는 형태로 이루어진다. 여기서 매매는 상품의 소유권을 인격적으로 이전시키기 위한 상업의 기본적인 기능이다.

② 장소적 통일 기능

현대사회의 경제가 발달하면 할수록 상품 및 재화의 생산과 소비 사이의 공간적,

장소적 불일치는 점점 증대한다. 이러한 불일치를 공간적, 장소적 불일치를 해소하는 것이 장소적 통일 기능이며, 바로 운송이 그 역할을 담당한다. 그러나 시장범위가 확대되고 공간적, 장소적 불일치가 증대되면서 상인자신이 운송활동을 직접 수행하기가 어려워졌으므로 운송을 기업목적으로 하는 전문기관인 운송업이 등장하여 그 역할을 수행하게 되었다.

③ 시간적 통일 기능

상품이 생산되면 소비시기까지 저장함으로써 상품의 (시간적)효용가치를 창조하는 기능이다. 즉 수급의 시간적 조절기능이다. 경제생활의 발달은 상품의 소비를 확대하고, 생산자로부터 소비자에게 단시간에 필요할 때 필요한 상품들 유통시킬 수 있도록 수급관계를 조정하고 가격의 시기별 안정과 평준화를 도모할 필요가 나타난다.

특히 다음과 같은 경우, 생산과 소비 사이의 시간적 불일치를 조정할 필요가 있다.

- 생산이 계절적인 경우 : 농수산물
- 소비가 계절적인 경우 : 계절성 상품(에어컨, 스키용품)
- 계절적인 변동을 갖는 상품의 경우 : 의류
- 소비수요나 판매예측이 곤란하여 과잉생산이 된 경우
- 생산자 및 유통기관에서 일정한 재고량의 확보가 필요한 경우
- 가공하기 위해 저장하는 경우 : 소비에 적합할 때까지 일정기간을 제조 공정의 일부로서 보관이 이루어짐(연초, 바나나, 위스키 등)

④ 양적 통일 기능

현대 산업사회에서는 대부분의 상품들이 대량생산되고 있지만, 소비단위는 소량으로 이루어지기 때문에 생산과 소비의 수량이 일치하지 않는다. 즉 수량적 불일치가 발생한다. 다음과 같은 네 가지 경우에 수집과 분산을 통한 생산과 소비의 양적 통일 기능이 필요하다.

- 소규모 생산(소량생산) – 대규모 소비(대량소비)
  농산물 및 원료품의 지역적, 분산적 생산 → 수집 → 집중적으로 사용, 소비
- 대규모 생산(대량생산) – 소규모 소비(소량소비)
  일시에 대량으로 생산 → 소량으로 분할 판매
- 대규모 생산(대량생산) – 대규모 소비(대량소비)
  광산물, 임산물, 원료품, 공장생산을 통해 대량소비에 대응
- 소규모 생산(소량생산) – 소규모 소비(소량소비)

상품의 시장범위가 확대하면, 수집, 분산을 통해 소비단위에 분산시켜야 하므로 도매시장의 역할이 중요하다.

⑤ 품질적 통일 기능(표준화)

품질은 소비자의 기대수준에 부합되는 정도를 의미한다. 이러한 품질의 개념은 다양한 요소를 포함한다. 적합성, 신뢰성, 감성 등이 그것이다. 적합성은 재화가 본래의 의도대로 만들어졌는지에 대한 부합성 정도를 나타낸다.

신뢰성은 소비자가 상품이 고장없이 지속적으로 사용하여 해당 상품에 대하여 믿음을 갖게 하는 경우라고 할 수 있다. 한편 감성 품질이라는 것은 소비자가 상품에 대하여 가지는 이미지와 관계있다.

이와 같이 품질은 다양한 측면으로 구성되며, 이들 요소들에 대한 소비자의 기대수준에 부합하는 것이 매우 중요하다. 그러나 일반적으로 생산자가 생산한 상품과 소비자가 인식하는 상품간에는 품질적 불일치가 존재하기 마련이다. 이러한 품질적 불일치는 표준화(standardization)를 통하여 해소된다. 즉 생산된 제품이 소비자의 욕구에 맞게끔 표준화를 함으로써 거래의 신속성을 꾀한다. 그 결과 표준화는 상품의 사회적 유통을 촉진시키고 상거래의 영역을 확대시키는 기능을 한다.

⑥ 금융적 기능

상품의 생산과 소비간의 경제적 불일치를 조정하는 사회적 유통을 원활하게 하기 위해서는 상업자금이 필수적이다. 생산자와 유통업자는 소비자에게 상품을 전달하고 반대급부로서 화폐나 그에 상응하는 대가를 받는다. 이 경우 화폐의 흐름이 원활하게 이루어질 필요성이 발생하는데 이를 담당하는 기능이 금융적 기능이다. 상품의 유통을 촉진시키기 위하여 생산자와 소비자 사이를 연결하는 유통기관이 상품대금의 융통이라는 금융상의 편익을 제공하게 된다.

시장과 거래 규모가 확대됨으로써 거액의 유통자금이 필요하게 되어 금융기능의 중요성은 더욱 중요해지고 있다.

⑦ 위험부담 기능

일반적으로 상품이 생산자로부터 소비자에게 유통되는 과정에서 물리적인 위험과 경제적인 위험이 발생하게 된다. 이러한 위험을 상업기관(유통업자)이 부담하게 되는데 이를 위험부담기능이라 한다.

물리적 위험은 상품의 유통과정에서 발생하는 천재지변, 풍수해, 화재, 도난, 부패, 파손 등에 의해 상품이 물리적으로 또는 화학적으로 변화가 발생하여 상품의 질이 떨어지는 것을 뜻한다. 이러한 위험은 상품 관리를 보다 효과적, 효율적으로 함으로써 어느 정도는 예방은 기대할 수 있으나 완전히 제거할 수는 없다.

경제적 위험은 주로 가격 변동에 의한 것으로 시장 상황, 경쟁조건, 관련 법률의 변화 등의 외생변수에 의하여 상품 가격이 변동하는 경우에 발생한다. 가격의 변화는 해당 상품의 큰 위험 요인으로 작용한다.

특히 농축산물의 경우에는 이러한 경제적 위험의 노출이 크기 때문에 위험부담을 줄이기 위하여 헤징(hedging : 연계매매) 또는 선물거래를 행하고 있다.

이외에도 경제적 위험은 보험업자를 통해 줄일 수도 있다. 경제적 위험의 또다른 유형으로는 신용공제 위험을 들 수 있다. 거래 당사자간의 부도 등으로 인한 경제적 부담의 경우이다.

⑧ 시장정보 기능

생산자는 지속적인 생산을 위하여 시장에 대한 정보를 끊임없이 파악해야 한다. 현재의 수요는 물론 잠재적 수요에 대하여 계속적인 정보수집 활동을 하지 않으면 도태되는 것이 현대 경쟁시장이다

생산자를 대신하여 소비자의 욕구와 필요를 조사하고, 그 수요에 적합하도록 생산자의 제품계획과 제품개발을 도와주는 역할을 하는 것이 유통업자이다.

생산자는 최종 소비자와의 거리(앞에서 제시한 각종 불일치 내용)가 유통업자에 비하여 멀기 때문에 동일한 정보를 얻기 위한 비용이 더 지출되기 때문이다.

마찬가지로 생산자에 관련된 정보를 소비자에게 전달하는 시장정보 기능을 유통업자가 담당하는 것이 또한 비용이 적게 든다. 그러므로 생산자와 제품에 대한 정보, 신제품에 대한 소개, 제품 재고에 대한 정보를 소비자에게 전달하는 기능의 상당한 부분을 유통업자가 담당하고 있다.

제 3 절 유통경로와 유통기구

○ 유통경로의 개념

유통경로는 어떤 재화의 생산에서 소비에 이르는 흐름의 경로(channel)로서 소비자의 수요를 충족시키기 위해 생산된 제품과 서비스를 제공하는 과정이다. 이러한 과정을 통해 유통은 판매자와 구매자 사이의 교환을 원활하게 해 주는 것이다. 이는 국민경제적으로는 생산과 소비를 연결시켜 주는 역할을 하는 것이며, 생산자에게는 생산물을 소비자에게 전달 판매하는 수단을 제공해 주는 것이다. 이런 관점에서 유통경로는 재화의 사회적 이전에 종사하는 구성원간의 관계로 이루어진 체계라 할 수 있다.

어떤 재화를 어떻게 이전할 것인가 하는 목표와 그것을 수행하는 과정상의 역할에 관해 구성원 사이에 합의가 이루어지면 구성원 사이에 협력관계가 발생하게 되고, 안정적인 유통경로 구조가 형성되는 것이다.

유통경로의 핵심기능은 결국 판매자와 구매자 사이의 교환을 촉진시키는 것이다. 교환은 넓게는 경제활동, 좁게는 마케팅활동의 핵심이 되는 개념이다.

교환은 기본적으로 둘 이상의 당사자가 자유의사에 의해 자신이 지니고 있는 가치 있는 것을 필요로 하는 상대방에게 제공하고 그 반대급부로 상대방으로부터 가치 있는 것을 제공받는 과정이다. 교환과정에서의 교환에 대한 자유의사, 교환가치의 균형, 교환 후 교환 전보다 좋아지는 가치의 창출문제는 유통분야 뿐만 아니라 모든 경제활동에 적용된다. 이런 관점에서 유통경로는 교환이 이루어지도록 교환당사자, 교환시기와 교환장소 및 의사소통(협상) 등의 문제를 해결해 준다고 볼 수 있다.

현대 사회경제에서는 상품의 생산과 소비의 경제적 거리(economic distance)가 점점 확대되고 유통의 활동영역이 더욱 광범위해지고 있다. 이에 따라 그 가교역할을 촉진하고 수급의 적합화를 사회적, 인격적으로 연결하는 유통기능이 점점 더 중요해지고 있다. 유통에는 상거래과정인 상적유통과 상품의 실질적 이전과정인 물적유통의 두 가지 측면이 있으며, 그것은 사회경제적 관점과 개별경제적 관점으로 대별될 수 있다.

최근 정보화가 강조되면서 상적유통, 물적유통 이외에 정보유통을 추가하여 세 가지로 분류하기도 한다. 유통구조의 분화는 유통단계별로 전문화되는 형태를 띠고 있으며 상품의 유통경로에 있어 유통업자가 분화하여 도매상, 소매상의 형태로 전문화해 가는 것이다. 이러한 분화는 유통비용을 증대시키는 반면 유통기구의 합리화를 가져오며, 유통기구는 종단적, 횡단적으로 발전, 진화해 간다.

최근에는 경로상의 후방흐름(backward flow)의 중요성도 부각되고 있다. 기존의 전통적인 경로의 흐름은 전방흐름에 초점을 맞추고 있으나 환경문제가 대두되면서 유통경로상의 후방흐름이 강조되고 있는 것이다. 이러한 후방흐름을 촉진시키는 기능을 담당하는 것이 역유통경로(reverse channel)이다.

환경문제를 완화시키기 위해 폐기물을 이용하는 것은 생태학적으로 매우 긴요한 일이다. 그러나 기술적으로는 재활용이 가능하지만 역경로를 통해 폐기물을 회수하는 것, 즉 현재의 유통경로에서 역으로 흘러가게 하는 것이 미진한 상태다.

이런 배경 때문에 소비자들로 하여금 역경로 과정에서 주도권을 갖고 생산자의 입장이 되어 새롭게 요구되는 역할을 수행하도록 동기를 부여해야 한다는 주장이 대두되고 있다. 이런 맥락에서 중간상들도 제조업자의 환수센터, 폐기물회수 전문업자, 재활용센터 등과 더불어 역경로상에서 자신의 역할을 담당하고 있다.

○ 유통경로의 유형

소비자가 요구하는 제품과 서비스를 획득하기 위해서 유통경로가 필요하다. 유통경로는 소비자가 원하는 재화와 서비스를 소비자가 원하는 장소에서 적절한 가격으로 공급함으로써 소비자 수요를 충족시키고 생산자의 판로를 제공해 준다. 경로구성원은 판매 및 촉진활동을 통해 소비자 수요를 자극하여 교환을 더욱 활발하게 이루어지도록 하는 역할을 한다. 이러한 유통경로상의 기능이 제대로 수행되지 못하는 경우 제품과 서비스의 교환이 원활하게 수행되지 못하거나 유통기능이 비효율적으로 수행되는 경우 유통비용의 증대로 인해 제품이나 서비스의 소비자가격이 상승하게 된다.

경로구성원들은 제품을 단순히 전달하는 역할을 넘어서서 소비자 가치를 증대시키는 역할도 하게 된다. 제품이 유통경로를 흘러가면서 제품이 지닌 가치 이외에 추가적인 가치를 창출하는 것이다. 여기에는 소유권이전 효용, 시간적 효용, 장소적 효용, 형태적 효용 등의 다양한 형태가 있다.

유통경로가 일단 형성되면 복잡한 유통활동이 일정한 패턴으로 단순화되고 규칙적으로 이루어지게 된다. 그러므로 안정적인 유통경로의 형성은 경로구성원의 경영 불확실성을 감소시킨다. 유통경로의 구체적인 모습은 시간이 지남에 따라 더욱 다양해지며, 변화를 거듭하고 있다. 그것은 누가 어떠한 목표를 설정하고 유통을 조직화할 것인가에 따라 경로구조가 크게 달라지기 때문이다. 이에 유통경로의 유형은 다양하게 형성되며 변화해 간다.

1. 직접유통과 간접유통

유통경로상에 필요한 기능을 제조업자와 유통업자가 어떻게 나누어 수행하느냐에 따라 유통경로의 유형이 달라진다. 제조업자가 직접 모든 유통기능을 수행하면 직접유통의 형태가 되며, 유통기능을 유통업자에게 위임을 하면 간접유통의 형태가 된다. 직접유통경로는 생산자가 소비자와 직접 접촉하기 때문에 정보전달이 확실하게 이루어지고 상품이 신속하게 이전된다는 이점이 있는 반면, 유통비용이 증대할 수 있다. 간접유통경로는 도 · 소매업자 등의 중간상을 개입시키는 것으로 다수의 소비자에게 상품을 유통시킬 수 있고, 전문적인 유통기능이 효율적으로 수행될 수 있다는 장점이 있다. 이러한 이점 때문에 유통의 기능이 분화되고 전문화되면서 간접유통경로의 활용이 증대되어 왔다. 그러나 간접유통경로의 이용에 따라 직접유통경로의 장점이 상실되는 것은 피할 수 없다. 이와 같은 유통경로의 형태는 결국 중간상의 개입여부와 그 정도에 따라 나누어지는 것이다. 경로수준은 중간상의 개입수준에 따라 구분하는데, 대개 중간상이 개입하지 않고 제조업자와 최종고객이 직접 접촉하는 0단계부터 3수준의 중간상을 포함하는 3단계까지가 보통이나 그 이상인 경우도 있다.

일본의 경우 식품 유통경로는 6개 수준 이상이 개입되기도 한다. 생산자의 입장에서 보면 경로수준의 수가 늘어날수록 실행, 통제의 문제와 최종소비자에 대한 정보획득이 어렵다는 문제가 생기게 된다. 제조업자와 최종고객의 0단계 유통이 직접유통(direct marketing channel)에 해당되며 1단계 이상은 간접유통(indirect marketing channel)에 해당 된다.

(1) 직접유통

직접유통에는 우편주문(mail-order) 판매, 공장직영점(factory outlet)을 통한 판매, 방문판매(door-to-door) 등이 있는데, 최근에는 홈쇼핑(home shopping), 텔레마케팅

(telemarketing), 전자상거래(사이버 마케팅) 등을 이용하여 새로운 직접유통의 형태가 증대되는 추세를 보이고 있다.

직접유통경로는 인적판매 여부에 따라 직접마케팅과 직접판매로 구분할 수 있다. 직접마케팅은 카탈로그나 잡지, TV, PC 등의 정보매체를 통하여 소비자에게 상품을 보내고 우편, 전화 등의 통신수단으로 주문을 받는다.

반면에 직접판매는 판매원이 소비자와의 대면접촉을 통하여 상품을 제시하고 주문을 받게 된다. 직접판매의 예로서 과거 우리나라 화장품 판매원들의 방문판매를 들 수 있다. 이러한 직접유통은 상업이윤의 배제, 중간상인의 배제를 통해 유통경로를 단축하려는 일련의 움직임에 따른 것이기도 하다. 예를 들면 소비자는 소비생활협동조합에 의해 공동구입하고 생산자는 직영 소매기관이나 협동조합을 통해 생산물을 공동판매하고 생산수단을 공동구매함으로써 중간상인을 배제할 수 있다.

소매상 역시 협동조합을 설립하여 도매상을 배제하고 생산자로부터 직접 구매할 수 있다. 기본적으로 중간상을 배제하는 것은 소매상과 소비생활협동조합이 생산자로부터 직접 상품을 구입하여 제품의 유통경로를 단축하는 것이며, 결과적으로 중간유통기관의 수가 감소된다. 그러나 중간상인을 배제한다고 하더라도 중간유통기관의 수가 감소하지 않는 경우도 있다. 예를 들어 소비자가 소비생활협동조합을 구성하고 직접 도매상으로부터 상품을 구입하는 경우, 소매상이 배제되긴 하지만 소매상의 기능을 협동조합이 대신하는 것에 불과하므로 중간 유통기관의 수가 줄어든 것은 아니라고 볼 수 있는 것이다.

직접유통은 사회적으로 유통비용을 절약하고 유통효율을 높이고자 하는 것이지만 중간상의 완전한 배제가 가능한 것은 아니다. 생산과 소비사이의 격리가 확대됨에 따라 유통경로가 연장되고, 중간상인이 배재됨에 따라 오히려 유통효율이 증대된 측면도 있다. 하지만 제조업자가 중간 도매상인을 배제하고, 자사의 판매기관을 설립하여 상품을 소매상이나 소비자에게 직접 판매하는 경우라도 제조업자가 유통기관으로서의 유통기능을 하는 것은 피할 수 없기 때문이다. 따라서 제조업자가 유통기능을 수행하는 데 있어 효율성이 떨어지는 경우 오히려 전체적인 유통효율성이 저하될 수도 있다.

(2) 간접유통

간접유통 가운데 제조업자-소매상경로는 식품이나 의류업계에서 많이 통용되는 것으로 제조업자가 소매상만을 유통경로에 개입시키는 것이다.

도매상과 소매상을 활용하는 제조업자-도매상-소매상 경로는 소비자가 전국적으로 분산되어 넓은 지역의 소매상에게 제품이 전달되어야 할 경우에 많이 활용된다. 제조업자에게는 제품의 특성에 따라 소비자의 구매편의성이나 소비자에 대한 제품의 노출이 중요할 때가 있다. 이 경우 보다 많은 소매상을 경로에 포함시켜야 하는데, 이때 도매상을 활용하게 되는 것이다.

제조업자는 중개상이나 대리점을 이용하여 제품을 유통시키기도 하는데, 이 경우 제품의 소유권이 중간상에게 이전되지 않고 유통활동이 이루어진다는 특징이 있다. 이러한 경우 중개상이나 대리점은 판매활동에 따른 수수료를 받게 된다.

3단계 중간상을 이용하는 경우는 그만큼 시장의 범위가 넓거나 소매상의 수가 많을 때 활용하게 된다. 제조업자-도매상-중매상(jobber)의 경로가 구축된다.

중매상은 중간도매상으로 대형도매상과 거래가 잘 이루어지지 않는 보다 영세한 소매상에게 판매를 한다. 기업경영자는 때로는 필요에 따라 간접유통경로의 제약을 극복하거나 또는 간접유통경로전략을 취하는 기업에 대한 경쟁수단으로서 직접유통경로를 택하기도 한다. 예를 들어 카탈로그판매는 상권이라는 지리적 제약에서 자유로울 수 있기 때문에 전문성이 높은 상품을 판매하는데 유리하다. 또한 유명상품이 시장을 지배하고 있는 화장품과 같은 분야에서 유용한 시장 침투방법이기도 하다.

간접유통경로는 시장거래적 경로와 조직거래적 경로로 구분할 수 있다.

시장거래적 경로는 생산과 소비를 연결하는 상업자가 다수 존재하고 각 유통단계에서는 원칙적으로 각 거래가 한번에 한해 익명성으로 이루어지게 된다.

현실세계에서는 엄밀한 의미의 시장거래를 찾기는 쉽지 않으나 길거리에서의 구매나 여행할 때 낯선 곳에서의 구매 등 비교적 가격 메카니즘이 순수하게 작용되는 경우를 예를 들 수 있다. 조직거래적 경로는 자주 거래가 일어날 경우 매번 발생하는 거래비용을 줄이기 위해 안정된 거래구조를 외부조직구성원과 구축하는 것이다. 이를 수직적 유통경로시스템이라 한다.

직접경로, 간접경로등과 같은 판매경로수준에 대한 의사결정은 기업의 특성, 특정 산업의 현실과 경쟁상태, 시장의 특성과 규모, 제품특성, 중간상의 이용가능성 등의 요인들이 작용하게 된다. 어떤 산업의 경우 유통구조가 단일 구조로 고착되어 있어 제조업자에게 선택의 여지가 없는 경우도 있고 반대로 유통구조가 유연한 경우 비교적 단기간에 변화시킬 수 있는 경우도 있다.

이를 정리하면 다음과 같다.

① 생산자 - 소비자형

한약을 재배주가 직접 시장 또는 순회하면서 판매하거나 제조업자가 직영판매점을 통하거나 혹은 호별 순회판매, 권유판매, 통신판매하는 경우

② 생산자 - 소매상 - 소비자형

소비용품을 제조업자로부터 직접 백화점, 연쇄점, 협동조합 등 대규모 소매상을 통하여 판매하는 것으로 대규모 소매상은 재력이 커서 대량소비가 가능하기 때문이다.

③ 생산자 - 산업도매상 - 산업사용자형

청계천, 을지로 공구상 등과 같이 산업상품은 직접경로로 판매되는 것이 보통이나 산업도매상(industrial distributer)이 신속히 배달하고 또 소량 구매도 가능케함으로 간접 경로를 거치기도 한다. 대개 표준화된 설비품과 공구류 등이 이에 해당한다.

④ 생산자 - 도매상 - 소매상 - 소비자형

대부분이 이러한 경로를 거쳐서 이루어진다. 공산품, 한약 모두 이에 해당하는데 이런 상품은 분산적 소량구매가 이루어지므로 생산자는 수많은 소매상과 직접 거래를 할 수 없어서 도매상을 통하여 판매하게 된다.

⑤ 생산자 - 대리상 - 도매상 - 소매상 - 소비자형

농산품, 한약, 영세가공품(통조림), 직물, 판재(Lumber)같은 것을 생산하는 생산자는 생산품이 너무 소량이어서 독립된 판매부문을 가질 수 없을 때 적용한다.

○ 유통기구

1. 유통기구의 개념

유통의 개념은 상품 및 서비스의 생산자로부터 소비자까지의 전달과정 전체를 포함한다. 유통기구는 이러한 유통과정에서 유통기능을 담당하고 이를 수행하는 유통활동의 주체로서 생산과 소비의 사이에 존재하는 공간 거리(격리)의 조정기능을 완수하는 사회적 구조체이며 조직이다.

따라서 유통기구란 유통기관의 연쇄적 결합기관으로서 생산자에서 소비자로부터 상품 및 서비스를 유통시키는 사회적 메카니즘(mechanism)이며 구조라 할 수 있다. 제조업체나 유통업자들은 각기 자신에게 이해에 필요한 교환활동을 수행하는 것일 뿐이나 동시에 이는 유통경로상에 필요한 기능이나 역할을 담당하게 되는 것이다. 이러한 측면에서 유통경로의 기능을 수행하는 구성체에 해당되므로 전체 유통시스템의 관점에서 유

통기구로 인식되는 것이다.

유통기구는 넓은 의미에서 생산자, 도매업자, 소매업자, 보조유통업자, 소비자까지를 포함하는 개념이다. 보조유통업자란 제품의 소유권이전에는 관여하지 않으나 제품의 유통이 원활하게 이루어지도록 보조해 주는 기구들을 말한다.

수송을 담당하는 운수업자, 저장을 담당하는 창고업자를 포함한 물류업자와 보험, 금융, 시장조사 등의 기능을 담당하는 기구들이 포함된다.

소비자도 조직화되고 있어 유통기능을 일부 분담하는 추세도 나타나고 있다.

최근 나타나고 있는 생활협동조합은 조합원인 소비자가 공급자와의 직거래를 통해 구매활동에 나서고 있다. 기존의 중간상이 하던 기능을 수행하고 있는 것이다. 이와 같이 소비자가 직접 유통경로에 참여함으로써 안전한 제품과 믿을 수 있는 품질의 제품을 구매하거나 구매비용을 절감하는 것을 목적으로 한다.

중간상은 생산자와 최종소비자 및 산업소비자 사이에 존재하는 독립사업체로서 재화와 서비스의 흐름을 원활하게 하는 역할을 한다. 생산자들이 생산한 재화와 서비스의 구색이 소비자가 원하는 구색과 차이가 있는 경우 이를 보완하기 위해 중간상이 필요하다. 또한 중간상의 이용은 표적시장에 쉽게 접근할 수 있고 소비자의 제품의 구입을 용이하게 해 준다. 중간상들은 그들의 영업관계, 경험, 전문화, 영업영역을 통하여 유통상의 효율성을 증진시키는 기능을 한다.

유통활동이 점차 전문화되면서 양적 분화와 질적 분화가 동시에 일어나게 된다. 이에 유통기구의 분석도 기능적 측면과 경로적 측면의 고려가 필요하다.

기능적 측면의 고려는 각종 유통기관이 시장의 유통기구 구성요소의 단위 경영체로서 각기 다양한 기능을 수행하고, 각 기구가 분담한 기능이 종합적으로 상품의 사회적 유통을 담당함을 뜻한다.

경로적 측면의 고려는 상품 및 서비스가 생산자로부터 소비자에게 이전되는 경로로서 유통기구를 구성하는 유통기관에 의해서 형성된다. 예를 들어 개방형 유통경로는 가능한 많은 소매상에게 유통시키기 위해서 많은 도매상을 활용하여 유통경로를 길게 하는 것으로서 주로 가공식품과 같은 편의품에 적합하다.

선택형 유통경로는 짧은 경로이며, 상품설명과 애프터서비스가 필요한 가구와 자동차등의 선매품에 해당되고, 전문품의 경우는 그 목적에 합치하는 점포를 선별하여 유통시키는 것이다. 유통기구는 상업경영의 성과를 실현하고 소비자의 욕구 및 필요를 충족시키는 것에 그 사회경제적 존재 이유가 있다.

○ 유통기구의 유형

1. 업종과 업태의 개념

전통적인 유통기구의 형태인 도매상과 소매상의 구분은 제반여건의 발달과 변화로 인해 점차 그 성격과 경계가 모호해지고 있다. 그것은 도매기능과 소매기능, 그리고 제조기능이 혼합되고 있는 양상을 보이고 있기 때문이다. 도매상은 상품개발 분야에 진출하여 도매업자 상품을 개발하여 이를 제조업자에 생산을 위탁하기도 하고 다른 업종과 제휴를 맺기도 하며, 소매업에도 진출하고 있다. 소매업에 진출하여 직영점을 운영하거나나 소매점과의 협력을 통해 무점포 판매를 하기도 하며 백화점 및 대형점에서 매장을 운영하기도 하는 것이다.

이와 같이 도매업이 다른 분야에 진출하는 한편 도매기능이 소매업, 제조업, 물류업에 흡수되는 경향도 있어 이들 사이의 경계가 점점 허물어지고 있는 실정이다.

이와 같이 각 점포들이 상품화의 차이를 점차 줄이면서 업태의 구분도 명확성이 줄어들고 있다. 제품의 형태와 점포의 형태가 분명하게 구분되고 있지 않으며, 각 점포의 혼합식 상품화(scrambled merchan-dising)로 인해 더욱 구분이 어려워지고 있다.

업태는 취급상품을 포함하여 경영형태, 경영규모, 판매방식, 입지특성, 점포수, 표적소비자 등을 종합적으로 판단하여 구분되어야 한다.

이런 관점에서 소매업태도 최종소비자를 대상으로 구체적인 소매업경영의장인 점포에서 소매업의 경영자가 채택하고 실천하는 경영전략을 종합하여 판단하게 된다. 즉, 취급하고 있는 상품구색뿐만 아니라 점포입지, 판매방법, 점포규모, 가격정책, 부대서비스, 점포시설 등 다양한 특징을 토대로 업태가 구분된다. 따라서 비슷한 상품을 취급한다 하더라도 다른 요인에서 차이가 나면 다른 업태로 분류될 수 있는 것이다. 이를 달리 표현하면 이들 요인들의 새로운 특징을 개발하거나 새로운 믹스를 개발함으로써 얼마든지 새로운 업태를 개발할 수 있다는 것이다.

2. 유통기구의 분류

유통기구를 분류하는 방법은 다양하나 크게 기능별, 상품별, 기관별로 구분하여 볼 수 있다.

(1) 기능별 유통기구

유통기구의 역할은 생산, 소비의 인격적 통일기능을 달성하는 것이며, 이를 위해 생산자로부터 소비자에게 상품 및 서비스를 유통시키기 위한 기능을 가지며, 이러한 유통기능을 실현시키기 위해 사회적 기구가 형성된다. 유통기구가 수행하는 기능 가운데 특히 수량적 기능을 표준으로 분류하는 것으로서 유통가구를 수집기구와 분산기구로 대별하고 그 중간에 중계기구가 존재한다.

■ 수집기구

농산품, 한약, 수산품과 같이 분산적 소규모 생산이 이루어지는 경우 필요하다.

a. 매집상(買集商, assemblers)
b. 하출상(荷出商, shipper)
c. 협동조합(co-operatives)

■ 중계기구

수집, 분산의 양기구를 중계해주는 조직이다.

a. 중계도매상(wholesalers)
b. 객주(客主, commission men)
c. 거간(居間, broker)
d. 중매(仲買商, jobber)

■ 분산기구

분산기구는 수집기구를 통해 수집되는 농산품, 한약, 수산품을 중계기구를 거쳐 분산하거나 혹은 대량생산된 제품을 분산하는 과정으로서 소규모의 소량소비가 이루어지는 경우에 발달하는 조직으로서 거래 상대자의 판매동기에 의해 도매와 소매기구로 나누어진다.

(2) 상품별 유통기구

상품의 종류를 기준으로 유통기구의 구성을 검토하는 것으로 상품이 생산자로부터 소비자에게 유통되는 경로이다. 각종의 상품을 개별적 및 종단적으로 파악하고 그 유통기구에 대한 연구는 여러 종류의 상품군으로 분류해서 행한다.

(3) 기관별 유통기구

토탈시스템(total system)으로서 유통기구를 유통기관의 형태를 기준으로 분류하여 연구한다. 일반적으로 도매상업 유통기관과 소매상업 유통기관으로 나눈다. 이런 구분은 주로 업종 개념에 의해 구분된 것이기도 한데, 판매대상에 대한 구분이다. 도매기관은 소매상이나 다른 중간도매상과 같은 재판매업자나 업무용으로 제품을 구매하는 산업소비자를 대상으로 영업을 하며, 소매기관은 사업용이 아닌 개인용으로 상품을 구매하는 최종 개인소비자를 대상으로 영업한다.

○ 유통기구(상인)의 필요성

유통기능을 수행하는 데 있어서 생산자와 소비자가 직접 대면하지 않고 중간상을 활용하는 경우를 많이 보게 된다. 왜 생산자나 소비자는 유통기능을 중간상에게 위임하는가? 중간상에게 유통기능을 위임한다는 것은 유통경로상의 통제력을 상실하는 것이므로 기업의 입장에서는 상당한 이유가 있지 않으면 안 될 것이다.

다시 말해 중간상을 활용함으로써 얻는 이점이 있어야 한다는 것이다. 이는 중간상이 존재할 수 있는 이유가 된다.

1. 총 거래수 최소화의 원리

중간상은 생산자와 소비자가 제품과 서비스를 교환하기 위하여 필요한 거래수를 절약시켜 주는 역할을 한다. 만약 중간상이 없다면 생산자와 소비자는 직접 거래하여야 할 것이다. 이때 중간상이 개입함으로써 다수의 생산자와 다수의 소비자가 직접 거래하는 경우에 비해 총 거래수를 줄이는 효과를 내게 된다. 중간상이 존재함으로써 총유통비용이 감소하게 되어 거래의 효율성을 증진시킬 수 있으므로 중간상의 존재가 정당화되는 것이다. 여기서 거래의 수가 줄어듦에 따라 거래비용이 줄어든다는 것은 개별 거래비용이 모두 같다는 것을 전제로 하고 있다.

그렇다고 해서 중간상의 존재가 무조건 거래수를 줄이는 것은 아니다. 중간상의 수가 적정 수준을 넘어서면 오히려 총 거래수는 증가할 수도 있다.

2. 집중저장의 원리

생산과 소비는 시간적으로나 공간적으로 분리되어 있기 때문에 상품의 일정량은 항상 유통과정에 체류하면서 수요와 만나기를 기다려야 한다. 이것이 재고인데 이 재고량이 각각의 생산자가 분산적으로 보유하고 있는 것보다 상인의 수중에 일괄적으로 보유될 때 사회 전체적으로 필요한 양은 적어지게 된다. 이것이 집중저장의 원리이다. 다시 말해 집중저장의 원리란 중간상이 존재함으로써 사회전체가 원활한 소비를 위해 저장(storage)해야 할 제품의 총량을 감소시킬 수 있다는 것이다. 특히 도매상이 소매상이 필요한 많은 품목을 대량으로 저장함으로써 소매상이 저장해야 할 양을 줄여 주게 된다. 따라서 이 집중저장의 원리는 도매상의 존재이유를 설명하는 원리라 하겠다. 이 원리에 따르면 만약 도매상이 없으면 소매상은 더 많은 양의 제품을 저장하고 있어야 하므로 사회전체의 저장량이 증대되어 유통의 효율성이 떨어지게 된다.

3. 정보축약, 정합의 원리

상인이 형성하는 중간 구색갖춤은 생산자와 소비자 양쪽에서 상대방을 탐색하는 창이다. 생산자는 상인을 통하여 수요정보를 획득하고 소비자 역시 상인을 통하여 공급정보를 입수한다. 물론 개개인의 상인이 실제로 모든 수요정보와 공급정보를 탐색하는 창이 되지는 않을 것이며, 개개인의 상인이 제공하는 정보기능은 제한되어 있을 것이다. 그러나 상호경쟁 관계에 있는 복수의 상인이 전체로서 발신하는 정보는 대체로 전체의 수요정보와 공급정보를 대표할 수 있다.

수요정보와 공급정보는 유통과정을 통하여 집약적으로 표현되는데, 이것을 정보축약, 정합의 원리라 한다.

유통과정에서 수요정보를 정확하게 축약하게 되면 생산자는 상인의 중간구색갖춤의 변화를 관찰함으로써 수요동향을 파악할 수 있다. 예를 들어 상품이 판매되지 않았을 경우 그 이유가 애당초 수요가 존재하지 않았던 것인지, 공급이 많았던 것인지, 아니면 우연히 수요를 찾지 못했을 뿐인지 고민할 필요가 없다. 적어도 우연히 수요가 발견되지 않았을 가능성은 최소화되며, 생산자는 즉각적으로 수요정보를 획득하고 이를 차기 계획에 반영시킬 수 있게 된다. 이러한 역할은 전통적으로 도매상이 담당하여 왔다. 도매상의 기능이 원활하게 이루어지면 수요정보와 공급정보는 도매단계로 집약된다. 각기 다른 생산자의 상품수요와 공급동향, 각기 다른 소매상에서의 수요동향이 도매단계로 집약되는 것이다. 이 정보에 의해 생산자는 생산을 조정하고 소매상은 구입, 판매를 조정하여 공급과잉이나 공급부족의 사회적 비용을 최소화 하게 된다.

4. 분업의 원리

작업의 효율성을 높이기 위하여 분업의 원리가 적용된다. 일을 나누어 전문화함으로써 경험효과에 따른 숙련도 및 노하우 축적으로 작업의 효율성이 높아진다. 유통경로에서 수행되는 다양한 기능에도 이와 같은 분업의 원리가 적용된다. 즉, 협상, 주문, 촉진, 정보수집, 재고 등의 기능을 생산자가 모두 수행하기 보다는 이를 분업화하여 중간상이 전담함으로써 유통의 효율성을 높일 수 있는 것이다. 이는 중간상이 수행하는 유통기능의 효율성이 제조업자나 소비자가 직접 수행하는 것보다 효율적이라면 전체 유통비용이 감소할 수 있고 이로 인해 가격도 낮아질 수 있는 것이다.

특히 유통기능을 수행하기 위해서는 상당한 양의 투자가 소요된다. 많은 생산자들은 독자적인 유통망을 직접 구축할 만한 자금력을 가지고 있지 못하다. 따라서 중간상에게 유통기능을 위임하게 된다. 유통기능을 독자적으로 수행할 수 있는 능력이 있는 생산자라 하더라도 중간상을 활용하는 경우가 있는데, 이는 자신들이 더 잘 할 수 있는 사업에 투자함으로써 더 많은 이익을 내기 위한 자본배분의 효율성 때문이다. 다시 말해 소매기능을 직접 수행함으로써 10%의 수익률을 올릴 수 있고 제조부문에의 투자는 20%의 수익률을 올릴 수 있다면 굳이 직접 소매기능을 수행할 이유가 없기 때문이다.

5. 변동비 우위의 원리

생산비용을 고정비와 변동비로 나눌 때, 대부분의 제조업의 경우 고정비의 비중이 크다. 이 경우 생산량이 증가할수록 단위당 고정비가 감소되어 총생산 비용이 감소하게 된다. 이를 규모의 경제효과라 한다. 그러나 유통부문의 비용은 제조업체에 비해 변동비의 비중이 상대적으로 크므로 생산자가 제조와 유통을 통합하여 대량생산/대량판매를 수행하여도 규모의 경제효과가 크게 나타나지 않는다. 따라서 제조와 유통을 통합하여 대형화할 때 나타나는 이점이 적은 경우 이들 두 기능을 분리하여 수행하는 것이 바람직하다.

변동비우위의 원리는 유통분야의 비용구조에서 변동비의 비중이 크기 때문에 규모의 경제효과가 미미하다. 따라서 제조와 유통을 통합하기보다는 역할을 분담하는 것이 비용면에서 효율적이다.

제 4 절 유통주체

○ 소매상

1. 소매상의 정의

최종소비자에 대한 직접 판매활동을 하는 것을 주요 업무로 하는 상인을 말한다. 소매활동은 상점에서 판매하는 형태뿐 아니라 호별방문 또는 통신판매 등 최종소비자에게 직접적으로 행하는 판매 및 서비스에 관련된 활동을 지칭하는 것이다.

2. 소매상의 기능

소매상은 제조업자 또는 도매상과 소비자 사이에 존재하는 중간상으로서 제조업자 및 도매상을 위해서는 판매대리인으로서의 기능, 보관 및 위험부담기능, 시장정보제공기능, 금융기능 등과 같은 기능을 수행하며, 소비자를 위해서는 구매대리인으로서의 기능, 소분/조합/구색갖춤기능, 정보제공기능, 금융기능, 서비스제공가능 등을 수행하고 있다.

(1) 제조업자 및 도매상을 위한 기능

■ 판매 대리인기능

소매상들은 많은 수의 최종소비자와 접촉하면서 제조업자나 도매상의 상품을 판매한다. 소매상은 제조업자나 도매상을 위해 판매대리인으로서의 기능을 수행한다. 유통의 궁극적인 목표는 생산과 소비의 연결이며, 이는 결국 제조업자에 의해 생산된 상품이 소비자에게 판매되어야 완성되는 것이다.

따라서 제조업자나 도매상의 입장에서는 자신의 상품이 최종 소비자에게 판매되어야 하며, 이런 점에서 소매상은 제조업자나 도매상의 판매대리인으로서의 기능을 수행해야 한다.

■ 보관 및 위험부담기능

소매상은 상품의 구매시점에서 판매시점에 이르는 동안 그 상품을 재고로서 보관하게 되며, 소비자가 필요로 할 때는 언제나 상품을 소비자에게 제공해 주어야 한다. 그리고 상품을 보관하는 동안 발생할지 모르는 물리적 경제적 위험도 소매상이 부담하게 된다. 소매상의 이러한 기능 수행 때문에 제조업자나 도매상은 무리하게 많은 상품을 보관할 필요가 없고, 따라서 재고유지비를 비롯한 여러 가지 경비와 위험을 줄일 수 있다.

■ 시장정보제공기능

소매상들은 유통경로의 마지막 단계에서 소비자들과 직접 접촉하고 있다. 따라서 소비자 욕구가 무엇인지를 다른 어떤 경로구성원 보다 정확히 파악할 수 있는 것이다. 또한 제조업자의 입장에서도 소비자에 대한 정보가 꼭 필요하므로 소매상은 그들이 수집한 소비자 관련 시장정보를 제조업자나 도매상에게 전달해 주는 기능을 수행하게 된다. 그리고 이와 같은 시장정보는 제품정책이나 가격결정, 경로정책과 같은 마케팅전략 수립에 중요한 정보가 될 수 있다.

■ 금융기능

소매상은 제조업자나 도매상을 위해 신용의 제공 등과 같은 금융기능을 수행할 수 있다. 이는 특히 최근에 자금력이 풍부한 대규모 소매상들이 등장하면서 중소제조업자들에게 상품대금의 우선지급이나 기업운영자금의 제공 등과 같은 금융기능을 수행하는 경우가 늘어나고 있다.

(2) 소비자를 위한 기능

■ 구매대리인기능

소매상은 도매상이나 제조업자로부터 상품을 구입하여 이를 최종소비자에게 판매한다. 이는 소비자를 위한 구매대리인 역할을 수행하는 것이다. 만약 최종소비자와 직접 접촉하고 있는 소매상이 없다면 소비자들은 자신들이 필요로 하는 물건을 구매하기 위해 여러 곳에 분산되어 있는 제조업자들과 일일이 접촉해야 하므로 소비자들이 지불해야 하는 사회적 비용은 막대할 것이다. 이에 소매상들이 제조업자와의 접촉을 대행함으로써 소비자들에게는 구매대리인으로서의 기능을 수행하는 것이다. 그리고 이와 같은 구매대리인적 기능을 효과적으로 수행하기 위하여 소매상은 소비자들의 필요나 욕구를 파악하고, 이들이 원하는 상품을 적절한 가격, 양, 시기, 장소, 판매방법으로 소비자들에게 공급함으로써 최종소비자의 욕구를 충족시켜주고 있는 것이다.

■ 소분(小分), 조합, 구색갖춤기능

일반적으로 소비자는 대량의 상품보다는 다양한 종류의 상품을 소량으로 구매하게 된다. 이와 같은 소비자들의 구매성향을 충족시키기 위해 소매상들은 소비자들이 필요로 하는 상품을 도매상이나 제조업자로부터 비교적 대량으로 구입한 후 최종소비자가 구입하기 쉽도록 소량으로 분할하여 판매한다. 이를 소분(小分)이라 한다. 또한 소비자들이 관련 상품들을 여러 소매상을 돌아다니면서 구매하는 불편함을 들어주기 위해 일괄구매(one-stop-shopping)가 가능하도록 관련 상품들을 적절히 조합하거나 구색갖춤을 한다. 이렇게 함으로써 소비자들은 보다 양질의 소비생활을 영위할 수 있게 되는 것이다.

■ 정보제공기능

소매상은 유통과정에서 소비자가 필요로 하는 정보를 제공한다. 예를 들면 소비자들은 상품을 구매하기 전에 구매하고자 하는 상품에 대한 정보를 얻고자 하는 욕구가 있는데 소매상들은 소매광고, 판매원의 판매활동, 점포 내의 진열 등을 통해 상품에 대한 정보를 소비자에게 제공하여 소비자들의 구매활동을 도와주고 있다.

■ 금융기능

소매상은 소비자들이 상품을 구입하는 데 소요되는 여러 가지 자금의 부담을 덜어줌으로써 소비생활을 촉진하는 기능을 수행한다. 예를 들면 외상판매나 할부판매를 한다든지, 소비자와의 거래에서 발생하는 비용을 대신 부담하는 등의 금융기능을 수행하고 있다.

■ 서비스제공기능

소매상은 소비자 및 지역사회에 다양한 서비스를 제공하고 있다. 즉 소매상은 소비자로부터 다양한 상품의 주문을 받고, 배달 서비스를 제공하며, 상품을 판매한 다음에는 애프터서비스를 제공한다. 또한 오늘날 백화점과 같은 대형 소매상에서는 지역사회의 소비자를 위해 각종 문화행사를 주최하고, 소비자나 어린이들을 위한 휴게시설 등을 갖추고 있다. 이는 소매상 자체의 고객유인정책의 일환이지만 그렇게 함으로써 고객 및 지역사회에 다양한 서비스를 제공하고 있는 것이다.

(3) 소매방법

소매방법(retailing methods)은 최종소비자에게 상품을 판매하는 방법으로서 다음과 같은 네 가지 유형이 있다.

■ 소매점 판매

소매점 판매는 소매분야에 있어서 가장 보편적인 판매방법이다. 장점은 소매점이 편리한 곳에 위치하고 있어 소비자에게 쉽게 이용된다는 점이다. 즉 소비자는 필요할 때 신속히 원하는 상품을 구매할 수 있으며 판매자에 의한 상품의 검토 및 비교도 용이하고 판매에 수반되는 여러 가지 형태의 서비스도 제공받을 수 있다. 그러나 지역적인 제한으로 인하여 고객층이 한정되는 단점이 있다.

■ 통신/인터넷 판매

우편을 통한 판매방식은 최근 기술의 발달로 인터넷 판매로 대체되어지는 추세이다. 통신판매는 카탈로그나 간행물, 기타 광고매체를 이용하여 광고함으로서 주문하도록 권유하여 우편에 의하여 주문을 받고 판매하는 방식이며, 인터넷 판매는 광고의 수단이 인터넷이라는 사이버 공간이 된다.

통신/인터넷 판매의 장점은 다른 어떠한 소매방법에 비하여 고객욕구에 부응하는 훨씬 다양한 상품을 취급할 수 있고 또 구매자가 집안에서 직접 주문하여 상품을 구매할 수 있기 때문에 쇼핑에 소요되는 시간과 비용을 절약케 하며 또한 다른 소매방법에 비하여 저렴한 가격으로 상품을 제공받을 수 있다.

통신판매의 단점은 판매점과 고객간의 거리에 기인하는 것으로 구매자가 획득하기까지 소요되는 시간이 오래 걸린다는 것이나 인터넷 판매는 지불과 배송수단의 발달로 단시간에 소비자가 원하는 제품을 전달할 수 있다. 통신과 인터넷 판매의 공통적인 단점은 고객과의 밀접한 인간관계를 형성하기 어렵다는 점을 들 수 있다.

■ 방문판매

방문판매란 가장 오래 역사를 지닌 소매의 방법으로 판매원이 직접 방문하여 상점의 효용을 설명하여 구매를 권유하거나 직접 실습해 보임으로서 구매의욕을 환기시켜 판매하는 것으로 화장품이나 일용잡화와 같은 간단한 상품에서 시계나 라디오 같은 고급상품에 이르기까지의 외판을 말한다.

가장 중요한 장점은 다른 방법에 비해 적극적인 판매노력이 가능하며 보다 많은 판매가 가능하고 소비자의 입장에 있어서도 최소의 노력으로 구매가 이루어지는 등 많은 편리를 갖는다. 단점으로는 소비자가 방문판매에 대하여 갖는 의구심, 또는 혐오감이다. 또 방문판매는 근본적으로 원가가 높은 분배의 방법이므로 소비자는 높은 상품가격에 저항을 보이기도 한다.

■ 자동판매기 판매

자동판매기에 의한 판매는 판매원 없이 기계장치에 의하여 돈을 넣으면 상품이 자동적으로 배출되어 판매되는 무인판매방법이다.

이러한 소매의 방법은 24시간 이용가능하며 판매원이 대기할 필요가 없으므로 작은 품목의 거래에 있어서 편리한 방법이다. 그러나 자동판매기에 의한 판매는 재고능력(stocking capacity)의 제한을 받게 되어 조작원의 정기적인 서비스가 있기 전에 재고고갈의 가능성을 갖는데 이는 고객에 대하여 불편을 야기시키고 판매자는 판매기회 상실에 의한 손실을 부담하게 된다.

(4) 소매상의 유형

■ 비통합소매상

비통합소매상(non-intergrated retailers)이란 단일소유, 단일지배 하에 있는 단일경영 소매상을 말한다. 이것은 통합소매상(intergrated retailers)에 반대되는 개념으로 개인이 소유, 경영하는 소규모가 대부분이다. 거래범위가 지역적이고 비교적 소자본으로 경영할 수 있으므로 소유자가 경영자로서 활동하며 근대화되지 못한 소매상들은 가계와 경영이 분리되지 않은 채 생계를 유지하기 위해 경영된다. 비통합 소매상은 소규모 영세경영이 대부분이다. 따라서 대량구매에 의한 가격할인, 대규모의 판촉활동 등에 나설 수 없는 약점이 있다.

① 잡화점(general stores)

잡화점은 오래전부터 발달한 독립소매상으로 인구 밀도가 낮고 교통이 불편한 농촌, 산촌, 어촌에서 식료잡화를 중심으로 의복류, 직물류, 철물류, 신발류, 농기류 등 잡다한 종류의 상품을 두고 판매하는 가장 원시적인 경영형태이다.

잡화상의 장점은 시장범위가 좁고 고객과 친밀한 인간관계를 가져 소비자의 욕구를 파악, 그에 부합하는 상품을 구색할 수 있고 외상거래도 비교적 간단하며 경영경비도 저렴하다는 점이다. 그러나 판매량이 극히 적고 상품회전율도 낮을 뿐 아니라 경영의 통합화가 비교적 곤란하고 우량상품의 저렴한 가격에 의한 판매를 기대할 수 없는 단점도 있다.

② 다품종점

다품종점은 다양품종점이라고도 하며 잡화점보다는 적은 종류의 상품을 취급하고, 한정품종점 보다는 더 많은 품종을 취급하며 주로 저가품을 중심으로 한다. 다품종점은 고객이 직접 선택을 할 수 있도록 상품진열에 주력하며 고객이 편리한 곳에서 저렴한 가격으로 다양한 상품품종을 선택 구매할 수 있게 해준다. 우리나라에서는 서울과 같은 대도시 중심부의 시장근처에서 불합격품 또는 남은 재고품을 균일가격으로 싸게 파는 것을 볼 수 있다.

③ 한정품종점

한정품종점은 단일품종에 속하는 상품만을 취급하는 소규모소매상이다. 식료품, 약국, 포목상, 문방구, 아동복상점, 식육점과 같이 같은 종류의 상품만을 진열하여 두고 판매하는데 판매상 혹은 사용상 연관성이 있는 품종을 같이 취급하는 경우도 있다. 현대 소매상은 대부분이 이와 같은 한정품종점의 형태로 경영되고 있다.

④ 전문점

단일 품종 가운데서도 한정된 품종만을 전문적으로 취급하는 독립소매상으로 가격경쟁을 피하기 위해 제조차별화의 경향이 생긴 이후에 발달하게 된 형태이다. 따라서 전문품의 판매시 바람직한 점은 가격에 있는 것이 아니라 품종, 모양, 진기성, 독창성과 같이 상품자체에 있는 것이므로 選買品 또는 專門品 중 한 품목만을 선택 전문적으로 취급한다.

전문점의 장점은 취급품목이 한정되므로 자본의 집중적 투자가 가능하며 자본회수율도 높고 제조업자와 밀접한 관계를 갖게 되어 제조업자에게 소비자 정보를 제공하여 알맞은 상품을 생산하게 할 수 있음은 물론 수급사정에 밝고 전문적 지식이 있는 경영자에 의하여 경영될 수 있다는 점들이다. 그러나 위험이 고도로 집중되고 판매의 계절적 변동에 대처하기가 곤란하다는 단점도 있다. 전문점은 마치 백화점의 한 코너와 같은 성격을 지니므로 백화점과 경쟁이 극심하다.

⑤ 소백화점

잡화점이 자본력의 충실과 소규모의 확장을 꾀하여 취급품종을 확대하여 중규모소매상으로 발전한 형태이다. 소규모소매상에 비하여 다품종을 취급하여 판매 및 진열의 편의상 다수의 품종을 부분별로 진열 판매하는 것으로서 실질적으로 규모가 큰 잡화점에 불과하다.

■ 통합소매상

통합소매상(intergrated retailers)은 대규모소매상(large scale retailers)이라고도 하는데 단일 소유 내지 단일 지배하의 다수의 경영이 복합된 소매상의 형태로 독립소매상의 통합경영상태라 볼 수 있다. 통합의 형태에 따라 소매점의 자본집중에 의하여 통합된 경우를 백화점, 사회연쇄점, 통신판매점이라 하고 소규모소매상이 기능상의 형태로 통합된 경우를 자유연쇄점 그리고 통합과 특성화에 의하여 통합되었을 때를 슈퍼마켓 또는 할인점이라 한다.

① 백화점

백화점이란 부인 기성복 및 장신구, 신사복, 아동복, 옷감, 일용잡화, 가재도구 등 광범위한 여러 상품을 취급하며 효과적인 판매촉진과 서비스를 위하여 부분별 조직으로 운영되는 소매점으로 화려하고 웅장한 대점포와 경영조직으로 대량판매를 하는 대규모소매상이다.

② 회사연쇄점

회사연쇄점이란 같은 종류 혹은 비슷한 종류의 상품을 취급하는 여러 개의 소매점포가 하나의 기업으로서 통합되어 중앙본부의 통일적 방침 하에 관리 경영되는 프랜차이즈 형태의 소매업 경영상태이다. 다시 말하면 소매점의 통합형태가 각 소매상의 독립성을 상실하여 중앙에서 상품의 공급을 받는 여러 개의 소매점이 동일한 소유와 경영으로서 본부에 의하여 소유 경영되므로 회사연쇄점이라 한다.

③ 자유연쇄점

자유연쇄점은 회사연쇄점의 발달로 타격을 받은 독립소매상들이 그에 경쟁하기 위하여 자본면에서는 독립된 형태를 지니면서 협약으로서 다시 통합하여 회사연쇄점의 경영상의 이점을 얻기 위한 독립소매상의 통합소매기관이다.

자유연쇄점은 대량 활동을 목적으로 결합하여 대규모의 혜택을 받음으로서 경쟁적 지위의 향상을 도모하기 위하여 자발적으로 결합한 카르텔적인 형태이다.

④ 슈퍼마켓

슈퍼마켓이은 셀프서비스에 의해서 식료품부문의 상품 및 일용품을 주로 취급 판매하는 부문제 대규모소매점을 말한다. 인건비가 높아서 판매가격에서 차지하는 비율이 높은 미국에서 경쟁에 대처하기 위한 수단으로 염가판매를 가능케 하는 셀프서비스제를 채택하게 되었다.

⑤ 통신판매점

통신판매점은 우편으로 주문을 받아서 소포, 트럭, 기차 또는 선편을 이용하여 배달을 해 주는 대규모 소매상이다. 통신판매는 소비자가 우편으로 주문을 할 만큼 이미 그 제품에 대한 정보를 숙지해야 하는 것이므로 광고술의 발달, 인쇄, 포장기술의 발달, 우편제도의 발달, 안전수송보증 등이 전제되어야만 한다. 현대에는 인터넷 판매(on-line market place)로 대체되는 추세이다.

⑥ 할인점

할인점이란 땅값이 저렴한 장소에 건축비 부담이 적은 건물에 시설을 해 최소의 서비스를 제공함으로서 판매단가를 낮추어 상품을 공정가격 이하로 판매하는 소매점을 말한다. 최근에 고급화 경향을 띄고 있으며 가장 각광받는 형태이기도 하다.

⑦ 자기서비스제 할인백화점

자기서비스제 할인백화점이란 1954년 이후 미국에 등장한 할인점이 백화점화 한 형태로서 약어로 S.S.D.D.S라고 하며 이것은 슈퍼마켓의 경영상의 특색인 셀프서비스제를 도입하고 할인점에서 할인제를 도입한 백화점의 새로운 경영방식을 말한다.

(3) 특수형태의 소매상

① 자동판매기

자동판매기란 물품의 구입자가 주화를 기계의 투입구 속에 넣으면 기계의 자동적 조작에 의하여 일정량의 물품이 나오게 되어 있는 기계나 시설을 말한다. 이 기계는 주로 소매상 내에 설치되지만 무인 판매를 가능케 하는 것이므로 사람의 왕래가 잦은 교통중심지에 설치되는 경우도 많다. 기계를 이용한다는 점에서 취급상품이 제한을 받게 된다. 취급품목은 담배, 캔디, 츄잉껌, 콜라와 같이 기계에 의하여 대량의 규격생산이 가능하고 주화를 이용할 수 있는 비교적 단가가 저렴한 것에 이용되어 왔고 최근에는 기술이 발전됨에 따라 냉동식품, 커피, 밀크, 쥬스 등에도 확장 적용되고 있다.

② 구내매점

구내매점이란 회사 내 혹은 정부기관 내에 또는 학교같은 조직구 내에 소매점을 설치하여 조직구성원들에게 판매하기 위한 것으로 영리목적이 아니라 조직원들의 편리를 제공하기 위한 것이다.

③ 상점가

상점가란 한 도시의 소매조직의 중심부로서 시내 교통수단이 집중하는 지역에 자연발생적으로 형성되는 일종의 소매시장이다. 상점가에는 상품을 판매하는 백화점, 연쇄점, 부문제 전문점과 같은 상점이 집중입지하고 있다.

이러한 상점가로 고객이 몰리게 되는 이유는 다음과 같다.

- 동시구매를 할 수 있다.
- 選買品(선매품[shopping goods] 제품을 구매하기 전에 가격 · 품질 · 형태 · 욕구 등에 대한 적합성을 충분히 비교하여 선별적으로 구매하는 제품)의 경우 물건을 고르기 위해 여기저기 다니지 않고 집중적으로 밀집한 상가에서 쉽게 물건을 고를 수 있다.
- 편리한 주차시설을 이용할 수 있다.

④ 아케이드

아케이드는 원래 둥근 지붕을 가진 긴 복도를 의미하는 것으로 건물과 건물사이 혹은 막다른 골목이나 복개시설을 하여 상가로 이용하는데 이탈리아에서는 아케이드가 구매 중심지로서 중요한 위치를 차지하고 있다.

⑤ 일용품소매시장

일용품소매시장은 일용품의 소매를 목적으로 하는 소매점포의 집약소이다. 이것은 도시 서민층의 소비생활에 편리를 제공하기 위한 상설시장이다. 따라서 시장 내의 점포는 소매상인에게 저렴한 가격으로 임대된다. 거래는 현금무배달이 원칙이므로 가격이 저렴하고 또 판매상품의 질, 양, 가격을 통제 받음으로 인해 여기에서 형성되는 시장가격이 일반 소매가격의 표준이 되지만 우리나라는 소매시장의 공약통제가 부족하여 소비자가 피해를 입게 되는 경우가 발생하기도 한다.

이 소매시장은 설립주체에 따라 지방공공 단체나 혹은 공익기관이 설립한 공설시장(public markets)과 개인회사에 설립한 사설시장(private markets)으로 분류된다.

○ 도매상

1. 도매기관의 의의

도매기관(wholesaling institution)이란 생산자 또는 도매상으로부터 재화를 구입하여 다른 도매상이나 소매상에게 판매하는 거래활동을 하는 기관을 말한다. 도매상은 제조업자, 농업생산자, 소매상에 대해서 취해지는 배합거래 활동을 의미하는 것이며 일반적으로 소매를 제외한 모든 유통을 뜻하는 것이다.

2. 도매기능

최근 제조업자뿐 아니라 소매업자도 대형화 · 근대화되면서 도매업자의 지위는 상대적으로 약화되고 있다. 제조업자가 소매업자에게 상품을 직접 공급함으로써 "도매상 무용론"까지도 논의되고 있는 상황이다. 도매업도 영세성, 과다성, 저생산성이라는 악조건 하에서도 나름대로의 역할을 수행해왔다. 그러나 앞으로 제조업자와 소매업자의 사이에서 어느 정도의 유통서비스를 양자에게 제공할 수 있는가가 도매상의 존립과 관련된 과제이다. 도매업은 다음과 같은 유통기능을 수행한다.

■ 소유권 이전의 기능

많은 도매업들은 그들이 보유하고 있는 상품에 대한 소유권을 가지고 있다. 즉 이들은 제조업자들로부터 대금을 지불하고 상품을 구매하는 것이다. 제조업자 거래해야 하는 소매상들은 넓게 분포되어 있다. 따라서 제조업자를 대신하여 도매상은 소매상이 필요로 할 때 상품의 구입이 가능하도록 적절한 장소에서 적절한 가격으로 제품을 제공해 준다.

■ 위험부담 기능

도매업은 대금을 지불하고 상품을 구매했기 때문에 상품에 대한 소유권이 있다. 결국 구매한 상품의 파손, 변질, 판매부진 등에 대한 책임도 동시에 상품을 소유한 도매업에 있다는 것이다. 도매상은 특정 제조업자와 연계되어 있으며, 대개의 경우 자신이 대표하는 제조업자의 제품을 보유 · 저장하게 된다. 이를 통해 도매상은 제조업자가 많은 재고를 보유하는 데서 오는 위험부담과 재무적인 부담을 덜어주게 된다. 게다가 제조업자에게 일정한 판로를 확보할 수 있게 해 줌으로써 제조업자가 생산활동에 더 노력을 기울일 수 있도록 해준다.

■ 정보전달 기능

일반적으로 도매상은 지리적으로 소매상과 가까이 있으며, 많은 경우 소매상들과 매매관계를 유지하면서 계속적인 접촉을 유지한다. 따라서 그들은 소매상들의 제품이나 서비스에 대한 요구사항을 쉽게 포착할 수 있으며, 그러한 정보들이 제조업자들의 제품생산, 가격책정, 경쟁적인 마케팅 전략의 수립 등에 크게 기여할 수 있다. 도매업은 자신들의 판매원, 카탈로그, 잡지 등을 보유하고 있거나 광고를 함으로써 다양한 형태의 판매촉진 활동에 참여할 뿐만 아니라 기술적인 지원도 하게 된다. 즉 이들은 이러한 활동을 통하여 제조업자의 상품정보를 소비자에게 전달하는 기능을 수행하게 된다.

■ 물류 기능

다수의 제조업자로부터 다양한 상품을 구입하고 그것을 보관하면서 각 소매점이 판매하기에 알맞은 단위로 분류하고 상품구색을 갖추어서 배송한다.

■ 생산가공 기능

도매상이 소매상에게 제공하는 가장 기본적인 유통 기능은 제품을 공급하는 것이다. 종종 이러한 기능은 제품의 부속품공급, 완제품의 조립, 간단한 공정을 제조하는 것 등을 포함하기도 한다. 도매상과 소매상들은 서로 밀접하게 관계되어 있고, 따라서 소매상의 욕구를 도매상은 신속히 파악할 수 있다. 이 때문에 많은 제조업자들은 여러 가지 다양한 제품의 공급을 도매상에게 위탁하고 있는 것이다.

3. 제조업자를 위한 도매업의 기능

제조업자를 위해 도매업이 하는 주요한 기능은 '판매대행' 기능이다.

(1) 시장커버리지의 제공

일반적으로 제조업자의 판매시장은 광범위한 지역에 퍼져 있는 다수의 고객으로 구성되어 있다. 고객이 제조업자의 제품에 대한 요구가 있을 때 쉽게 구매할 수 있도록 적정한 시장커버리지(시장포괄범위 : 제품을 공급할 수 있는 범위)를 유지하도록 도매업자에게 의뢰할 수 있다.

또한 도매업자를 통하여 많은 소매상 고객과 접촉한다면 제조업자는 유통비용을 상당히 절약할 수 있게 된다. 도매업자가 존재함으로써 제조업자는 적은 비용으로 시장을 확대할 수 있다.

(2) 판매 접촉점 창출

제조업자가 직접 판매조직을 구성하고 외부판매원을 유지하게 되면 많은 비용이 소요될 것이다. 도매상은 제조업자를 대신하여 판매접촉점으로 기능함으로써 이러한 비용을 줄여 준다. 특히 제조업자가 해외시장에 진입할 때, 현지에서 직접 판매조직을 운영하는 것보다는 현지도매업체를 활용하는 것이 더 효율적이다.

현지 도매상들은 현지판매를 위한 인프라를 이미 구축해놓고, 그 시장을 잘 알기에 신속하고 효율적으로 판매를 진행할 수 있기 때문이다. 도매상의 전문 판매원들은 대단히 마케팅 지향적이어서 잠재고객발굴, 제품권유 등에서 탁월한 능력을 발휘한다.

(3) 재고 유지

도매업자들은 그들에게 제공되는 제조업자 제품의 일정 부분을 재고로써 보유하게 된다. 그렇게 함으로써 도매업자는 제조업자의 재무 부담, 재고 보유에 따른 위험을 감소시켜 주게 된다. 제조업자의 예상된 판로로서의 역할을 하기 때문에 제조업자는 보다 확실한 생산일정을 수립할 수 있게 된다.

(4) 주문처리

대다수의 소매상들은 제품을 대량으로 구매하기가 어렵다. 따라서 도매업자가 없다면 제조업자는 자신의 생산 규모에 관계없이 수많은 소매상들로부터 소량 주문을 받게 된다. 그러나 다수의 제조업자들의 제품을 구비한 도매상들은 이러한 고객들의 소량 주문을 보다 효율적으로 처리할 수 있다.

(5) 시장정보수집

일반적으로 도매업자들은 지리적으로 소매업자들에게 밀착되어 있고 지속되는 거래를 통해 그들과 연결되어 있다. 따라서 도매업자들은 제조업자들보다 고객들의 제품이나 서비스에 대한 요구에 관하여 파악하기가 쉽다. 이같은 정보는 제조업자에게 전달되어 제조업자의 제품 계획, 가격 결정. 경쟁적 마케팅 전략 수립에 유용한 정보가 된다.

(6) 고객지원 대행

도매상에서 제품을 구입하는 소매상들은 제품 구매 이외에 다양한 유형의 서비스 제공을 기대하고 있다. 소매상들은 제품의 교환, 반환, 설치, 보수, 기술적 조언 등을 필요로 하고 있다. 이에 제조업자가 이같은 서비스를 다수의 소매상에게 제공하면 막대한 비용과 비효율을 초래하게 된다. 따라서 제조업자의 입장에서 도매상이 소매상들에게 이같은 서비스 제공을 대행 또는 보조하도록 하는 것이 더 효율적이다.

4. 소매상을 위한 도매업이 수행하는 기능

소매업자를 위해 도매업이 하는 주요한 기능은 '구매대행' 기능이다.

(1) 제품 공급선

도매상은 제조업자보다 소매상의 수요에 더욱 예민하게 반응할 수 있다. 따라서 도매업자들은 제조업자들이 쉽게 충족시킬 수 없는 제품의 공급력을 지닌다. 도매상들은 제조업자에 비해 더 빠르게, 더 적절한 제품을 요구하는 양만큼 소매업자들에게 공급할 수 있다.

(2) 소매상 서비스 제공

소매상들은 제품의 구매처로부터 배달, 수리, 보증 등 다양한 유형의 서비스를 요구하게 된다. 도매상은 이러한 서비스를 제공함으로써 소매상들의 노력과 비용을 절감시켜 준다.

(3) 신용 및 금융지원

도매업자는 소매상에게 두 가지 방법으로 신용 및 금융지원을 할 수 있다.

첫째, 외상판매를 확대함으로써 소매상들이 구매대금을 지불하기 전에 제품을 구매할 수 있는 기회를 제공한다.

둘째, 소매상들이 필요로 하는 많은 품목들을 보관하여 재고 이용가능성을 증가시켜 줌으로써 소매상들이 부담해야 할 구입비용과 재고비용을 지원해 주는 역할을 해 준다.

(4) 구색 편의 제공

도매상은 다수의 제조업자로부터 제품을 제공받아 소매상의 주문업무를 단순화시킬 수 있는 다양한 제품구색을 갖추고 있다. 따라서 소매상은 다수의 제조업자들에게 주문을 하는 대신 소매상이 필요로 하는 제품구색을 보유한 소수의 전문화된 도매업자에게 주문하는 것이 더 효율적이다.

(5) 소분판매

대규모 소매상을 제외한 중 · 소규모의 소매상들은 대부분 소량의 제품만을 주문한다. 그러나 제조업자의 입장에서는 많은 수의 소매상으로부터 소량의 주문을 직접 받는 것은 비경제적이다. 도매업자는 제조업자로부터 대량으로 제품을 구입한 뒤, 이를 소량으로 분할하여 소매상들에게 판매할 수 있다. 그러므로 제조업자의 대량판매의 효용과 소매상의 소량구매 욕구를 동시에 충족시킬 수 있다.

(6) 조언 및 기술 지원

소매상들은 제품 사용에 대한 기술적 지원과 제품판매에 대한 조언을 필요로 한다. 이 경우 도매상은 숙련된 판매원을 통해 소매상에게 기술적 및 경영적 지원을 제공해 줄 수 있다.

5. 도매상의 유형

도매상은 거래량이 증대되고 거래범위가 확대됨에 따라 분화, 발전되어 왔으며 근대에는 특성화가 한층 고조되어 여러 종류의 도매상이 생겨나게 되었다.

(1) 완전기능도매

완전기능도매상은 모든 유통기능을 수행하는 도매상으로서의 서비스를 소매상에게 제공한다 하여 서비스도매상이라고도 하며 모든 유통활동을 정규적으로 수행한다고 하여 정규도매상이라고도 한다.

완전기능도매상은 모든 유통기능을 수행하면서 도매활동에 종사하는 전형적인 형태로서 여러 가지 분류기준에 의하여 나누어 볼 수 있다.

■ 취급품종의 한정 특성화 과정에 따른 분류

취급품종의 한정 특성화의 정도에 따라서 특성화 되지 않은 일반잡화 도매상, 단일 상품계열에 특성화한 일반단품종도매상, 한품종만을 한정해서 취급하는 전문도매상으로 분류할 수 있다.

① 일반잡화도매상

주로 잡화점을 상대로 판매활동을 하는 도매상으로 잡화점에서 모든 일용잡화를 취급하는 것과 같이 사용상, 판매상 아무런 관련이 없는 각종 상품들, 주로 비부패성

상품을 취급한다. 이것은 잡화상과 같이 의류, 철물류, 전기용품, 운동용품, 수도용품, 농기구와 같은 것들이 중심이 되고 재고량이 많은 것이 보통이다.

② 일반단품종도매상

일반단품종도매상은 단일품 계열의 모든 상품을 저장하여 두고 주로 한정품종점에 판매하는 도매상으로서 단품종도매상(single-line wholesalers)이라고도 한다.

예를 들어 식품도매상이라 하면 식품점에서 취급하는 밀가루, 사탕, 통조림, 건어물, 과일, 차와 커피 등의 모든 식료품을 준비 판매하며 약품도매상이라 하면 메이커에 관계없이 국내 상품 혹은 외국 생산품에 이르기까지 모든 약품을 준비 판매하게 된다. 이러한 도매상은 단품종 소매상이 요구하는 모든 상품을 구비하고 있어야 하므로 동일상품계열은 물론 유사상품까지도 다양하게 구비하고 있어야 하며 신속한 배달 서비스를 해야 한다.

③ 전문도매상

전문도매상은 단품종도매상보다 더 특성화되어 하나의 상품계열 가운데서도 한정된 몇 개의 품목, 혹은 단일 상품만을 취급하는 도매상을 말한다. 예를 들면 식료품을 취급하는 단품종 도매상에서는 과실, 커피, 차, 밀가루, 통조림, 사탕, 과자에서 야채에 이르는 모든 것을 취급하지만 전문도매상에서는 과자류, 해산물, 통조림과 같이 전문으로 취급하는 한정된 품목만을 판매하는 도매상으로 그 품목의 상품에 대해서는 모든 것을 준비한다.

■ 도매활동지역에 따른 분류

① 전국적 도매상

판매활동의 범위가 전국에 걸치는 도매상을 말하는데 전국적 도매상은 판매지역이 넓어짐에 따라 판매비용이 증가하게 되고 자본력도 안정적이어야 하므로 대규모이나 그 수는 적다.

② 지역적 도매상

몇 개의 시, 도를 판매지역으로 하는 도매상을 말한다. 즉 서울지방, 영남지방, 영동지방과 같이 몇 개의 도를 상대로 하는 것을 지역적 도매상이라 한다.

③ 지방적 도매상

대도시나 혹은 지방도시를 중심으로 한 하나의 지방을 상대로 도매활동을 하는 도매상을 말한다. 이러한 지방적 도매상은 유명한 메이커 상품에 구애되지 않으며 규모

범위 내에서의 대량구매가 가능하고 소매상에 근접해 있으므로 운송비용 또는 판매비용을 절감할 수 있다.

■ 소매상을 위한 서비스에 따른 분류

도매상이 소매상을 위한 서비스의 중점에 따라서 분류한다.

① 수집도매상

농, 수산물 또는 소규모 공업제품의 수집기능에 중점을 두는 도매상으로서 주로 다양한 품종을 요구하는 식료품, 의료품을 취급 판매하는 소매상을 위하여 각양각색의 상품의 수집을 중심으로 하는 도매상이다.

② 분산도매상

중앙시장에 대량으로 수집된 상품이나 혹은 대규모공장에서 대량으로 생산된 상품을 소규모 소매상에게 분할 세분하여 분산시키는 기능에 역점을 두는 소매상이다.

③ 신용도매상

신용도매상은 외상판매를 함으로써 금융기능에 역점을 두는 도매상을 말한다. 이것은 자본력이 약한 영세소매상을 대상으로 하는 일용품을 주로 취급하는 도매상 혹은 부패성 식료품의 경우와 같이 소매신용이 필요한 식료품도매업의 형태 등을 말하는 것이다.

④ 설비도매상

설비도매상은 소매상에게 판매설비, 시설을 제공하는 도매상으로서 담배, 약품, 기성복을 판매하는 도매상이 판매시설을 제공함으로서 자기의 판로확보를 목적으로 하는 것이다.

○ 대리중간상

도매기능을 수행하면서 소유권을 가지지 않는 중간 상인을 대리중간상(agent middlemen) 혹은 기능중간상(functional middleman)이라 한다.

대리중간상은 그들이 취급하는 상품에 대한 소유권을 획득하지 않기 때문에 자기의 재산으로 판매하지 않고 타인을 위하여 거래가 성립하도록 주선을 할 뿐이며 이들이 수행하는 마케팅 기능은 제품자체의 이윤을 목적으로 함이 아니라 판매에 대한 일정한 수수료(commission)가 목적이라는 점이 상인과 중간상의 차이점이다. 이러한 대리중간상을 통하여 마케팅을 하는 이유는 다음과 같다.

① 대리중간상은 여러 생산자의 상품을 취급하므로 마케팅 활동에 소요되는 고정비가 분산되어 판매소요비용을 절약할 수 있다. 따라서 제조업자는 판매부문을 독립시키지 않아도 효과적인 판매활동을 할 수 있다.

② 제조업자는 판매부문의 전문가인 대리중간상보다 시장의 상황에 민감하지 못하다. 항상 판매비를 부담하는 것보다 전문가인 대리중간상을 활용함으로써 판매비용을 절감하고 생산부문에만 전념할 수 있는 이점이 있다.

이들의 법률관계는 상법에 자세하게 규정되어 있으며 다음과 같은 여러 형태의 대리중간상이 있다.

■ 居間(brocker : 仲介人)

거간(중계인)이란 생산자와 소비자간의 상품판매가 이루어지도록 상담을 대신하여 주는 대리중간상으로 그 주된 기능은 매매쌍방의 관계를 맺어주는 데 있다.

거간은 한쪽에서 상품판매자를 찾아내고 다른 편에서 상품구매자를 찾아내는 것이 그의 임무이며 각각 구매자를 대표해서 구전을 받을 뿐이다. 이와 같은 중계인을 이용하는 것은 생산이 계절적이어서 독립적인 판매부문을 창설할 수 없는 소규모 생산자가 광범위한 지역에 걸쳐 예상구매자와 신속하게 접촉할 수 있기 때문이다. 중계인은 제품가격, 시장상태에 관한 정보에 능통하며, 생산자의 제품에 대한 예상구매자와 그들의 욕구에 대하여 충분한 지식을 체득하고 있다.

■ 客主(commission merchants)

객주란 자신의 이름으로 생산자가 위탁한 상품을 직접 보관, 관리하면서 예상구매자와 판매에 대한 상담을 하고 판매를 하는 대리중간상으로 판매자로부터 일정량의 상품을 위탁받아 판매하고 수수료를 받는 것으로 항상 판매자만을 대리하게 된다. 이러한 객주를 이용하는 것은 부패성 상품을 신속히 처분해야만 하거나 자금사정으로 빨리 판매해야 할 필요가 있는 경우, 급히 구매자를 찾아야 할 경우 또는 거간이 예상가격으로 매매를 성립시키지 못하는 경우 및 판매량이 아주 소량으로서 직접 거래를 할 수 없는 경우에 흔히 이용된다. 우리나라의 농산물 특히 야채나 과일의 경우에는 주로 객주를 이용한 위탁판매가 많다.

객주는 판매기능은 물론 보관, 분할, 재포장 및 위탁주에 대한 금융기능을 수행하기도 하는데 역사적으로 본다면 이 금융기능이 객주의 중심적인 기능이었다. 판매가 이루어지면 운임, 기타 소요경비와 수수료를 공제하고 잔액을 계산서와 함께 송금하는 것으로 계약은 완료되는데 위탁주는 상품을 운반하고 환어음을 발행하여 은행으로부터 할인을 받음으로써 판매가 끝날 때가지 기다리지 않고 대금을 회수하는 방법을 취하기도 한다. 객주와 거간의 차이점은 거간이 매매 쌍방에 개입하여 양쪽에서 구전을 받는데 비해 객주는 판매자만을 대표하며 수수료도 판매자에게 받는다는 점이다.

■ 판매대리상(selling agents)

판매대리상은 장기적 계약에 입각해 위탁주의 전 생산량을 판매한다. 판매 조건 및 가격결정에 관한 권한을 갖는 생산자의 판매부와 같은 역할을 수행하는 대리중간상이다. 따라서 판매기능은 물론 경우에 따라서는 금융기능을 수행하기도 하며 유행성 상품에 대해서는 상품화 계획에 대한 지도를 하기도 한다.

■ 제조업자 대리점(manufactures agent)

제조업자 대리점은 장기 계약으로 한정된 일정한 지역 내에서 위탁주의 생산품의 일부를 판매하는 중간대리상으로 가격, 판매조건의 결정에 대해서 원칙적으로 권한을 갖지 않는다.

■ 수출입대리상(export ant import agents)

수출입대리상은 대리중간상이 해외시장을 상대로 매매활동을 하는 기능을 특성화 한 것이다. 이 기능이 더욱 특성화하여 수출업무만을 대리하는 수출대리점(export agents), 수입업무만을 대리하는 수입대리상(import agents)이 있다.

■ 경매회사(auction companies)

경매회사는 예상 고객에게 판매위탁받은 상품을 진열할 수 있는 시설을 갖추고 일정한 거래 규칙하에 상품을 경매에 붙여 최고 입찰자에게 판매하여 주는 대리중간상이다. 주로 청과, 수산물, 가축 등의 도매에 이용된다.

■ 구매대리상(purching agents)

구매대리상은 판매대리상과 마찬가지로 위탁자와 장기적인 계약관계에 있으면서 구매활동에서만 대리행위를 하는 대리중간상이다.

제 5 절 유통의 미래

유통의 미래는 범세계적 경쟁, 첨단정보화, 사이버유통의 대두로 요약할 수 있다.

○ 범세계적 경쟁격화

전 세계적으로 이루어지는 세계화의 영향으로 유통의 국경이 없고 전 세계가 하나의 시장으로 상품과 서비스가 유통될 것이다.

현재 진행되고 있는 시장개방과 유통업의 해외진출은 이러한 유통의 범세계적 경쟁을 촉진시키고 있다. 이제 한 국가의 테두리 내에서의 유통은 생각할 수 없으며 범세계화된 유통이 보편화 될 것이다. 현재 우리나라에도 다국적 유통회사들이 속속 진출하고 있으며, 우리나라 유통업체 역시 해외진출을 활발히 모색하고 있는 실정이다.

월마트(미국), 테스코(영국), 까르푸(프랑스) 등 외국대형 유통업체들은 우리나라에 진출하여 이미 영업을 하고 있으며, 우리나라의 유통업체들도 외국으로 진출하고 있는 사례가 늘고 있다. 신세계는 중국 상하이에 진출하고 삼성물산과 미도파가 미국 LA에 쇼핑센터를 개장하였다. 이제 국경이 없는 세계에서 치열한 범세계적 경쟁이 전개될 것이며, 소비자의 욕구를 잘 반영하고 비용을 절감할 수 있는 업체만이 생존하는 무한경쟁 시대가 온 것이다.

○ 첨단 정보화

앞으로 다가오는 정보화 사회에서 유통은 정보통신기술의 획기적인 결과물을 흡수하여 첨단화되어 갈 것이다.

유통산업은 기술의 진보와 더불어 비약적인 정보산업화를 이루게 될 것이다. 이미 POS, 데이터베이스, 원거리 통신기술 등은 유통산업의 대변혁을 가져오고 있다. 특히 대형유통업체에서 생성되는 POS 데이터를 활용 과학적 마케팅을 실현시킬 것이며, 광범위한 고객의 데이터베이스를 활용한 정교한 '관계마케팅'이 전개될 것이다. 또한 유통경로에 참여한 기업들이 EDI(전자 데이터 상호교환 시스템)에 의해 연결되어 획기적인 비용절감과 상상할 수 없는 스피드의 경제가 실현될 것이다.

지구촌 인터넷 사용 인구가 지난 1월 첫 '7억명'을 돌파했다. 이는 전 세계인구가 65억 명임을 감안할 때 10%를 약간 넘는 수치다.

시장조사 업체 컴스코어는 지난 1월 15세 이상을 기준으로 전 세계 인터넷 사용 인구는 7억 4700만 명으로 조사됐다고 밝혔다. 이는 2006년 1월 조사 당시보다 10% 늘어난 수치다. 특히 미국·유럽 등 선진국은 증가율이 2~3%에 그친 데 반해 중국·인도·러시아 등 개발도상국은 평균 20% 늘면서 전 세계 인터넷 시장을 주도했다.

중국은 지난해보다 20% 증가한 8670만 명으로, 국가별로 볼 때 2위에 올랐다. 인도도 지난해에 비해 33% 늘어난 2110만 명을 기록하며 프랑스에 이어 8위에 등극했다. 러시아도 10위권에는 진입하지 못했지만 21%의 초고속 증가율을 보이며 1270만 명을 기록했다. 한편 미국이 지난해에 이어 1위를 차지했다. 미국은 불과 증가율이 2%에 그쳤지만 1억5300만 명으로 2위 중국과 격차를 7000만 명으로 벌여 놓으며 1위 자리를 지켰다.

이에 앞서 중국 정부는 인터넷 사용 인구를 1억3700만 명이라고 공식 발표했지만 컴스코어 측은 이는 사이버카페와 PC방·공공장소의 PC 사용자까지 포함했기 때문이라고 설명했다.

우리나라는 독일·영국에 이어 6위를 유지했다. 국가별로는 미국·중국에 이어 일본이 3위에 올랐으며 독일·영국·한국·프랑스·인도·캐나다·이탈리아 등이 '빅10'에 들어 '인터넷 강국' 임을 과시했다.

컴스코어유럽 밥 스미스 이사는 "이번 조사는 개발도상국의 경우 두 자리 수 이상으로 인터넷 사용 인구가 증가할 정도로 아직 전 세계적으로 인터넷 시장이 무궁무진하다는 데 의미가 있다"라고 말했다.

전자신문, 2007년 3월 8일

○ 사이버 유통화

이제는 실물세계의 유통과 사이버세계의 유통이 경쟁하는 형국이 전개될 것이다. 현재 인터넷과 PC에 의해 매개되는 가상시장공간(cybermarket space)은 그 규모나 질적인 면에서 실물세계의 유통과 대등한 관계를 유지하거나 오히려 능가할 가능성이 높다. 전자상거래, 인터넷 마케팅, 사이버 거래, 온라인쇼핑 등으로 불리는 가상공간에서 제품과 서비스의 유통현상은 이제 보편적인 것으로 자리 잡아 가고 있다. 특히 유통경로로서 인터넷은 24시간 세계 어디서나 접속가능한 상호작용적 멀티미디어 도구로써 기존의 유통경로가 제공하지 못하는 강력한 장점을 가지고 있다.

미국의 시장조사기관인 포레스터 리서치는 2000년에 인터넷 쇼핑 매출액은 200억달러(약 24조원) 이상이 될 것으로 예상하고 있다. 또한 2004년에는 4,900만 가구가 인터넷으로 1,840억달러(약 222조원)의 인터넷 쇼핑을 할 것이며, 이때 인터넷 소매의 매출액과 영업이익은 기존실물 유통업체를 앞지를 것으로 예측하고 있다. 이러한 사이버 유통화와 더불어, 공동구매, 경매, 역경매, 정보중간상(informationintermediary)의 출현에 관심이 높아지고 있다. 사이버 유통화를 통하여 기존에는 생각할 수 없는 새로운 형태의 비즈니스가 출현하고, 이에 따라 우리의 삶과 사고방식까지도 바뀌게 될지도 모른다.

인터넷쇼핑시장 2010년 매출 19조원

국내 인터넷쇼핑 시장규모가 오는 2010년에는 매출액 19조원으로 증가하리라는 전망이 나왔다. 정보통신정책연구원(KISDI)은 1일 발표한 '국내 인터넷쇼핑 시장전망 및 분석' 보고서를 통해 국내 인터넷쇼핑 시장 매출액이 지난해 약 7조원에서 2010년 약 19조원으로 연평균 15.2% 성장할 것이라는 예상치를 내놓았다.

연구원은 인터넷 신규 이용자 증가, 기존 인터넷 이용자의 쇼핑 참여, 인터넷 쇼핑 인구의 구매회수 증가 등 크게 세 가지 요인에 의한 인터넷 시장규모 성장을 추정한 결과 이렇게 예측됐다고 밝혔다. 보고서는 인터넷쇼핑이 전체 소매유통시장에서 차지하는 비중도 지난해 5%에서 2010년 8%로 늘어날 것으로 내다봤다. 품목별로는 여행, 공연예약, 아동·유아용품, 스포츠레저용품, 의류 등이 빠르게 성장할 것으로 예상됐다.

연구원은 또 인터넷 이용자 증가 추세가 둔화됨에 따라 인터넷 신규이용자 증가보다는 기존 인터넷 이용자의 인터넷쇼핑 이용률 증가와 구매회수 증가에 주로 의존해 성장세를 유지할 것으로 내다봤다.

연합뉴스 2006년 6월 1일

[참고문헌]

- 유통학개론(박봉두외, 학현사, 2000)
- 流通論(김원수 · 황의록, 경문사, 1996)
- 유통경로관리(안광호 · 임영균, 문음사, 1998)
- 유통관리(안광호 · 채서일 · 조재운, 학현사, 1995)
- 유통경로론(오세조, 박영사, 1997)

제 2 장

농산물 유통

제 1 절 농산물 유통의 의의

농산물 마케팅이란 농업생산에서부터 나온 농산물과 서비스가 농업생산자에서부터 최종 소비자의 손에 이르기까지의 유통에 관련된 모든 정업활동을 수행하는 경제활동으로 볼 수 있다. 이와 같은 정의는 몇 가지 중요한 의미를 포함하고 있다.

첫째, 농산물 마케팅은 일단 농산물이 농가에서 판매되어지면 시장 활동이 끝나는 것은 아니다. 시장 활동은 농가에서 생산 활동부터 시작된다. 자급자족을 하기 위한 농업생산도 있지만 대부분 농업생산은 시장판매를 전제로 생산하게 된다. 농가는 소비자 또는 사용자가 원하는 농산물을 생산할 수 있는 생산계획을 수립하여야 하며, 생산물이 판매된 후에도 계속적인 반복구매가 이루어져야 농업생산자의 생산목적을 효율적으로 달성하게 된다.

둘째, 농산물 마케팅은 농민과 상인간의 상호의존관계를 의의하고 있다. 상인의 기능은 농민의 생산활동을 보완하여 주고 있다. 농민과 상인간의 관계는 동시에 경쟁적이면서 보완적인 관계이다. 상인이 농산물을 보완하여 주고 있다. 농민과 상인간의 관계는 동시에 경쟁적이면서 보완적인 관계이다. 상인이 농산물을 생산자에서 소비자에게 연결시켜주는 유통기능은 사회경제적 기능을 갖고 있으나 반복기능을 수행하기 때문에 매각 결정 및 품질유지에는 농민과 보완적인 관계를 갖게 된다.

셋째, 농산물 마케팅은 이해반응 되는 각 모순된 요구를 조화시켜 주는 과제를 갖고 있다. 농산물 시장활동 체계상에는 약간의 경제적 모순이 포함되어 있다. 소비자는 가장 최저가격으로 양질의 최대량의 농산물을 확보하려는데 관심이 있다. 농민은 그들 생산물을 통하여 가능한 최대의 보수를 원한다. 상인들은 또한 가능한 최대의 이윤을 얻으려 한다.

시장활동에 관련된 소비자 · 생산자 그리고 상인들의 모순되는 경제적 필요를 조화시켜 줌으로써 역학을 유지하는 것이 마케팅이 지니는 과제이다.

○ 농산품의 의의

농산품에는 쌀, 담배, 우유와 같은 농산품과 동, 석유, 목재와 같은 천연의약품이 있다. 농산 원료품의 공급은 어느 정도 인위적 통제가 가능하나 천연원료품의 공급은 자연에 의하여 제약을 받는 것으로 이미 발견된 기존자원이 없어지면 새로운 공급원을 발견하거나 혹은 대체품을 발전시켜야 한다. 그것이 불가능하다면 그러한 자원없이 지내야 한다. 농산원료품은 대다수의 소규모 생산자에 의해 자연계로부터 얻어지는 것으로서 그 공급원은 산업소비자와 원거리에 있음이 보통이므로 농산원료품은 특히 공급의 집중이 필요하며 표준화가 이루어져야만 한다.

농산원료품은 다음과 같이 분류할 수 있다.

■ 농산물(crop)

① 곡물 : 쌀, 보리, 밀, 옥수수
② 섬유 : 목면, 아마, 대마
③ 야채 및 과실 : 사과, 밤, 복숭아, 토마토
④ 특용작물 : 약용작물, 담배, 수산물

■ 축산물(animal products)

① 가축(家畜) : 소, 돼지, 말, 양, 약용동물(사슴 곰)
② 가금(家禽) : 닭, 오리, 칠면조
③ 가축의 산물 : 양모, 우유, 계란

○ 시장의 개념

시장(market)이란 일반적으로 상품의 매매거래를 촉진시키기 위하여 조직화된 장소를 가리켜서 말한다.

협의의 시장은 일정한 시일에 상품거래가 이루어지는 장소를 의미하는 것으로서 매매쌍방이 자유경쟁에 의하여 가격이 형성되는 지리적 장소나 건물을 의미한다. 예를 들면 미곡시장 · 청과물시장 · 동대문시장 · 남대문시장에서부터 증권거래소나 곡물거래소와 같은 것이 이에 속한다. 물론 협의의 시장도 그 거래범위나 시장규모 또는 대상상품에 따라서 여러 가지 형태가 있으나, 장소와 거래대상을 쉽게 알 수 있는 의미의 시장으로서 구체적 시장이라고 한다.

광의의 시장은 특정한 장소적 개념을 떠나서 거래조직이 전체뿐만 아니라 상품거래가 이루어지는 모든 관계를 시장이라 한다. 구체적으로 상품이 진열되어 판매되는 장소가 아니라 ○○○○이 이루어지는 지역적 범위나 공간을 막연히 예상하는 정도의 시장을 뜻한다. 예를 들면 금융시장 · 노동시장 · 국내시장 · 해외시장 · 암시장 등을 일컬으며, 이러한 시장은 막연한 넓은 의미의 추상적인 시장을 의미하므로 추상적 시장이라고도 한다.

○ 농산원료품의 유통

농산품은 일반적으로 시장과는 멀리 떨어진 지역에서 소규모 분산적으로 시황에 어두운 농민에 의하여 생산된다. 이에 반하여 소비자는 중앙시장에서 대량구매를 하고자 한다. 여기에서 수집기능에 특화대고 시황에 밝은 중산상이 농민과 농업소비자 사이에 개재하여 간접마케팅이 이루어지게 되는 것이다.

또한 농산원료품은 그 가치에 비해 부피가 크며 수요중심지에서 멀리 떨어진 곳에서 생산되므로 운송기능이 수행돼야 한다. 그리고 농산 원료품은 계절생산품이므로 일시에 대량이 출회될 수 있으나 그 수요는 대체로 연간 일정한 양이 계속적으로 이루어져 안정적 경향을 가지므로 장기간 보관기능이 수행되어야 한다. 이밖에 근대기업은 대량생산을 원칙으로 함으로 품질적 조절을 위해 특별 및 표준화기능이 특히 중요하다.

농산원료품은 수집조직을 거쳐 중계조직에 이르고 중계조직에서 바로 소비자에게로 매매되어간다. 즉 일단 지방시장을 거쳐 경제적 반출단위로 매집상에 의하여 매집된 후 반출상에 의하여 중앙시장으로 반출된다.

또한 생산자협동조합을 통하여 공동판매가 이루어지는 경우도 있고 대리중간상인 구매대리상 객주 및 제조업자의 주재구매상 등에 의하여 수집기능이 수행되기도 한다. 수집기능은 중앙시장에서 종료되고 지방시장에서는 목측(目測)과 같은 간편한 방법으로 등급별 분류를 하는 등별 기능이 수행된다. 생산자에 의해 직접 반출되거나 지방시장을 거치거나 혹은 트럭 매집상에 의하여 매집된 농산품은 대부분이 중앙시장에 최종적으로 수집된다.

중앙시장에서 대부분의 생 · 소비자는 구매를 하고 여기에서 등별 및 선별기능이 수행된다. 따라서 산업소비자는 그들이 필요로 하는 특정의 등급품을 대량으로 구입할 수 있게 되는 것이다.

○ 농산소비품의 유통

농산소비품(agricultural consumer goods)이라 함은 농산물이 농장을 떠날 때 이미 최종소비자가 사용할 수 있는 것을 말한다. 농산소비품의 판매에는 간접판매법과 직접 판매방식이 지배적이다.

간접판매방식이란 일반적으로 중간상이 개재하는 마케팅 방법을 모두 포함하나 농산소비품의 경우에 있어서는 다른 상품과 달리 흔히 도매중간상만을 통하여 판매하는 방식을 말한다. 따라서 농산소비품의 경우 소매상이나 소비자들에게 판매하는 것은 직접 판매라고 한다. 농산소비품이 간접 판매되는 까닭은 다음과 같은 농산품의 특징 때문이다.

- 생산의 지역 제약성
  - ① 생산장소에 따른 수집기능
  - ② 생산시기에 따른 저장기능
  - ③ 생산량과 품질에 따르는 표준화 기능
- 소규모 생산에 따른 수집기능
- 부패성과 대용적성에 따르는 보관기능과 운송기능
- 시황에 대한 지식의 결여에 따르는 정보전달 기능
- 자금의 부족에 따르는 재무기능

이상과 같은 여러 이유로 해서 농산품을 취급하는 방대한 중간상의 조직이 발달하게 된 것이다. 직접 판매방식이란 생산자가 제조업자가 직접 최종사용자에게 판매하는 방식인데 농산물의 직접 판매는 다음과 같은 여러 방법에 의해서 행해진다.

■ 행상

농민들이 생산한 농산물을 호별 방분하는 행상행위에 의해 판매하는 경우로 현금판매가 가능하고 상인과 거래하는 것보다 고가로 판매할 수가 있다는 이점이 있다.

■ 생산자 도 · 소매시장

생산자 도 · 소매시장에 농민이 농산 소매품을 직접 갖고 가서 소비자에게 판매하는 방법이다.

■ 농장거래

소비자가 농장을 직접 방문하여 생산물을 구매하는 경우이다.

■ 통신거래

통신판매에 적합한 상품은 계란, 버터, 특종과실과 같이 농산소비품 중에서도 비교적 부패성이 적고 용적 중량에 비해서 그 가격이 상당히 고가한 것이어야 한다.

○ 농산물 유통의 중요성

우리나라에서 진정한 의미로 보면 농산물 유통문제가 사회적으로 논의된 것은 최근의 일이다. 국내 생산량 부족으로 식료품 가격이 크게 상승하게 되어 소비자 물가를 압박하게 되면서 농산물 유통문제가 논의되게 되었다.

농업생산이 특종품목을 제외하면 생산량이 수요에 미달하였기 때문에 시장활동 이전 생산활동에 치우쳤던 경향이 있었다. 특히 식량작물은 생산지향적인 경제활동이 지속되어 왔던 것이다. 그러나 청과물을 비롯한 축산물의 일부는 불규칙하게나마 생산량이 수요량을 초과하게 되었고 여기에 판매지향적인 시자활동이 논의되게 되었다.

특히 소농지배적인 농업 생산 하에서 상품생산은 과잉, 과소생산이 반복된 채 농가는 시장에 반응하지 않을 수 없었다. 농산물 시장 활동(marketing)은 그 내용면에서 보면 올바른 이해를 가져야 할 점이 많다.

첫째, 농산물 마케팅이 생산적이냐 아니면 비생산적이냐의 문제다. 재화나 용역의 유통기능은 생산적이 못되는 심한 표현으로 기생적인 활동으로까지 보아 왔던 것이다. 생산활동이 효용을 창조하는 활동이라고 본다면 시장활동도 효용을 창조하는 경제적 행위, 즉 생산적으로 보아야 하는 것은 당연하다. 생산된 농산물을 소비자에게 유통시키는 과정에서 운반 · 저장 · 가공 · 소유권 다전기능을 통해서 효용을 창조한다면 생산적 행위로 볼 수밖에 없다. 생산과정에서 창조도 하는 형태효용 · 장소효용 · 시간효용 그리고 소유효용과 같은 것이 마케팅과장에서도 같은 형태의 효용을 창조하기 때문에 시장활동은 생산적이라고 볼 수 있다.

둘째, 농산물은 소규모로 생산되고 있지만 경우에 따라서는 규모화된 생산형태도 있다. 또 소비도 도시 집중적이지만 소비규모는 영세하다. 농산물이 최종 소비자에게 전달되는 과정은 수집 · 중계 · 분산과정을 거치게 되므로 시장활동은 지극히 복잡하고 유통비용도 많이 든다.

셋째, 농산물 마케팅은 유통과정면에서 보면 복합적인 활동으로 볼 수 있다. 농산물이 생산자에서 소비자에 이르는 과정은 농산물의 이전과 일련의 移轉 활동에 대한 조정과정으로 볼 수 있다. 농산물 시장활동체계는 농민과 그의 생산물에서 시작된다. 농업생산이 시장활동체계에 근본적으로 제공해 주는 본질과 방법은 이와 같은 체계의 조직구조와 기업운영에 영향을 미치는 중요한 결정을 갖게 된다. 시장활동체계의 운영은 물적 기술적 활동과 관리활동에 의해서 영향을 받게 되며, 이는 輸送 · 통신 · 법률 또는 명령과 같은 사회적 자본에 의해서 좌우된다. 소비자와 소비행위는 시장활동체계의 관리경영과 조직활동에 영향을 받게 된다. 그러나 이와 같은 유통체계는 복잡하지만 생산자나 생산물과 소비자나 소비행위의 변화되는 필요 정도에 따라 발전되어 왔다.

넷째, 농산물 마케팅은 농업생산의 專門化, 都市化 그리고 사회경제적 추세의 변화에 따라 규모나 중요성이 크게 영향을 받아 왔다. 농업생산이 지역적으로 전문화되고 도시화에 따라 인구의 이동과 소득 및 식품 소비구조유형의 변화 등 사회경제적 변화에 따라 도시활동은 변화되어 왔다.

제 2 절 농산물 유통의 역할

○ 농산물의 수급조절

自給的인 생산이 상당하게 현존하고 있다고 하더라도 오늘날의 농업생산은 상품생산이 지배적이다. 농업생산과 소비사이에 경제적 시장활동을 통하여 수요와 공급을 조절하고 있다.

농산물의 수요를 예측하고 생산시설이나 능력을 적용시키기 위해서는 소비자 또는 사용자 수요에 합치하는 농산물을 적정량만큼 생산하고, 생산된 농산물을 수집 · 분류 · 등급화하고, 필요한 시기에 필요한 양의 농산물을 이동시켜 줌으로써 수급조절을 기하는 것이 마케팅의 역할이다.

농산물의 수급조절문제는 국내 지역간의 문제만 아니라, 국제간의 이동을 통한 국제간의 수급조절문제도 넓은 의미에서 사회적 역할이라 할 수 있다.

○ 농업발전에 기여

농산물 유통이 사회에 있어서 생산과 소비를 연결시켜 줌으로써 농산물의 사회적 순환을 통해 농업발전을 촉진시켜 주게 된다. 농업발전은 농장에서 생산되는 산출물을 증가시키게 되며, 증가된 농산물을 팔 수 있는 시장기능이 수행되어야만 농업발전은 촉진된다. 이러한 촉진기능은 농산물 유통기능을 통해서만 가능한 것이다.

농업발전이 지속되고 균일적 발전이 이루어지기 위해서는 사회적 역할로서 농산물 유통문제는 농업발전의 촉진제로서 기능을 갖는 것이다.

○ 경제적 복지에 기여

필요한 농산물이 필요한 시기에 필요한 형태로 소비자에게 전달되어 소비자의 만족한 소비생활이 지속된다면 경제적 복지에 크게 기여하는 것이다.

소비적 욕구를 충족시켜줄 수 있는 소비자 수요가 생산에 전달하고, 이러한 농산물이 끊임없이 생산되고 능률이 높은 유통개선을 통하여 유통비용이 저렴하게 되면 소비자의 생활수준은 상대적으로 향상되어 경제적 복지가 증대될 수 있다.

○ 대량생산의 촉진

농산물 유통이 개선되어 대량판매가 가능한 시장조직이 발전되면 유통비용이 절감될 수 있을 뿐만 아니라 대량수요가 유발될 수 있고, 이를 충족시켜 주기 위해서는 대량생산을 가능하게 하여 규모의 경제성을 통해 생산비를 절감시킬 수 있다.

대량생산 대량유통 대량소비의 대량혁명은 최근에 발전되어가는 대량소비기관인 수퍼마켓, 체인스토아에서 흔히 볼 수 있다. 이와 같은 대량소비기관이 발달되면 농산물의 대량수요가 이루어지고, 이를 공급할 수 있는 집단생산, 즉 단지생산이 촉진되어 농업생산비가 절감될 수 있어 생산구조를 개선하게 될 것이다.

○ 고용기회의 증대

농산물 유통은 직 · 간접의 많은 고용기회를 제공하게 된다. 직접적으로는 유통과정에서 참여하는 고용기회의 증대와 간접적으로는 사람들의 욕구수준을 향상시키고 수요를 자극함으로써 고용증대에 기여할 수 있다.

직접적으로 고용기회가 이루어지는 부문은 유통기관으로서의 수집 · 都買 · 小賣 부문이다. 그러나 이와 같은 유통기관 이외에도 운반 · 보관 · 가공 · 전출입 · 광고 등 간접적으로 농산물 유통과 관련된 취업기회란 적지 않다.

제 3 절 농산물 유통기구

○ 농산물 유통기구의 의의

1. 유통기구의 개념

유통기구(marketing mechanism)란 流通組織(marketing organization)이라고도 하며, 각 流通機關(marketing institute)이 한 사회 내에 있어서 상호관계를 가지고 활동하는 질서있는 配給組織의 집합체를 유통기구라고 한다.

유통기구는 유통과정이 발달됨에 따라 그 조직의 변화도 크게 이루어지게 되었다. 자급자족적인 경제활동에서 고도의 상품생산으로 이행하게 되면서 유통조직도 복잡하게 발달하였다.

농산물은 工産物과 달라서 생산자와 소비자 사이에는 많은 단계의 유통경로가 있고, 이러한 복잡한 유통경로 때문에 각 경로마다 유통기관이 개재되어 있고, 따라서 유통기구 또는 조직은 복잡한 구조를 지니고 있다. 농산물 유통조직도 효율적인 시장활동을 수행할 수 있는 유통기관을 필요로 하고 있으며, 유통기관의 존재는 사회경제적 기능이 타당하게 보여질 때 그 존재가치를 가지게 되는 것이다.

유통기관이 존재할 수 있는 점은 생산자나 소비자가 할 수 없는 전문적인 경제적 기능을 수행할 수 있기 때문이다.

2. 유통기구의 특성

(1) 특화와 統合경향

특화(specialization)란 종래 하나의 유통기관이 수행해 오던 여러 가지 기능을 하나 또는 약간의 기능만을 한정하여 담당함으로써 전문화하는 것을 말한다.

유통기구의 특화는 유통기관이 세분화되는 것을 의미하며, 이는 중간기관의 수가 늘어난다는 것을 말한다. 그러므로 특화에 의하여 얻어지는 전문적인 유통기능이 유통기관의 수가 증가되고 능률이 저하된다면 불필요한 경쟁을 유발하게 되어 여러 가지 문제점이 발생할 수 있다. 농산물 유통에 있어서 특화현상은 주로 中繼시장기구에서 볼 수 있다. 도매시장을 전문화하여 도매시장 본래의 기능을 수행하게 되면 수집 및 분산기능을 효율화할 수 있다는 점이다.

우리나라 생산물 유통개선의 한 가지 방법으로 도매시장을 육성하자는 것은 특화현상이라 볼 수 있다.

統合(integration)이란 집중(concentration)이라고도 하며, 특화에 의해서 분화된 기능을 자본력 또는 기능에 의해서 단일유통기관에 結合시키는 형태다. 經營形態면에서 보면 종래의 여러 유통기관이 통합되기 때문에 소수의 유통기관이 유통기능을 수행하게 되는 것이다.

농산물유통의 경우, 통합의 형태는 자본주의 경제의 발달에 따라 농업자본이 농업부문에 참여하는 형태이다. 생산 및 유통기술의 발달, 經營組織의 대형화로 특정부문에서 이루어지고 있다. 농산물 유통과정에서 통합화 과정은 자본에 의한 농업생산과정이 예속되는 결과를 가져와서 생산이 가공부문의 한 분야로 전락될 가능성도 있다.

그러나 농산물 유통기구의 통합화 과정은 몇 가지 장점도 있다. 그것은

첫째, 농산물 유통기관의 각 단계가 축소되므로 비용절감을 가능케 할 수 있다는 점이다.

둘째, 대량생산, 다량거래의 이점을 누릴 수 있어 농산물의 등급화가 가능하고 수송과정도 경제적이기 때문에 유통비용을 절감할 수 있다.

셋째, 불규칙한 출하량의 변동에 따르는 가격변화를 줄일 수 있다.

넷째, 판매 가능한 시장이 확보되어 안정적인 생산이 가능하다.

(2) 직접유통과 간접유통

직접마케팅은 유통기능이 생산자나 소비자에 의하여 수행되는 경우를 말한다. 즉 유통기능을 전담하는 유통기관이 가능한 배제되면서 농산물이 유통되는 경우이며, 생산자와 소비자를 직결하는 협동조합운동이나 산지직거래방식은 직접마케팅의 대표적 경우이다.

간접 마케팅은 유통기능이 분업적으로 특화된 유통기관, 즉 중간상에 의하여 수행되는 경우에 간접 마케팅이라고 한다.

농산물유통은 간접마케팅이 지배적이다. 그것은 유통기구가 분화되어, 수집 · 중계 · 분산과정을 필요로 하기 때문이다.

간접마케팅의 이점

a. 생산이 분산 소규모적이고 시장이 분산되어 있을 경우, 중간상을 경유하는 것이 좋다.
b. 마케팅 기능을 특화시켜 유통능률을 향상시킬 수 있다.
c. 마케팅 과정에서 생기는 위험을 중간상이 부담하게 되어 생산자나 소비자의 위험이 분산될 수 있다.

그러나 직접마케팅은 점차 그 필요성을 느끼게 되어 유통과정을 단축하는 수단으로 널리 채택하려 하고 있다. 생산자는 마케팅 기관, 특히 도매상에 대한 불만이 생기게 되고 점차 유통시설이 발달함에 따라 직접마케팅이 가능하게 되고 있으며, 최근에 와서 대규모 소매상인 · 수퍼마켓 · 체인스토아 · 백화점 등이 생기게 되어 생산자와 소비자간의 직접 마케팅이 이루어져 가고 있다.

농산물의 직접 마케팅은 여러 가지 형태가 있으나, 생산자 조합과 소비자 조합에 의한 경우와 도매시장을 경유하지 않고 농산물이 유통되는 소위 시장외 거래형태를 직접마케팅이라 할 수 있다.

○ 농산물 유통기구의 분류

농산물 유통기구, 즉 유통조직은 일반 제조업과 달라서 유통 단계별로 보면 수집단계 · 중계단계 그리고 분산단계로 나누어진다. 수집단계는 분산적인 生物을 수집하여야만 상품성을 갖게 되고, 이러한 유통기구를 수집 기관이라 한다.

수집된 농산물을 소비지인 분산시장에 이전시켜주는 기능을 수행하는 중계기구가 있고, 최종 소비자에게 전달해 주는 시장기구를 소매기구라고 한다.

농산물 유통기구는 농산물의 용도에 따라 약간의 차이가 있다. 즉 산업용 농산물은 비교적 유통과정이 단축되어 수집단계에서 산업용 농산물 수요자에 의해서 수집되거나 아니면 그들을 대표하는 상인에 의해서 수집된다. 그러나 소비용 농산물은 수집된 농산물이 중계시장을 거쳐서 분산시장인 소매상을 거치는 여러 단계 과정이 필요하게 된다. 소비용 농산물은 수요가 도시집중형이고, 또 非彈力的이며, 수요단위도 영세하기 때문에 여러 단계의 과정을 거치게 된다.

[소비용 농산물의 유통기구]

생산자 → 산지출하자 → 집하자 → 도시중계업자 → 仲買업자 → 소매업자 → 소비자

소비용 농산물의 유통단계는 일반적으로 이러한 과정을 거친다. 이러한 과정은 각각 수집기구, 중계기구 그리고 분산기구를 필요로 하고 있다.

1. 수집기구의 기능

수집기구는 분산적 소규모 생산이 이루어지는 경우에 발달하는 조직으로서 농산물·수산물·중소기업 제조품의 유통에 필연적으로 수반되는 기구이다.

농산물은 수집되어야만 상품성을 갖게 되며 경제적 거래의 대상이 된다. 농산물의 수집시장은 주로 지방시장, 즉 산지 중심으로 시장이 형성된다. 수집시장은 생산자에서 맨 처음 수집되는 산지 수집시장과 수집된 농산물이 중계시장에 이송되기 위하여 중간 지점에 모이는 집산지 시장으로 분류될 수도 있다. 농가가 생산한 농산물이 산지출하시장에 수집되면 생산자는 賣渡 또는 委託하게 된다.

수집기구의 거래대상이 되는 상품의 특징

a. 자연적 생산물이므로 생산변동에 대한 인위적 통제가 어렵다.
b. 생산의 계절적이나 소비는 연중 필요하고 품질의 규격화가 곤란하다.
c. 연중 수요를 충족시키기 위해서는 저장 및 보관기능이 필요하다.
d. 부패성이 강하기 때문에 신속한 수집이 필요하다.
e. 상품의 부피가 크고 중량이 무거우며 단위당 가격이 낮아 단위당 이윤이 적어서 신속한 자본회전이 곤란한 상품은 수집기구를 거치게 된다.

2. 중계기구의 기능과 형태

중계시장은 중앙시장·중앙도매시장(central wholesale market) 혹은 종점시장(terminal market)이라고도 한다.

우리나라에서 중계시장은 중앙도매시장법에 의하여 개설된 중앙도매시장·협동조합법에 의하여 개설된 공판장, 그리고 유사 도매시장인 위탁상이 여기에 속한다. 중계시

장은 농산물의 수집시장과 분산 시장을 연결해 주는 시장으로 농산물의 수급조절, 가격 형성 分配 및 위험전가의 기능을 한다.

3. 분산기구

(1) 기능과 特徵

분산기구는 중계시장을 거쳐서 이전된 상품을 최종소비자나 이용자에게 전달시켜 주는 분배의 기능을 수행한다. 분산기구는 분배의 형태로 보면 도매시장 형태와 소매시장 형태로 나누어 볼 수 있다. 도매시장은 분산단계이지만 거래상대자의 거래동기에 따라 차이가 있다. 원칙적으로 영리동기에 의한 구매인 경우를 도매시장 상태라 하며, 소매상 · 산업사용자가 그 대상이 된다.

소매시장 형태는 거래동기가 가계 소비를 위한 구매인 경우를 말하며, 최종 소비자를 대상으로 구매활동을 하는 기관이다. 소매기관은 소비자에게 상품을 주는 전반적 유통 기능을 수행하기 때문에 복합적 기능을 하여야 한다. 즉 도매상과 제조업자로부터 구매하고 소비자에게 판매하는 양면 기능을 한다.

농산물의 소매는 농산물 종류에 따라서 각각 다른 주체에 의해서 수행된다. 농산물 소매기구는 지나치게 소규모적이고 생계위주의 생산활동을 하고 있다. 이런 점에서 小賣經營의 특징은 다음과 같다.

- 영세성에 있다.
- 소매기구의 특징은 과잉성에 있다.
- 소매기구의 불안정성을 면치 못하고 있다.

(2) 소매기능의 변화

최근에 와서 소매기구의 기능은 점차 변화되어가고 있다. 그것은 소매기구 자체가 점차 대규모화하거나 소규모 소매기관도 기능면에서 변화되고 있다.

- 생산자 측의 요인이다. 생산규모가 점차 확대되어 가서 규모화가 가능하고, 생산자가 보다 많은 상품을 팔기위하여 割引販賣, 直去來 등 경제적 자극을 점차 강화하고 있다.
- 소비자 측의 요인으로는 소비가 점차 세분화되어 소비행동도 분화된다.
- 소매기관 측의 요인으로서 점차 대규모화하여 인건비를 절약할 수 있고, 경영에서 이길 수 있는 방법이 개발되어가고 있다.

○ 농산물 유통기관과 중간상인

1. 수집시장의 중간상인

(1) 산지수집상

산지수집상은 생산지를 순회하면서 자기책임 하에 농산물을 수집하여 대량화한 수에 소비지의 도매시장이나 위탁상에게 출하를 전담하는 기능을 수행하는 상인이다. 이들은 일정한 시설도 없이 생산지를 순회하면서 수집하기도 하고, 때로는 산지 시장의 위탁상에서 자기 책임으로 농산물을 買集하기도 한다.

(2) 산지위탁상

청과물과 같은 지방시장 중심의 시장기능을 수행하는 경우에 볼 수 있는 상인으로 지방시장에서 상업적 기반을 확보하고 있는 상인이다. 이들은 생산지의 청과물을 생산자로부터 위탁받아 위탁거래를 하거나 자기 계산으로 매입하여 수집한 농산물을 중계시장이나 산지수집상에게 넘겨준다.

(3) 중계시장 상인의 대리인

중계시장을 활약하는 상인 또는 상인 기능 중 일부 위임받은 자가 각 지방을 순회하면서 농산물을 매집하는 상인이다. 이들은 고정적인 급료를 받고 지방시장에 주재하거나 계절적으로 생산시기에 주재하면서 농산물 수급상황을 예측하여 매집한 수 중계시장에 출하를 주선한다.

2. 중계시장의 중간상인

(1) 도매상(merchant middleman)

도매상은 수집상, 搬出商, 그리고 생산자로부터 반출 받은 상품을 자기계산으로 구매하여 이를 다시 중계도매상 또는 도매상에게 재판매하는 중계기능을 수행하는 상인이다. 일반적으로 중계시장에는 농산물의 소유권을 취득하면서 거래하는 이른바 중계상인 또는 도매상(merchant middleman)과 소유권을 취득하지 않고 거래하는 대리중간상(agent middleman)이 있는데, 이들 양쪽 모두를 도매상이라 한다.

우리나라에서 도매상의 형태는 중계시장의 3원체계인 중앙도매시장 · 공판장 그리고 유사도매시장의 위탁상으로서 이들 모두가 일종의 위탁판매상(commission merchant)이다. 위탁판매상은 客主와 비슷한 것으로 생산지에서 보내온 농산물을 시세대로 처분해서 판매수수료를 받고 거래를 성립시켜 준다. 이들은 창고를 가지고 있어 저장 기능을 수행할 뿐만 아니라 필요한 경우 금융기능도 수행한다.

(2) 客主(commission men, factor)

자기의 명의로서 불특정다수인의 상품을 위탁받아 판매하는 대리중개상으로서 위탁판매를 업으로 한다. 이들은 거래에 대해 일정 수수료를 받는다.

(3) 居間(broker)

거간은 仲介商이라고도 한다. 상업지식에 밝아 시장 정보기능을 잘 알고 있기 때문에 저장 · 운반 · 금융 · 등급화 등 일체의 유통기능을 수행하지 않으면서 매매당사자의 중간에 개재하여 거래를 알선해 주고 양측으로부터 일정한 口錢(brokerage)을 받는 기능 중간상이다.

(4) 競買會社(auction company)

과실 · 채소 · 가축과 같이 부패성이 강하고 신속한 거래를 하여야 할 농산물을 판매하는 효과적인 판재기관이다.

(5) 仲買商(jobber)

객주 혹은 중개도매상과 조매상의 중간에 위치하여 수량 분할이나 품종 수집에 특화한 중간상으로서 상품의 소유권을 획득하여 이를 양도한다는 점에서 중계도매상과 같으나, 중계기능 이외에 수량 분할과 품종 수집기능을 주로 한다. 우리나라에서 볼 수 있는 중앙도매시장의 중개인, 공판장의 지정거래인, 그리고 위탁상의 중개 상인은 이러한 부류에 속한다고 볼 수 있다.

○ 농산물 유통경로

1. 유통경로의 의의

유통경로(marketing channel)는 配給經路라고도 하며, 생산자로부터 소비자에게로 상품이 유통되어가는 경로로서 시장활동을 가능하게 하는 하나의 사회적 조직이며 상품 유통을 가능하게 되는 중간상으로 구성된다.

농산물의 유통경로는 농산물이 지니는 중요성 때문에 개별농민의 입장에서 보다 사회경제적 입장에서 유통경로상의 각종 상인의 기능과 역할을 중심으로 연구되어 왔던 것이 우리의 실정이었다. 그러나 오늘날 와서 농가의 판매활동이 점차 그 필요성이 인정되고 농업소득을 좌우하는 중요한 요인이 판매과정에 따라 달라지게 되자 농민입장에서 농산물 유통경로를 단축하거나 효율화하는 문제가 논의되고 있다.

농산물의 유통경로는 工産物에 비하여 복잡하다. 그 이유는 농산물이 지니는 상품적 특성 때문이다. 즉 농산물은 부패성이 강하고 저장하기 곤란하기 때문에 신속한 거래가 이루어져야 한다. 이러한 점에서 도매시장경로가 발달된 것은 하나의 특징이라고 할 수 있다. 그런가 하면 농산물이 지니는 생산 및 소비과정의 특성 때문에 수집경로와 분산경로가 복잡한 것이 또 하나의 특징이라고 할 수 있다.

2. 유통경로의 형태

우리나라의 농산물 유통경로는 농산물의 종류에 따라서 약간의 차이가 있다. 그러나 중간상인이 개재하느냐 하지 않느냐에 따라서 직접마케팅과 간접마케팅으로 나누어 볼 수 있다. 간접마케팅은 중간상인이 개재하느냐 아니면 생산자단체 또는 생산자가 스스로 참여하느냐로 나누어 볼 수 있다. 간접 유통경로는 크게 나누어 보면 다음과 같다.

■ 상인조직을 통하는 경우

① 생산자 → 수집상 → 반출상 → 위탁상 → 도매상 → 소매상 → 소비자
② 생산자 → 수집상 → 반출상 → 위탁상 → 소매상 → 소비자
③ 생산자 → 수집상 → 가공업자

■ 농민조직을 통하는 경우

① 생산농가 → 단위조합 → 공판장 → 지정거래인 → 소매상 → 소비자
② 생산농가 → 단위조합 → 수출업자(가공업자)

그러나 직접마케팅의 경우, 생산자와 소비자가 직결하는 각종 거래방법이 발전되고 있으며, 이는 하나의 운동으로 전개되고 있다. 현재 직거래방법은 크게 2가지 유형으로 나누어 볼 수 있다. 하나는 도매시장을 거치지 않고 생산자와 소매상 또는 소비자와 거래하는 직거래, 즉 장외거래 방법이 있고, 다른 하나는 생산자 조합과 소비자 조합 또는 생산자와 소비자가 결합하여 소매상도 경유하지 않는 직결방법도 있다.

3. 시장외 거래

(1) 시장외 거래의 중요성

시장외 유통이란 중계시장기구(도매시장, 농협공판장, 중간위탁상)를 통하지 않고 생산자와 소비자 또는 판매상이 직결된 형태로 시장기능을 수직적으로 통합하는 시장활동을 말한다. 이는 생산자 단체에 의한 계획출하 · 直配送 · 슈퍼마켓 등의 산지직결이나 생산자 단체에 의한 소비지시장에의 직판점의 형태 등을 통한 거래로서 중계시장기구를 거치지 않음으로써 유통비가 절약되어 그만큼 생산자 收取가격을 높이고 소비자 支拂가격을 줄임으로써 경제적 효과를 추구하는 것이다.

이러한 현상은 도매시장기능이 생산자나 소비자에게 만족한 이점을 주지 못한 데서 생긴 것이다.

농산물유통에서 시장외 거래가 지니는 중요성

a. 유통경비의 절약

유통비는 생산자가 지불하고 가격결정권은 구매자의 손에 달려 있었고, 가격 변동폭에 대해서는 도매업자가 책임을 지지 않고 일정수수료만 받는 수수료 상인화 되었다.

유통경비의 절감을 위해 생산자와 소비자가 직결거래를 하고 절약된 유통경비를 양자에게 환원시킬 수 있다.

b. 가격 결정과정의 생산자 참가

산지직결방법에 의하여 가격형성에의 참가와 거래가격의 안정화를 추구하는 것이 산지직결방법이다.

c. 거래규격의 簡略化

판매규격에 맞추어 규격의 간략화를 할 수 있어 생산자 이해가 반영된다.

(2) 시장외 거래의 형태

시장외 유통은 크게 2가지 형태로 볼 수 있다.

■ 산지직결방법

산지직결방법을 구체적 유통경로면에서 보면 3가지 형태로 나눌 수 있다.

① 생산자와 소비자간의 직접적 거래형태로써 농가가 가가호호를 방문 판매하거나 관광농장과 같이 도시 근교 농장에서 도로변에서 직접 판매하는 경우

② 생산자단체와 소비자단체와의 거래로서 생산자단체와 수퍼마켓 · 병원 · 학교 등의 대량수요자와의 거래이다.

③ 집배센터 등의 시설을 매개로 한 생산자단체와 소비자단체와의 직접거래로서 농협의 농산물 직매점 거래나 임의출하조합에 의한 소비지시장에서의 직거래를 말한다.

■ 계약거래방법

계약거래방법에 의한 계약재배형태는 다음과 같이 3가지 형태로 구분할 수 있다.

① 가공원료 농산물(양송이 · 밀감)의 계약거래가 있다.

② 육가공 · 모피류 · 통조림류 등 농외자본이나 농민자본에 의한 계약생산이 있다.

③ 농산물의 매매계약으로서 군납품 등 일반농산물과 한약재의 계약재배 등을 들 수 있다.

이상의 시장외 유통은 농산물의 계획적 생산집하, 計劃판매를 중심으로 한 생산자와 소비자의 수직거래형태 등이다.

■ 외국의 사례

일본의 경우, 청과물의 농지직결은 농민단체인 농협에 의해 주로 주도되고 있으며, 특히 도시 근교농협이 일반농촌농협보다 활발하다.

그 이유는 도시근교농촌은 일반농촌에 비해 산품의 계속성, 품목별 取扱, 수량, 품목구비, 수송 등의 문제가 유리하기 때문이다.

미국의 경우, 시장외 유통은 경영규모에 따라 차이가 있다. 즉 생산형태의 변화에 따라 농장조직도 크게 변화하였고, 그 결과 지역단위 혹은 전국단위의 대규모 유통조직이 형성되어 대규모 농가는 계약재배 방식이 크게 늘어났고, 소규모 농가는 직판거래를 많이 하고 있다.

(3) 시장외 거래의 前提條件

산지지격은 일정규격의 농산물을 계획적으로 생산 · 출하 · 판매를 전제로 생산자와 소비자를 연결시키는 것으로 공급체제와 수요체제가 계획성을 갖는 것이 기본요인이다.

시장외 거래로서 고려하여야 할 점은 특히 계약생산의 경우 가격형성이나 계약시 최저가격보증이나 反當가격보장 등은 거래가격의 안정과 경영의 안정성을 높여주는데 선결하여야 할 사항이다. 한약재는 시장외 거래가 일반 이루어지고 있다. 특히 전남동부지역의 柴胡 계약재배를 예로 들 수 있다.

일반적인 계약재배의 조건

a. 거래수량을 결정하는 문제다.
   이는 소매업 · 유통업자 · 가공업자의 판매능력과 판매권의 대소에 따라 결정된다.
b. 가격결정문제다.
   농가가 재생산이 유지될 수 있는 최저가격의 보장문제는 제일 중요한 일이다. 대부분의 경우, 농가생산비를 기준하는 가격보장 문제는 거의 무시되고 있다.
c. 거래시기와 거래규격을 결정하는 일이다.
   거래계약은 문서로 하고, 수량 · 규격 · 가격보증조건 · 대금결재 · 출하시기 등의 기본계약은 철저하게 하고, 계약기간은 가격안정이 이룩될 수 있게 단년도 계약방식을 따르며, 개별농가에 의한 계약보다 집단으로 체결하는 것이 유리할 것이다.

(4) 시장외 거래의 실태

우리나라의 경우, 시장외 거래는 크게 나누어 직판의 형태와 계약재배방식의 이루어지고 있다. 특히 생산단계에서 농산물로 취급되고 있는 약용작물인 한약재는 수집상에 의한 산지직결형태와 계약재배방식이 이루어지고 있다. 직판의 형태는 농협이 농산물 수퍼마켓을 설치, 운영하고 있으며, 일반 대량소매기관인 수퍼마켓이나 연쇄점이 있으나, 농민들에 의한 직접출하실태는 거의 없다. 계약재배의 경우, 특용작물 중심의 계약재배가 있으나, 制限된 품목에 농가에 불리한 계약조건이 대부분이다.

결론적으로 우리나라의 시장외 거래실태는 지극히 초기단계이고, 그것도 농가기반이 취약한 상태 하에서 물가정책의 한 방법으로 권장하려는 계획단계이다. 따라서 시장외 거래를 통한 유통경비의 절약이나 가격결정과정에서의 농민의 적극적 참가나 거래규격의 간략화를 기하는 이점은 나타나지 않고 있는 실정이다.

(5) 시장외 거래의 문제

산지직결사업은 최근 물가대책의 하나로서 생산자나 소비자가 큰 기대를 하고 있다. 그러나 실제로 중계시장기능이 활성화되지 못한 채 대량소매기관이 발달하지 않는 유통단계에서는 여러 가지 문제점이 따른다.

시장외 거래의 문제점

a. 가격형성의 문제
일반적으로 직거래 가격결정은 도매시장 競落價格이 기준이 된다. 따라서 산지직결거래보다 도매시장가격이 높은 경우는 도매시장에 거래가 집중되고, 산지직결을 피하게 되며, 반대의 경우도 이루어진다. 따라서 가격형성에 독자성이 결여된다.

b. 품목과 수량의 확보문제
소비형태의 다양성, 수요의 다양성에 부응하는 공급조절을 위해 營農團地, 산지형성문제가 이루어져야 한다.

c. 유통경비의 절약문제
거래품목이 제한되거나 수퍼마켓이나 生協에서도 集配送費가 오히려 많이 들기 때문에 유통비가 가중되는 경우도 있다. 따라서 일정량이나 일정품목수의 문제는 영농단지 또는 복수농협의 협동집배센터 시설에 의한 공급배송방법이 개발되어야 한다.

d. 산지직결계약 문제
산지직결방법은 생산자나 소비자가 공통이익을 추구할 수 있는 정도에서 계약이 이루어져야 하고, 이 계약의 이행되지 않을 때 벌칙규정을 두어 책임있게 상호신뢰 위에 거래가 이룩될 수 있게 해야 한다.

e. 산지직결거래의 시장점유율 문제
산지 직결거래가 그 시행 상에 스스로 제한성이 따르기 때문에 시장점유율이 낮다. 그러나 거래과정에 농민들이 선택할 수 있는 방법이 있다는 점과 도매시장 가격형성 및 공정거래형성에 기여한다.

제 4 절 농산물 유통기능

○ 농산물 유통기능의 의의

마케팅 기능(marketing function)이란 財貨가 생산자에서부터 소비자에게 이전되어 가는 과정에서 이루어지는 특화된 활동을 말한다. 마케팅 기능은 중간상은 물론 경우에 따라서는 생산자와 소비자가 수행하는 경우도 있다.

마케팅 기능은 그 수행하는 내용에 따라 분류하면 3가지로 나누어 볼 수 있다.

첫째, 소유권 이전에 관한 기능으로서 이를 교환기능이라고도 하며, 구매 및 판매기능을 말한다.

둘째, 물적 유통기능으로서 장소적 효용을 창조하는 수송과 시간적 효용을 창조하는 보관기능이 있다.

셋째, 조성기능으로서 표준화, 시장금융, 시장정보, 그리고 위험부담기능이 있다.

상품이 유통되기 위해서는 인적관계에 있어서 재화의 소유권 이전이 있어야만 거래가 성립될 것이며, 재화의 장소적, 시간적 조절을 하기 위해서는 수송과 저장과정이 필요하며, 그리고 이와 같은 기능을 효과적으로 수행하기 위해서는 등급화와 시장정보, 그리고 이러한 활동을 가능하게 할 수 있는 유통자금이 조달되어야 할 것이다.

농산물 유통기능은 위와 같이 기능이 일반상품에 비하여 기능적으로 분화되지 못하고 유통기능을 수행할 施設不足이 커다란 장애요인이 되고 있다.

○ 소유권 이전기능

1. 購買(buying)

구매란 생산물을 사기 위하여 계약체결을 한 뒤 그 계약에 따라 농산물을 인도받고 대금을 지불하는 과정을 말한다.

구매기능은 최종소비자가 소비를 목적으로 구매하는 경우도 있지만 오히려 再販費를 목적으로 구매하는 기능을 말하고 있다. 그러므로 구매기능은 적절한 장소와 조건으로 적절한 시간에 최저의 농산물과 서비스를 購入하는 것이므로 농가와 유통기관간에 상반되는 이해를 가질 수도 있다.

일반적으로 농산물의 구매기능은 공산품과 달라서 계절적이기 때문에 제한된 출하시기에 상품을 구입하여 연중 수요를 충족시켜주기 때문에 수요자에 관한 깊은 지식이 필요한 것은 아니다. 그러나 농산물에 따라서는 소비구조의 변화로 독특한 수요형태를 갖기 때문에 소비자에 관한 전문지식이 필요할 때도 있다. 이와 같은 전문지식은 직접 소비자와 접촉하여 얻을 수도 있으나, 일반적으로 市場調査(market surbey)나 농산물 유통기관을 통하여 얻을 수 있다.

농산물의 구매행위는 구매결정을 하는 시기로부터 시작된다. 그러나 구매 농산물의 적합성을 판단하기 위해서는 농산물을 검사하여 보거나 견본을 검사하거나 혹은 설명서에 의해서 결정하게 된다. 특히 부패성이 강하고 표준화가 되지 않는 농산물은 실제 검사를 하거나 見本에 의하여 구매 적합성을 결정한다.

구매기능을 활성화하고 거래를 신속하게 하기 위하여 농산물의 표준화가 요청된다. 특히 농산물의 국제적 거래에 있어서 구매기능은 필요한 농산물과 공급원을 발견하는 것도 중요하지만, 구매조건이나 移轉에 따르는 商談이 중요하다.

모든 구매기능은 구입상품의 인도와 동시에 구매대금을 결제하면 구매활동은 완료되게 되는 것이다.

2. 販賣(selling)

판매란 예상고객(prospective customers)이 상품이나 서비스를 구매하도록 혹은 판매자에게 상업적 意義가 있는 아이디어(idea)에 적합한 행동을 고객이 하도록 원조하거나 설득하는 人的 내지 非人的 과정을 말한다.

인적판매란 판매원을 통해서는 파는 것을 말하고, 비인적 판매란 광고를 통해서 파는 것을 말한다. 판매기능을 세분하면 수요창조, 예상고객의 발견, 판매조건에 대한 商談, 소유권의 이전단계로 나누어 볼 수 있다.

농산물 판매행위는 농산물 자체가 생활필수품이기 때문에 예상고객을 발견하거나 구매하도록 하는 것은 어려운 것은 아니다. 왜냐하면 최소한도의 기초필수품은 사지 않을 수 없기 때문이다. 그러나 생산이 점차 수요량을 초과하는 공급초과 상품인 경우, 예상 고객을 발견하거나 구매행위를 결정하게 하는 판매기능은 점차 그 중요성이 증대되어지고 있다.

식료품 중 농산품은 광고를 통한 비인적 판매가 어렵고 상품의 종류가 다양할 뿐만 아니라 같은 품목도 품질이 다양하기 때문에 인적판매를 통하여서만 가능한 경우가 많다. 특히 부패성이 강하거나 취급이 곤란한 신선한 농산물은 전적으로 인적판매를 통해서만 판매기능이 수행되어질 수 있다.

인적판매는 예상구매자를 일일이 발견하여야 하고 助言을 하여야 하며, 고객의 의문을 풀어주는 과정이 필요하기 때문에 많은 인원과 시간이 소요되어야 한다. 그러나 최근에 와서 수퍼마켓 · 체인스토아와 같은 대량소매기관의 발달과 농산물의 표준화에 따라 점차 판매기능이 공산물과 같이 차차 능률화되어가고 있다.

농산물 중에서도 특산품이나 표준화된 농산물은 대량소매기관의 발달과 광고기능이 일반화되어감에 따라 비인적 판매가 점차 늘어날 것으로 보여진다.

○ 물적 유통기능

1. 수송(transportation)

수송은 장소적 효용을 창조하는 마케팅 기능으로서 생산과 소비간의 장소적 격리를 조절해 주는 기능이다. 농산물 유통에 있어서 운송기능은 농업생산이 분산화되고 있지만 소비가 도시집중적이기 때문에 중요한 역할을 하게 된다.

工業立地와 달라서 농업입지는 자연적 조건에 의해서 결정된다. 농업資材의 구입에서부터 농산물의 판매에 이르기까지 농가가 받는 受取價格에 영향을 받게 된다. 왜냐하면 농산물의 수취가격은 중계시장에서 형성되는 가격에 농장에서 시장까지의 운반비를 공제하기 때문이다.

(1) 수송비의 결정요인

수송비는 다음과 같은 몇 가지 요인에 의해서 결정된다.

첫째, 수송될 농산물의 성질, 즉 중량과 부피, 파손될 가능성, 부패성의 정도에 따라 다르다.

둘째, 수송거리에 따라서 운송비가 다르다. 농업입지는 수송비에 의해서 결정되고 수송비가 적게 드는 作目은 소비지에서 먼 곳에 立地하지만 수송비가 많이 드는 품목을 소비지 근교에 입지한다.

셋째, 수송방법에 따라서도 운송비가 다르다. 이용되는 수송수단인 鐵道 · 자동차 · 水上수송 그리고 항공수송에 따라서도 차이가 난다.

넷째, 수송할 수 있는 상품량에 따라서도 다르다. 농산물 수송량이 규모가 많으면 수송비용이 분담되기 때문에 단위당 비용은 감소하게 되는 것이다.

(2) 수송방법과 수송비

일반적으로 농산물 수송에 이용되는 운송수단은 철도 · 자동차 · 船泊, 그리고 비행기 등을 이용하고 있다. 교통수단이 완전하게 발달하여 완벽한 운송수단이 되려면 안전성 · 저렴성 · 신속성 · 정확성 · 기동성 그리고 규칙성이 있어야 한다.

철도수송은 안전성 · 신속성 · 정확성이 있을 뿐만 아니라 장거리 수송에는 수송비가 적다. 또한 많은 농산물을 수송할 수 있을 뿐만 아니라 운송특전이 있다. 그러나 융통성이 적고 제한된 통로에만 가능하며, 단거리수송은 오히려 비용이 많이 들 뿐만 아니라 서비스가 부족하다.

자동차 수송은 기동성이 있고 도로망이 어디서나 펼쳐 있어 융통성이 있으며, 소량운송이 가능할 뿐만 아니라 가까운 거리를 수송할 때는 운송비가 적게 든다. 특히 농촌지역간 뿐만 아니라 농촌 門前까지 접근할 수 있는 장점이 있어 널리 이용되고 있다. 그러나 장거리 수송에는 철도수송보다 수송비가 많이 들고 정부의 지원을 받을 수 없어 책임이 뒤따르지 못하며, 도로시설의 정비에 따라 농산물 품질을 손상시킬 수 있는 단점이 있다.

船泊 수송은 운송비가 저렴하고 대량수송이 가능하며, 운송비가 적게 드는 장점이 있으나 융통성이 적고 제한된 통로에만 수송이 가능하다.

비행기 수송은 특히 최근에 일부 수출농산물수송에 이용되고 있다. 비행기 수송은 신속하고 정확한 장점이 있으나 비용이 많이 들고 제한된 통로에만 가능할 뿐만 아니라 기다리는 시간이 많다.

최근에 와서 도로조건이 크게 개선되어 자동차 수송은 농산물 수송수단으로 가장 많이 이용되고 있다. 운송수단별 수송비는 운송비와 거리에 따라 차이가 있다. 수송비는 거리에 관계없이 일정한 고정비가 필요하다. 따라서 전체 농산물 수송비 문제가 아니라 농산물 단위당 수송비를 기준으로 비교해 보는 것이 더 의의가 있을 것으로 생각된다.

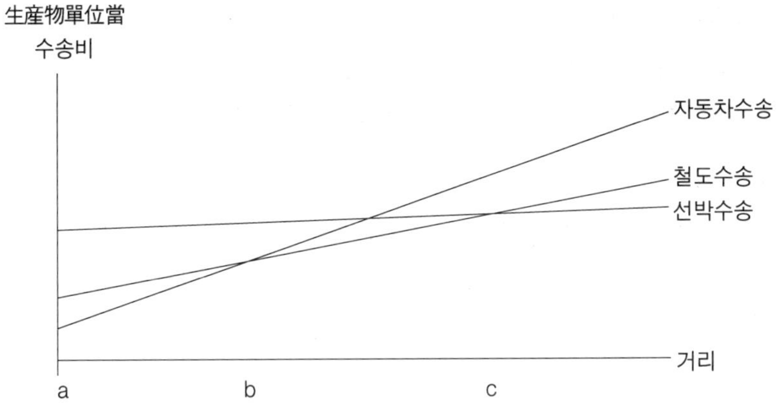

<그림 2-1> 수송방법별 단위당 수송비

그림 2-1에서 생산물 단위당 수송비는 수송거리에 따라 수송수단별 차이가 크다. a b 거리에서는 자동차수송이 경제적이다. 그러나 b에서 c까지의 거리에서는 철도수송이 더 유리하다. c 이상의 거리에서는 선박수송이 더 경제적일 것이다.

일반적으로 자동차 수송은 운송거리가 멀어짐에 따라 상대적으로 단위당 비용이 증가되고, 철도나 선박은 감소되는 경향이 있다.

우리나라의 농업은 전국권이 하나의 立地를 형성하고 있다. 그것은 지역이 좁기 때문에 전국 어디에서나 濟州道를 제외하면 자동차를 이용하여 6~7시간을 소요하면 소비지에 수송될 수 있다. 따라서 자연적 조건에 따라 농업입지가 이루어진다.

농산물은 운송시에 특수한 시설을 구비하여야만 품질을 보장할 수 있다. 여기에 전문수송기관이나 수송방법이 필요하게 된다. 이와 같은 기능을 수송관리기능이라 한다. 특수한 冷凍裝置를 한 냉동차고나 냉동자동차가 필요한 농수산물은 추가적으로 수송비가 들기 때문에 결국 유통비용을 추가하게 된다.

(3) 수송비의 절감방법

수송비의 절감은 농산물 유통체계의 운영능률을 개선하고 소비자 만족을 희생시킴 없이 이루어져야 한다. 수송비의 절약방법은 다음과 같이 5가지로 요약할 수 있다.

■ 수송기술의 혁신

최근에 농산물 수송방법도 몇 가지 혁신이 이루어지고 있다. 單位수송방법(unit load

system)인 荷台化 시스템(palletization system)과 컨테이너시스템 등은 수송기술 혁신의 대표적인 예이며, 특히 식료품인 농수산물 수송에 있어서 저온유통시스템(cold chain system)은 최근에 와서 수송혁명을 크게 불러일으키고 있다.

■ 競爭의 維持

수송기관의 경쟁을 유지하는 것은 수송비를 절감시키고 수송서비스를 개선할 수 있다. 수송수단 중 경쟁관계에 있는 철도와 자동차의 경쟁은 比例的으로 운송비 절감과 서비스 개선에 기여하였다.

■ 輸送 受容기능의 증대

기존 수송시설의 수용능력을 개선하는 방법은 지나친 수송시설의 중복을 제거하고, 수송노선을 보다 개선 조정하여 수집기능을 높이는 방법이다. 농산물 중에는 동시에 수송할 수 있는 상품이 많다. 이러한 농산물은 적절하게 수송을 결합하거나 시기적 출하량을 조절하여 단위수용력을 높일 수 있다. 농가가 필요한 구입물의 구입시기를 조절하여 판매와 구입시의 왕복수송을 하게 되면 수용능력은 크게 증가되고 단위당 수송비는 절감될 수 있다.

■ 부패와 減耗방지

수송주에 부패와 損失을 방지하면 수송비용을 크게 감소시킬 수 있다. 수송중의 부패와 감모방지는 수송시설에 따라 차이가 있을 수 있다. 그러나 수송시의 농산물의 적재방법, 수송용기의 모양이나 적합성, 능률적인 적재방법에 따라 부패나 손실량이 다르다.

■ 생산물의 변화

농산물의 변화는 育種技術의 개량으로 같은 고급품질의 농산물을 부패성이 적은 품종으로 개발하는 방법이다. 그리고 개발된 농산물을 등급화하여 분류해 수송하게 되면 수송비는 적게 들 수 있다. 생산물의 변화는 같은 생산물도 가공하는 방법에 따라서 차이가 있다. 부피는 크고 무게가 무거운 변질되기 쉬운 농산물은 생산지에서 가공하고, 반대로 수송성이 큰 농산물은 소비지에서 가공하면 수송비가 경제적일 수 있다.

■ 總輸送 間接費의 節減

농산물이 영세분산적이기 때문에 수집과정은 노동력이 많아 소요된다. 그러므로 인건비를 절감할 수 있는 작업방법의 개발, 石油類를 절약할 수 있는 수송속도의 제한 등을 통하여 총수송 간접비를 가능한 한 절약함으로써 단위수송비를 절감할 수 있을 것이다.

2. 保管(storage)

농산물은 계절적 상품이기 때문에 생산시기에는 가격이 폭락하여 농민에게 不利를 주고 端境期에는 가격이 폭등하여 소비자에게 不利를 주기 때문에 시간적 격리를 조절할 수 있는 보관기능이 필요한 상품이다.

(1) 보관의 필요성

보관이 필요한 이유는 다음과 같이 7가지로 설명될 수 있다.

① 생산이 계절적이다.

穀物 · 果實類 · 韓藥材와 같은 상품은 생산이 계절성을 지니고 있기 때문에 생산시기와 소비시기가 일치하지 않으므로 소비시기까지 보관할 보관기능이 필요하다.

② 가공하지 않을 경우 부패성이 강하다.

농산물과 같은 부패성이 강한 상품은 먼거리에 수송하기 위해서도 특수한 보관시설이 필요하기 때문에 보관기능이 필요하다.

③ 가격의 변동이 심하다.

가격등귀가 예상되거나 原料나 소비용으로 부족이 예상될 때 이를 대비하기 위하여 예비적으로도 보관기능이 필요하다.

④ 상품의 품질향상 및 소비자의 수요충족이 가능하다.

상품에 따라서는 제조공정상 일정한 기간동안 보관을 하여야만 상품의 품질개선이나 소비자 수요에 적합한 경우도 있다.

⑤ 대량구매시의 할인혜택을 받을 수 있다.

기업에 따라서는 當用購買(hand to much buying)보다 대량구매(quantity purchasing)를 하는 경우에 수량 할인을 받을 수 있고, 이러한 경우 당장 필요한 상품 이외의 양은 보관하여야 한다.

⑥ 將來의 好況을 예상, 일시 보관하여 이익을 추구할 수 있다.

投機業者는 장래의 호황을 예상하거나 투기를 목적으로 보관하는 경우도 있다.

⑦ 流通金融기능의 수행이 가능하다.

전문적인 영업창고에 보관하는 경우, 유통금융기능을 수행할 수 있다.

(2) 保管管利

모든 농산물은 收穫시기와 소비시기의 일정한 기간동안 기술적으로 보관되어야 한다. 그 기간동안 농산물이 한 장소 또는 여러 장소를 이동하게 되며, 이동되는 과정에는 가공 · 냉동 또는 형태를 변화시키면서 일정기간 저장되는 것이다. 특히 농산물 중 한약재는 가공, 절단되는 경우 약재로 취급되므로 보관관리가 철저해야 한다.

(3) 보관비의 구성

농산물의 보관을 유지하는 데 필요한 총보관비용은 다음과 같이 5가지 사항이 고려되어야 한다.

① 보관을 위한 물적시설의 유지나 제공을 위한 필요한 비용이 있어야 한다.
② 보관되는 동안 생산물의 자금투자에 대한 이자로서 실제로 보관되는 동안 자금을 借入하였거나 차입하지 않았더라도 자금투자에 대한 이자부분은 보관비의 구성이 된다.
③ 보관되는 동안 농산물의 질적손실이나 양적감소에 다른 비용도 보관비에 포함되어야 한다.
④ 신선한 농산물에 비하여 보관된 농산물은 소비자들의 부족한 상품지식 때문에 생기는 손실부분도 보관비용이 된다.
⑤ 농산물 가격이 예상되지 않게 하락될 것이라는 위험부담도 보관비로 고려되어야 한다.

(4) 보관비용의 절감방법

① 보관시설에 대한 생산력 증대

보관시설에 대한 생산력 증대는 보관시설에 투입된 부분보다 산출된 부분이 증대되면 이론상으로는 가능한 것이다. 생산력 증대는 보관시설을 근대화하여 능률을 높이거나 저장과정에서 취급방법을 개선하여 노동능률을 높임으로서 가능한 것이다. 보관기술과 영리방법의 개선은 재고량과 생산조절기술을 개선하는데 기여하고 있다. 생산물이 소매상이나 도매상에 신속 적절하게 유통됨에 따라 보관량은 감소되어지고, 따라서 보관에 따르는 투자가 감소됨에 따라 보관비용은 절감될 수 있다.

② 보관관리의 개선

온도와 濕度를 상품에 알맞게 조절하면 부패 · 변질을 방지할 수 있고, 그 결과는 보관비용을 절감시킬 수 있다. 한약재의 보관 시, 완전건조는 부패·변질을 방지할 수 있다.

○ 조성기능

1. 등급화(grading)

(1) 등급화의 의의

표준화란 기본적인 尺度 또는 한계를 결정하는 것이며, 等級化(grading)란 이미 정해진 표준에 따라 상품을 적절히 區分, 분류하는 과정이다. 즉 등급화란 생산물을 품질적 속성에 따라 전문화 시키는 것으로서 모든 농산물은 거래하기에 용이하도록 적절한 기본적 척도 또는 한계를 결정하는 표준치에 따라 등급을 설정해 놓은 것이 필요하게 된 것이다.

우리나라 농산물 시장 활동에서 등급화 기능에 대한 논의는 일부 국영농산물검사뿐만 아니라 농협이 자체검사가 실시되고, 일반시장거래에서도 농가 및 상인에 의한 자체적인 관행등급규정에 의해서 실시되고 있다. 따라서 소비자들이 등급화에 대한 인식이 높아지고 있을 뿐만 아니라 그 필요성을 더욱 요구하고 있다.

최근 한약재의 품질향상과 유통구조 개선을 목적으로 한약재의 등급화 작업인 한약재 규격품생산이 1996년도부터 실시되고 있다.

(2) 등급화의 이점

표준화된 등급제도가 채택될 때의 잠재적 이점 또는 효과를 집약하면 시장활동의 비능률을 제거하여 마케팅 비용을 감소하고, 가격형성을 능률적으로 개선하는데 있다고 할 수 있다. 이를 구체적으로 들어보면 다음과 같다.

첫째, 가격형성을 정확하고 능률화 하는데 기여한다.

둘째, 등급제도는 경영관리능률을 높이는 점이다. 경영관리능률이란 投入비용에 대한 期待效率의 관계로서 低投入物로서 일정한 생산물을 얻거나 증가시킬 수 있는 어떤 것이든 이는 농산물 시장의 경영관리 능률을 높이는 뜻으로서 이들 등급제도는 마케팅 비용을 감소시킬 수 있다는 것이다.

셋째, 특정기업이나 상인들은 등급화 계획에 보다 적응시켜 판매촉진계획을 수립할 수 있다.

넷째, 총시장출하량을 규제할 뿐만 아니라 유통시기를 통한 생산물의 흐름을 용도별로 규제할 수 있는 기초가 된다. 즉 出廻期 차별가격을 수취할 수 있어 기업의 총수익을 올릴 수도 있다.

다섯째, 등급제도는 불공정 거래행위를 줄일 수 있다. 특히 한약재의 경우 買占賣惜을 줄일 수 있다.

(3) 등급제도의 경제적 효과

좋은 등급은 가격이 높을 것이고, 농산물의 등급, 가격관리는 수요와 공급의 일정특성에 의존될 것이다.

(4) 등급제도의 목적

등급화는 이해관계가 없는 第三者쪽에 의한 불편부당한 상품분규방법이라고 할 수 있다. 이 第三者쪽이란 주로 政府의 의하여 이루어지는 것이며, 이러한 목표를 달성하는데는 등급제도 지지자들같에 상반된 이해를 가지고 있기 때문에 실제로 많은 노력이 필요하다. 이해관계가 있는 사람들에 따라 등급화의 목적을 구분하여 보면 다음과 같다.

■ 商人들의 입장에서 등급화 목적

상인들이 등급제도를 지지할 것이냐는 시장구조의 변화에 달려 있다. 대규모시장, 특히 中繼시장조직의 발달은 필연적으로 등급제의 필요를 인식하게 된다. 중계시장조직으로서 중앙도매시장이나 상품거래소가 발달됨에 따라 농산물의 대량거래를 신속하게 하고, 가격형성을 정확하게 하기 위해서 등급화는 필요한 것이다. 특히 중계시장에서의 거래가격이 생산자 수취가격과 소비자 지불가격을 각각 결정하는 기준이 되는 경우, 시황정보를 보도하기 위해서는 등급제도가 필수적이다. 등급제도는 상품거래소에서 선물거래를 할 때 매매제도가 필수적이다.

등급제도는 상품거래소에서 선물거래를 할 때 매매계약에 필수적이며, 현금시장에서도 견본거래를 통한 시간, 노력의 낭비를 제거할 수 있다.

■ 농민(생산자)들의 등급화 목적

농민은 가격형성을 능률화하고 항상 마케팅 제도상에 의심을 갖고 있는 협잡행위, 혼돈, 낭비를 감소시킬 수 있는 수단으로 등급제도를 바라고 있는 것이다. 농민들은 그들

생산물이 초과공급될 때 이를 수출하거나 또는 국내시장에서도 등급별 차별가격을 형성하여 需要촉진을 위한 수단으로 이용한다. 수출농산물은 국외 신용을 높이기 위해 검사기준에 맞추어 표준화하였던 것이며, 우리나라 농산물수출에도 엄격한 검사규격이 적용된다.

■ 소비자들의 등급화 목적

소비자는 등급화에 가장 밀접한 관계를 갖고 있지만 등급화 과정이나 그 이점을 누리기 위한 조직적인 힘을 갖지 못하고 있다. 공산물은 표준규격에 맞추어 생산하지만, 농산물은 생산된 것을 분류하는 제도이기 때문에 기호별 등급결정은 제한성을 갖는 것이다. 소비자 선호를 충족시켜 주는 등급제도는 상품구입시 차별가격을 지불함으로써 자원이용을 극대화하고, 효용을 극대화할 수 있을 뿐만 아니라 생산자들에게 높은 품질을 생산할 수 있는 자극을 주기 때문에 보완적이 될 수 있다.

(5) 등급제도의 문제

농산물을 등급화한다는 것은 농산물을 소비자의 욕구에 맞추어 차별화하는 방법이며, 그들의 기호와 소득수준에 따라 맞는 농산물을 제공하려는 것이다. 그러나 소비자에게 적절한 최적기준을 설정하는 것도 문제이고 농산물별, 품종별, 지역별, 시기별 차이도 다를 것이다. 소비행위는 객관적이라기보다는 주관적인 경우가 많다.

농산물의 품질차이는 공산물에 비해 광범하고 등급별 변화는 등급별 상품의 構成費를 변화시키며, 각 등급에 속하는 구성비의 변화는 등급별 需要彈力性에 따라 생산자의 총소득을 변화시킬 것이다. 이러한 과정에서 실제 농산물의 등급설정에 따르는 문제점을 요약하면 다음과 같다.

첫째, 등급화의 한계문제다.
둘째, 등급설정의 기준문제다.
셋째, 농산물 등급설정의 주체문제다.
넷째, 부패성 문제다.
다섯째, 등급별 名稱問題다.

등급화에 따르는 이러한 문제 이외에도 현실적으로 制限點은 너무 많다. 그것은 등급화에 필요한 專門要員의 確保問題, 그들의 전문적인 기능문제, 등급화에 따르는 추가적인 비용문제, 수요에 적합시킬 수 있는 生産調節 문제 등이다.

2. 시장정보

(1) 시장정보의 중요성

농산물 유통에 있어서 시장정보는 생산자인 농가나 생산물 반출상에게는 가장 높은 이익을 얻고 팔 수 있는 장소를 알려주고, 소비자에게는 가장 유리하게 살 수 있는 장소를 알려준다. 따라서 이러한 시장정보의 역할은 결국 유통비용의 감소로서 표시되며, 정보는 유통비용을 감소시키는 수단이 된다.

유통정보는 매매와 소유상의 불확실성을 감소시킴으로써 불확실성에 따른 위험부담 비용을 줄이게 한다.

시장정보는 상품의 등급화나 규격화와 잘 연결되어 상품의 물리적 取扱物中量과 유통시간을 감소시킴으로써 이에 따른 비용을 절감시킨다. 또한 시장정보는 유통에 참가하고 있는 모든 사람들간에 계속적인 경쟁력을 유지하게 함으로써 資源配分의 비효율성을 감소시키고 이러한 비효율성에 따른 비용을 절감시키게 된다.

(2) 시장정보의 類型과 際限性

농산물시장정보는 가격정보, 유통량과 물적이동상황, 유통비용, 생산량 및 수요량, 인구, 고용 및 일반경기 해외시장동향 등으로 분류할 수 있다. 그러나 우리나라의 농산물유통 정보제도는 정부기관과 민간기관에서 수집 제공하고 있다.

시장정보는 정보자체가 지니는 몇 가지 구비조건을 갖지 않으면 안 된다.

첫째, 정보의 완전성이다. 과학적인 근거를 가진 자료이어야 한다.

둘째, 정확성이다. 정확한 정보는 정확한 의사결정을 가능하게 하고, 나아가서 자원배분을 가능하게 한다.

셋째, 적시성이다. 의사결정에 필요한 그 시점에서 적절한 시장정보가 요구된다.

시장정보의 이러한 구비조건은 실제로 어려운 것이다. 시장정보는 생산자와 거래업자간의 특정시장에서 需給上의 균형을 이루게 도와주고, 지나친 가격상승이나 초과량을 발생시키지 않게 하는 것이다. 그러나 아직까지 시장정보가 정확성 · 통일성이 결여되고 일관성이 있는 정보체계가 되지 못하고 있다. 특히 青果物과 韓藥材의 경우 정확한 시장정보가 이루어지지 않고 있다. 지역이나 局部的인 정보는 경우에 따라 폐쇄적이고 적용범위가 전국적이 못되는 경우가 많다.

제 5 절 농산물의 공동판매

○ 공동판매의 의의

농산물의 공동판매란 여러 가지의 집단형태로 일어난다. 구체적으로 이들 집단활동의 형태는 農業協同組合 · 非農業協同組合그룹 · 特殊利益集團 · 去來團體 그리고 一般農業組織 등을 들 수 있다.

이와 같이 2인 이상이 공동목표를 달성하기 위해 조정된 노력을 통해 생산물을 시장에 출하하는 형태는 어떤 형태나 공동판매라 할 수 있다.

공동판매는 농민들이 시장 대응하기 위한 하나의 수단이다. 그렇기 때문에 이러한 방법이 농민들에게 경제적 이익을 줄 수 있는 경제적 기능이 수행되지 않으면 안 된다.

○ 공동판매의 유형

농산물 출하에 있어서 농민들이 어떠한 유통기능을 공동의사로 수행하느냐에 따라서 차이가 있다. 유통기능의 성격에 따라서 共販의 유형을 보면 수송공동공판 · 선별공동공판 · 판매공동공판, 그리고 판매정책공동공판을 들 수 있다.

1. 수송공동공판

수송기능 가운데서 물리적 유통기능으로서의 수송공동화를 주체로 수송규모의 확대에 의한 수송비용의 절감을 기하려는 것이다. 이와 같은 방법은 판매를 높이려는 것이므로 일종의 거래력의 강화를 기하려는 것이다.

그러나 농산물은 표준화가 어렵기 때문에 다른 생산자의 상품과 혼합한다는 것은 오히려 개개의 농민에게 불이익을 줄 수도 있기 때문에 수송공동공판은 농산물의 개별성을 유지하면서 일정부분의 기능만을 수행하기 때문에 초보적 단계라 할 수 있다.

2. 선별공동공판

이는 농산물 표준화를 기준으로 個別性을 없애면서 전체적으로 표준화에 일치시켜 거래상의 상품가치를 향상시키고 거래력을 강화하는 방법이다. 선별공동공판을 가능하게 하는 것으로는 품질의 격차를 가능한 없애고 표준화를 이룩하게 하는 일이며, 농민 자신이 주관적 품질격차를 없애는 일이다.

3. 판매공동공판

판매공동공판은 경제적 기능으로 보아 판매의사의 통일에 의한 수송, 선별기능의 효율적인 수행과 이와 같은 방법을 통한 거래력의 강화, 그리고 계획판매에 의한 공급조절을 꾀하는 것을 과제로 한다. 실제로 판매의사의 결정이 생산단계와 분리되어 이루어질 수 없기 때문에 出荷先에 대하여 수요시기와 수확량에 따라 판매가 이루어진다. 때문에 선별공동판매의 테두리를 벗어나지 못하는 경우가 많다.

4. 판매정책공동공판

판매정책공동공판이란 일종의 농산물 마케팅의 共同化라 할 수 있다. 판매형태가 개별판매로부터 共販으로 발전하고 유통기능은 점차 농민 스스로의 의사결정에 의하여 이루어지게 된다.

농민들의 주체성 확대는 판매에 따르는 유통기능을 종합적으로 고려하는 방법으로 발전하게 된다. 따라서 정책수단의 체계는 전체로서의 농산물 판매정책과제를 추구하고 나아가서 개별농가의 농산물 판매순수익의 안정적 극대화를 목적으로 하게 된다.

○ 공동판매의 원칙

공동판매의 3가지 원칙은 농협의 계통이용을 전제로 한 無條件委託 · 평균판매 그리고 공동계산을 말한다.

1. 무조건 위탁

조합원이 그 생산물의 판매를 조합에 위탁함에 있어서 언제 누구에게 얼마에 팔아달라는 조건을 붙이지 않고 일체를 농협에 위임함을 말하는 것이다.

共販이란 규모의 경제성에 의하여 대량거래를 통해 거래력을 높이는 것이므로 영세출하량을 조건을 붙어서 조합에 위탁하게 되면 아무리 대량으로 集荷되었다고 할지라도 대량거래의 유리성은 찾지 못하는 것이다.

2. 평균판매

평균판매는 농산물을 계획적으로 판매함으로써 지역 · 시간적으로 농민의 수취가격을 평준화하려는 것이다.

농산물은 出廻期가 일정하지 않기 때문에 출하량이 과다한 경우, 가격은 하락하는 경향이 있으므로 보관이나 저장방법을 통한 공급조절을 통하여 受取가격을 상승시키는 방법이 필요한 것이고 계획 판매가 필요한 것도 여기에 있는 것이다.

그러나 평균가격의 경우, 몇 가지 고려할 점이 제기된다. 즉 그것은 농산물의 수요는 비교적 일정한데 대하여 공급측은 변동이 심하여 수급불안정이 이룩되기 쉽기 때문에 가격평준화를 기대하기는 사실상 어려운 것이다.

농산물은 또한 종류에 따라 품질에 따라서 저장성이나 수송상 차이가 많다는 점이다. 이런 점에서 평균판매는 제한성이 있게 된다. 평균판매는 표준화나 등급화를 통한 전국적인 통일이 전제되어야만 용이한 것이다.

3. 공동계산

공동계산이란 판매시기 · 판매처 · 판매방법에 구애됨이 없이 代金을 청산할 경우, 개별성을 무시하고 공동으로 계산하여 불공평성을 제거하는 방법이다.

실제로 공동계산은 농산물의 품질이나 지역적인 차이를 무시하고 획일적으로 적용한다는 것은 무리한 것이다. 특히 영세규모로 생산되는 한약재인 경우, 품질이 多樣하기 때문에 획일적인 공동계산은 어려울 것으로 생각된다. 따라서 이러한 점에서 단계적 조치가 필요하게 된다.

○ 협동조합 유통

협동조합은 여러 가지 형태로 분류하는데 대체로 소비자 협동조합(소비조합 : consumer' cooperatives)과 생산자협동조합(producers' cooperatives)으로 二大分하는 것이 일반적이다. 여기서 농업협동조합(agricultural cooperatives) 혹은 농민협동조합(farmers' cooperatives)은 생산자협동조합의 일종이다.

자본주의가 발달하게 되어 농산물이 상품화하게 되고 농촌경제가 유통경제화하자 상업자본과 高利資本이 농촌에 침투하여 시장상황에 어둡고 자금이 부족한 농민을 억압하게 되자 이에 대한 자위수단으로 일어난 것이 농업협동조합인 것이다.

1. 협동조합 유통의 특징

(1) 頭數主義에 의한 민주적 운영

협동조합은 一人一標의 원칙(두수주의원칙)에 의하여 민주적으로 운용된다는 점에서 所有株式數(주식주의)에 의하는 주식회사의 결의방법과 다르다. 즉 협동조합은 그 이용자조합원(patron-members)들에 의한 민주주의적인 운영을 기하기 위해서 1인당 소유주수(또는 출자액)를 일률적으로 제한하거나 조합원들이 조합이용도에 비례해서 주수(혹은 출자액)를 더 많이 허용된다.

조합원의 出資額에 대한 배당은 시중이자율에 가까운 고정률을 지급하고, 이익(조합잉여금)은 출자액과는 관계없이 비례해서 분배하는데 이것을 利用額 比例還拂金(혹은 이용액 비례배당 : par ronage dividends)이라고 한다.

(2) 共同事業-共同計算(pooling)

공동사업이 영위된다는 것이 협동조합의 특징이다. 풀링(pooling)이란 특정한 크기와 등급의 생산물을 조합해서 인수해서 특정기간 동안 1개의 풀 속에 두는 것을 뜻하였으나 요즘은 이것이 공동계산이란 뜻으로 전환했다.

풀링된 생산품이 판매되면 등별, 크기, 판매액을 해당 생산물의 箱子數로 나누어 상자당 풀가격을 산출하는데 이 풀가격을 토대로 각 조합원당 판매액수가 계산된다. 이와 같이 공동계산하는 이유는 조합원들마다 그들의 생산물을 각각 분리하여 조합에서 보관하기에는 너무나 번거롭고 또한 판매기간동안 경기변동에 불구하고 수시로 판매하여야 하는데 풀링(pooling)을 안하면 물가의 변동에 따라 유리한 시기에 조합원들이 서로 자기의 생산물을 판매할 것을 원하기 때문이다. 풀링(pooling)을 하면 물가의 변동, 기타에 의한 손해를 공동부담하게 된다.

(3) 계약의 이행

조합에 따라서는 조합원이 해당조합과 정식계약을 체결할 것을 규정한 조합도 있고 그렇지 않은 조합도 있다.

조합원은 정식계약(formal contract)이 체결된 경우 계약기간 동안 생산물을 조합으로만 가지고 나와야 한다. 그렇지 않고 다른 곳에 팔면 그 판매단위 전체에 대하여 單位當 특정금액을 조합에 납부하여야 한다.

(4) 현금 선불제

조합원이 생산물을 조합에 배달라면 보통 선금을 받는다. 이 돈으로 조합원은 영농자금 및 생활비에 사용한다.

共洞計算制度制下에서 선불제가 필요한 이유는 생산물이 완전 매각되어 풀(pool)이 폐쇄될 때까지는 수개월이 걸리기 때문이다. 때로는 차고증권을 선금 대신에 주는 수도 있는데 조합원은 이것을 은행에 가서 저당하고 대부(貸付)를 받을 수 있다.

2. 농업협동조합의 유리점

농업협동조합원인 농민들은 농업협동조합이 효율적으로 운영되면 다음과 같이 여러가지 이점이 있다.

(1) 질서있는 마케팅(orderly marketing)

농민들은 독자적으로 활동하면 농산품의 부패성, 자금부족, 저장시설의 未備로 해서 수확 후 바로 매각해야만 하는 수가 많지만 협동조합에 가입함으로써 판매시까지 금융편이, 저장시설의 이용 등의 혜택을 받을 수 있고 또 조합대표를 통한 유리한 판매도 가능하다. 협동조합을 통한 이와 같은 판매방식을 '질서있는 마케팅'(orderly marketing)이라고 한다.

오늘날 우리나라에서 약용작물의 수확기에 한약재가 시장에 많이 출현하여 가격이 폭락하는 것은 이 질서있는 마케팅이 확립되어 있지 않기 때문이다. 이것은 협동조합운동초기의 목적이지만 오늘날도 중요한 목적의 하나가 되어 있다.

(2) 효율적인 상품화 계획(merchandising)

상품의 정밀한 等別, 각 시장에 대한 적량공급, 소비자조사 및 잠재수요가 높은 상품의 판매증진을 위한 광고활동 등의 諸方法을 통해서 보다 효율적으로 상품화계획을 수립 실시할 수 있다.

(3) 능률적인 대규모 판매조직의 유지

협동조합 마케팅을 하는 경우에는 농민이 독자적으로는 기대할 수 없는 보다 능률적인 대규모의 판매조직을 가질 수 있어 능률적인 판매활동을 할 수 있으며, 동시에 대규모에서 오는 이득을 얻을 수 있다.

(4) 유리한 흥정

농민 개개인이 판매하는 것보다 협동조합을 통해서 판매하면 판매를 전문으로 하는 조합의 판매관리자를 통해서 흥정하므로 훨씬 유리하다. 또한 구매자들이 단결해서 생산자에게 부당하거나 혹은 고의적인 저가격을 강요할 때 개인보다도 조합의 힘으로 대항하기 쉬운 이점이 있다.

(5) 유리한 가격책정

협동조합은 독자적으로 또는 정부와의 협동하에 가격을 통제하려고 하는 수가 있다.

(6) 마케팅 비용의 切下

대량판매에 따른 취급비, 운송비가 어느 정도 절약된다. 협동조합은 생산자가격과 소비자가격의 차액을 좁히는 경향을 지니고 있지만 마케팅기능을 하나라도 제거할 수는 없다.

(7) 생산의 개선

최신 농기구의 공동구입, 효과적인 農耕 재배방법의 교육 등을 통해 생산을 개선하여 낭비를 배제하고 생산비를 절감할 수가 있다.

(8) 가격의 안정

농민들 각자가 소량의 생산물을 가지고 경쟁적으로 판매하려고 하지 않기 때문에 농산물의 가격이 비교적 안정적이다.

(9) 利用額比例還拂金의 惠澤

중간상이 취하던 마케팅 이익은 중간상이 배제되어 직접경로가 되므로 조합원들에게 환불된다.

(10) 國家援助의 獲得

농가소득을 위한 생산장려금과 각종 支援金의 혜택이 있을 수 있다.

3. 농업협동조합의 不利點

(1) 고용원에 의한 운영으로 능률저하

협동조합은 봉급을 주고 고용한 사람에 의해서 운영되므로 개인적 창의, 및 애착심을 가지고 경영되는 개인기업보다 능률이 저하되기 쉽다.

협동조합은 대기업보다 오히려 수집상, 반출상, 중앙시장상인, 거간, 객주 등 자기자신의 경영능력을 가지고 운영하는 개인소규모상과 경쟁하는 경우가 많다.

(2) 비능률적인 경영방식

不備한 장부조직과 사무절차 등의 비능률적인 경영방식에 빠지는 수가 많은데 경영방식의 중요성에 대한 인식이 부족하기 때문이라 할 수 있다.

(3) 拘束性

협동조합의 특징에서도 지적했지만 구속력이 있는 계약을 체결하였을 때는 조합원은 중도에 불만이 있어 갱신(更新)하고 싶어도 하는 수 없이 조합으로 반입해야 한다.

(4) 풀링(pooling)에 대한 개인적 불평불만

생산물을 자기자신이 판매하면 즉시 이득을 얻게 되는데 비해서 공동계산을 하면 최종 계산시까지 시간적으로 지연되고 또 자신들이 직접 가격을 협상하는 기회를 빼앗기기 때문에 공동계산(pooling)은 협동조합 판매의 전제조건이지만 종민에 따라서는 싫어하는 삶이 있다.

농민들은 자기가 생산한 농산물에 그 정확한 가격을 알고 싶어 하는데 개개인은 그런 기회를 갖지 못하므로 협동조합의 판매가격을 신뢰하려고 들지 않는 사람도 있다.

4. 우리나라의 농업협동조합

(1) 우리나라 농업협동조합의 현황

우리나라에서는 契라는 자연발생적인 협동단체가 수세기 전부터 농민들에 의해 조직되어 왔으나 소규모이고 원시적인 것이었다.

일정시대에 있어서 日帝의 정책기관적 색채가 농후한 지방금융조합, 산업조합 등이 조직되었다.

해방 후 협동조합조직운동이 본격화되어 많은 어려움을 겪으면서 지연되어 오다가 드디어 1957년 2월에 全文 7章145條로 된 농업협동조합법이 국회에서 통과되어 同年 2월 14일 공포되었다. 이 농업협동조합법의 계기로 각급조합설립이 활발히 전개되었다. 하지만 이렇게 설립된 농업협동조합은 정치적 경향과 조직제도상의 결함으로 인하여 그 기능을 충분히 발휘할 수 없었으므로 이를 시정함과 동시에 종래 信用업무를 전담하여 오던 농업은행과의 통합을 단행할 필요를 절실히 느끼게 되었다.

그 후 1961년 7월 29일 신농업협동조합법이 제정 공포되어 同年 8월 15일을 기해 농업협동조합은 신법령에 의해서 새로이 발족하게 되었다.

농업협동조합은 전국 각 주요도시에 농산물공동판장을 설치하여 농민들이 생산하는 농산물, 주로 곡물과 청과물의 공동판매사업을 통해서 유리하게 판매하도록 알선함으로써 중간거래비용을 절감하여 농가소득의 증대를 기하고 있다.

농산물공판장은 신협동조합법의 공포 이후부터 개설되기 시작했으며 서울에 농업협동조합중앙회직속의 공판장이 있다. 우리나라에서는 협동조합공판장(도매시장)과 기존 중앙도매시장 대행업자간에 이해관계가 상반되어 논쟁이 벌어지고 있어 농업협동조합의 청과공판장과 중앙도매시장의 청과시장과는 경쟁적 지위에 있다. 또한 주요 도청소재지에 道支部直屬의 공판장이 있고 각 郡 · 里 · 洞 · 組合에 구매장이 있다. 주로 조합원 기타 생산자들로부터의 공급품을 위탁판매 또는 현금판매를 하며, 구매와 판매에 있어서는 市價主義와 定量주의를 기본으로 하고 있다. 또한 도시에서는 조합에서 운영하는 공판장(都賣市場)산하에 지정된 仲買人과 다수의 小買人을 옹호하는 판매조직을 가지고 있다.

(2) 우리나라 농업협동조합의 개선책

- 협동조합 마케팅은 소비자에 대한 집단적 광고를 통해서 수요가 크게 창조될 수 있는 농산물을 판매하는데 가장 적합하다. 그 가장 중요한 이유로는 효과적인 상품화

계획과 공고 등으로 그 수요를 급격히 증대시킬 수 있기 때문이다.

- 협동조합이 중간상을 대신해서 마케팅기능을 행한다 할지라도 마케팅기능을 행한다 할지라도 마케팅의 기능자체를 제거할 수는 없다. 따라서 마케팅의 기본적 기능을 경제적으로 수행하는 것이 마케팅 비용을 절약하는 첩경이다.
- 협동조합 마케팅은 특정형태의 마케팅의 낭비를 감소시키는 경향이 있다. 그 내용은 다음과 같이 몇 가지로 논할 수 있다. 즉 지방시장에 무수히 존재하였던 중간상을 배제하거나, 판매가능한 等別品만을 시장으로 반출하거나, 중앙시장에 전속판매대리상을 두고 그것을 육성 발전시킨다든가, 협동조합소유의 終點市場共販場을 이용하여 비용을 절약할 수 있다.
- 개인기업에 있어서와 마찬가지로 실제면에 있어서의 훌륭한 판단력에 의해서 뒷받침 된 합리적인 경영관리가 협동조합에 있어서도 성공의 비결이 된다는 점이다.

제 6 절 농산물 시장의 형태와 기능

○ 지방시장

농산물을 판매하는 도매중간상(wholesale middlemen)은 일반적으로 지방시장(local markets), 제1차 중앙시장(primary central markets), 제2차 중앙시장(secondary central markets)의 세 가지 형태의 시장에서 활동한다.

1. 지방시장의 의의

지방시장은 지방도매시장(local wholesale markets) 혹은 생산시장(grower's markets)이라고도 하며 수많은 농민들로부터 농산품을 제 1단계로 수집하는 산지시장으로 교통의 교차지점이나 小邑地에 생긴다. 혹은 소도시에 근접해 있는 購買商人의 사무소나 상품거래를 할 수 있는 냉장고 같은 특수시설이 있는 곳에서 시장이 서는 수도 있다. 아무튼 시설의 유무와는 관계없이 지방시장은 농민과 가까운 곳에 존재한다. 지방시장에서도 競賣가 행해지는 수가 있는데, 이때의 경매를 중앙시장에서의 경매와 구별하여 생산지경매 또는 반출지경매(shipping point auctions)한다.

2. 지방시장의 수집기능

지방시장의 주기능은 수집기능인데 수집된 농산물은 차량으로 대량반출되므로 운송비용이 절약된다. 지방시장에 있어서는 일반적으로 현금거래가 이루어지고 농민들은 여기서 판매함으로써 보관, 등별, 기타 마케팅 기능을 행하지 않아도 된다.

3. 지방시장의 諸中間商

(1) 地方買集商(local buyers)

지방소매점주가 일반적으로 지방매집상이 되는 경우도 있고 혹은 지방매집상은 매집을 주업으로 삼는 상인인 경우도 있다.

지방매집상은 자기의 집 혹은 사무실에서 전화나 전보로 대도시의 상품동향과 가격을 연락받고 농민들에게 구매가격을 제시하며 운송에 적합한 양을 수집할 때까지 혹은 중앙시장의 시세가 호전될 때까지 보관하는 시설을 가지고 있다.

우리나라에서 발달하고 있는 것으로 트럭으로 買集하는 트럭매집상이 있다.

지방매집상들은 居間을 통하거나 차급도매상에게 전보를 치거나 또는 客主에게 위탁판매를 의뢰하여 중앙시장에서 판매한다. 그러나 지방매집상중에는 순전히 수집활동만 하고 판매는 지방시장에서 활동하고 있는 중간상이나 중앙시장상인의 代理人 혹은 연쇄점구매원에게 대해서만 하는 상인도 있다.

(2) 중앙시장상인의 대리인

중앙시장에서 활약하는 상인의 대리인 중에는 항구적으로 사무실을 가지지 않고 각 지방을 순회하면서 매집하는 사람이 있다. 그들은 수수료나 월급을 받고 일하며 그 농산품이 부족하리라고 예상될 때에는 수확 전 先買契約을 하는 수도 있다.

(3) 연쇄점구매원(chain-store buyers)

연쇄점구매원이란 중앙시장상인의 대리인과 마찬가지로 보통 월급을 받으며, 항구적 사무실 없이 객지로 돌아다니면서 매집하며 경우에 따라서는 수확 전에 先買도 하는 購買員이다.

○ 중앙시장

1. 중앙시장의 의의

중앙시장은 중앙도매시장(contral wholesale markets)혹은 終點시장(terminal markets)이라고도 하며 수집조직과 분산조직의 연결점으로서 수집된 농산품이 분산되기 위해서는 꼭 통과되어야만 하는 중심시장이다. 즉 농산품은 농산원료품이든 농산소비품이든 중앙시장에 수집된 후에 다시 분산되므로 농산품의 수집과정의 최종점인 중앙시장은 분산과정의 始發點이 되는 것이다.

중앙시장은 그 배급과정에서 수행하는 기능에 의하여 중계기관과 도매시장의 2종으로 분류할 수 있다. 중계시장이란 순수한 의미로서의 중앙시장으로 수집된 상품이 중앙시장을 중심으로 하여 그 도시의 도매상 혹은 타지방시장의 도매상 혹은 공장에 매각되는 경우를 포함하는 상품의 集散 또는 중계시장을 말한다. 도매시장이란 수집된 농산품이 소비상품으로서 그 도시의 소매상에게 분산배급되는 도매시장을 말한다.

우리나라의 중앙시장은 대체로 중계시장과 도매시장의 두 가지 성질을 병유하고 있으며 그 중심은 都賣商 또는 客主에 있다. 중앙시장을 종점시장이라고도 하는데 종점시장이란 교통시설 및 운임, 생산지에의 인접성, 제조 공장 및 수출상으로부터의 수요의 규모 등의 여러 요소가 가장 유리하게 결합되어 있는 地點에 위치하는 시장이란 의미이다.

2. 중앙시장의 기능

(1) 中繼시장의 기능

앞서 서술한 중계시장을 제1차 중앙시장, 도매시장을 제2차 중앙시장이라고도 한다.

도매상 및 산업수요자에게 대량 거래를 원칙으로 하는 중계시장(제1차 중앙시장)은 농산물의 집산기능과 그에 부수하는 여러 가지 기능, 즉 창고, 냉동, 냉장고 등의 시설을 가진 보관기능, 등별기능, 선별기능, 재포장기능(再包裝기능) 등이 행해진다. 또한 중앙시장의 각 중간산들은 그들의 고객에게 금융기능도 수행하며 시장 내의 중간상의 협력으로 중요한 시장정보도 각 고객들에게 제공한다.

(2) 도매시장의 기능

주로 소규모소매상에게 도매하는 분산도매시장의 성격을 지닌 도매시장(제2차 중앙시장)은 소매상이 구매하기에 편리한 곳에 위치하고 있다.

도매시장의 주기능은 제1차 중앙시장(중계시장)으로부터 농산소비품을 수집하거나 혹은 직접 인근지방시장과 대량생산자로부터 수집하여 소매상이나, 행상에게 판매하는 데 있다. 본래 소매상이 중앙시장에서 소량으로 구매하는 데 시간과 노력이 많이 들어 불편하여서 발달한 것이 이 도매시장인 제2차 중앙시장이다.

3. 중앙시장의 제중간상

(1) 도매상 및 객주

중앙시장에서의 도매상(wholesalers)은 어떤 경우에는 상품의 소유권을 취하지 않는 위탁판매를 하고 또 다른 경우에는 상품을 구입하여 소유권을 취득한 후 다시 판매하는 수가 있다. 따라서 도매상의 기능과 객주의 기능을 둘 다 수행하므로 객주인지 도매상인지 구별하기 곤란하므로 도매상이라고도 하고 객주라고 불리우기도 한다. 보다 정확히 말하면 중앙시장에는 상품의 소유권을 취득하면서 거래하는 商人中間商(merchant middlemen), 소유권을 취득하지 않고 거래하는 代理中間商(agent middlemen), 양쪽 기능을 다하는 특수한 형태의 도매상(wholesale receivers)이 있다.

(2) 居間(broker : 중개인)

생산자가 객주에게 위탁판매를 하면 객주는 생산자에게는 가격에 대하여 일체 상의하지 않고 객주자신의 판단으로 그 상품을 직접 판매하게 되므로 생산자들은 자기상품의 가격결정에 대해서 모든 권리를 포기하게 된다. 여기에서 상품을 직접 취급하지 않고 또한 소유권도 취득하지 않고 다만 판매만 교섭해 주고 거래당사자로부터 수수료만 받는 거간의 필요성이 대두하게 된다.

(3) 협동조합판매 대리점

二個형태의 협동조합 대리점이 중앙시장에서 활약한다. 하나는 대규모인 중앙조합 혹은 연합조합의 중앙판매대리상이고 또 하나는 협동조합원칙에 입각하여 판매에 종사하는 手數料商이다.

후자는 객주와 똑같은 기능을 하고 같은 액의 수수료를 받으나 특정기간 후에 이용비례로 환불금을 준다.

(4) 경매회사

경매회사는 경매장 창고 등의 경매시설을 소유하고 出貨主에게 제공해 주어 그들로부터 수수료를 받는 개인회사이다. 따라서 과실, 채소와 같은 부패성이 있고 신속히 판매하여야 할 농산소비품을 위한 가장 효과적인 판매기관이다.

(5) 仲買人(jobbers)

중매상인은 제 2차 중앙시장의 중간상 중 제일 중요한 것으로 그 매매과정에서 소유권을 취득하므로 상인중간상(merchant middlemen)이라 한다.

중매상은 제 1차 중앙시장의 車扱都賣商(car-lot wholesalers), 객주 또는 거간들로부터 그들이 재판매할 상품의 대부분을 사들인 다음 그것을 제 1차 중앙시장의 자기판매점에 가지고 가서 소매상에게 판매한다. 중매상은 판매기능 이외에 보관, 운송, 금융, 등별, 선별, 재포장, 기타 각종 형태의 상품화계획 등 많은 마케팅기능을 수행한다.

(6) 생산자도매시장 혹은 소매시장의 판매농민

제 2차 중앙도매시장 내 혹은 그 부근에 발달하는 시장으로서 농민들이 생산한 농산물을 가지고 와서 판매하는 시장을 생산자도매시장(farmers' wholesale markets)이라 한다.

생산자소매시장(farmers' retail markets)도 대개 생산자도매시장과 같은 장소에 개설되므로 양자의 구별은 어렵다.

○ 농산물 도매시장의 기능

1. 농산물 도매시장의 주요기능

도매시장은 그 기능면에서 보면 주된 기능으로서 생산물의 가격형성기능과 수급조절기능, 배급기능 그리고 기타의 기능을 들 수 있다.

(1) 가격형성기능

가격형성기능이란 수요자와 공급자에게 한 시장에서 나타나기 쉬운 2개 이상의 가격형성을 막아 공개경쟁제도에 의한 균형가격을 형성함으로써 적정가격이 형성될 수 있도록 하는 기능이다.

적정가격이 형성되기 위해서는 생산자의 판매행동기관인 도매업자와 소비자 대표적인 중매업자, 도매참가인 사이에 공정한 방법에 의하여 거래가 형성되고 이들 거래참가자가 품질, 鮮度, 생산물의 수급동향을 파악할 능력이 있어야 한다.

(2) 수급조절기능

가격형성기능이란 도매시장을 통해 대량집하, 대량분산이 가능하므로 원활한 수급을 할 수 있고 신속한 거래를 촉진할 수 있는 기능을 말한다.

농산물은 수급조절을 위해 비축해 두거나 집중되는 곳이기 때문에 농산물이 저장될 수 있고, 표준회나 등급화가 가능해져서 거래를 촉진하고 공정거래를 유도할 수 있다.

(3) 배급기능

배급기능이란 도매시장에 집하된 농산물이 소비시장에 적절하게 분산될 수 있는 배급기능을 말한다. 특히 우리나라와 같이 도매 시장이 대도시에 있고, 소비시장 또한 대도시에 분산되어 있는 곳에서는 도매시장에 집하된 생산물이 소매시장의 수요를 감안하여 적절하게 분산될 수 있기 때문에 소비시장간의 가격평준화에 기여할 수 있다.

(4) 거래경비의 절약기능

도매시장은 유통경제를 절약할 수 있는 가능성이 있다. 도매시장은 대다수의 판매자와 구매자가 한 장소에서 모여 여러 종류의 상품을 거래할 수 있으므로 출하자측에서 보면 일괄대량출하가 가능함으로 운임 및 기타 경비를 절감할 수 있고 구매자측에서도 필요한 물품을 한 장소에서 매입할 수 있으므로 매입경비를 절감할 수 있어 전체적으로 거래경비를 절약할 수 있다.

(5) 도매시장의 보험기능

도매시장은 거래방법이 더욱 발달하여 先物거래가 가능해지면 實物거래 이외에 선물거래를 통한 미래시세를 형성하고, 이를 통한 수요자와 공급자 쌍방이 거래를 통한 위험부담을 전가시킬 수 있는 위험 전가 기능을 수행함으로써 보험작용을 할 수 있다.

(6) 公共衛生上의 安全

도매시장은 시장 내의 시설이 법에 의해 정해지기 때문에 공공위생시설 및 처리과정이 근대화되어 거래상의 안전을 기할 수 있다.

(7) 국가稅入 증대 및 物價統制의 기능

도매시장은 각종 세금징수에 적극 참여되므로 국가 세입을 증대시킬 수 있고, 물자부족시 도매시장을 통제함으로써 수집 및 분산 시장을 간접적으로 통제 조절할 수 있어 물가정책을 수행함에 있어서 효과적이 될 수 있다.

이와 같은 도매시장이 지니는 공익성 때문에 일본이나 우리나라에서는 법으로 제도화되고 法에 의하여 개설되고 있다.

도매시장 형태로서 중앙도매시장은 중앙도매시장법에 의하여 지방공공단체가 개설할 수 있게 되어 있다. 농협공판장은 농협법에 의하여 개설될 수 있으며, 類似都賣市場은 객주제도의 잔재로서 소매시장법에 의하여 개설되어 있는 委託商을 말한다.

2. 우리나라의 중앙도매시장

중앙도매시장은 1857년 파리에서 처음 설립되었으며, 처음에는 소매를 주로 하였으나 후에 도매전문시장이 되었다. 19세기 후반에 이르러서는 구미각국의 각 도시에 설립되어 현제는 각국의 모든 시장에 설립되어 있다.

우리나라의 경우에 있어서는 1951에 중앙도매시장법에 의하여 중앙도매시장이 설치되었으며, 대도시에 있어서의 청과, 채소 및 수산소비품의 집산시장으로서 도매시장을 겸한 시장으로 생산자, 출화단체 또는 산지상인에서 도시의 소매상에의 배급을 신속히 하기 위해서 설립된 공적시설이다. 主食에 버금가는 중요한 생활필수품인 청과, 채소 및 수산소비품들은 부패변질성이 강한 상품이므로 그 배급은 신속을 요하며, 이런 점에서 중앙도매시장은 도시주민에 있어서 그 소비경제상, 위생상 필수불가결한 것이다.

우리나라에서는 중앙도매시장을 비영리적 공공시설로 하고 있는데 그 이유는 철도이용, 냉장고 기타 대규모의 설비를 요하며 생산자와 소비자를 보호하기 위해 시장거래에 대한 감독과 통제를 가할 필요가 있기 때문이다.

중앙도매시장에서 매매에 종사하는 상인은 도매회사(경매회사), 중매인 및 소매인이다. 도매회사는 출화자를 위하여 생산물을 중매인에게 경매의 방법으로 매도하여 일정한 수수료를 받는 것을 원칙으로 하며 集金, 送金의 사무를 집행하며 또한 필요한 경우에는 보관 및 가공을 하기도 하고 금융의 편이도 도모한다. 따라서 객주와 같은 기능을 하나 경매시설을 제공하여 객주행위를 하는 점이 보통 객주와 다르다.

仲買人(jobbers)이란 도매회사에서 자기계산하에 생산물을 매입하여 소유권을 취득 후 소매상에게 판매하는 도매상이다. 소매업자측에서 볼 때 일시에 수많은 소매업자가 경매에 참가하기는 기술적으로 불가능하며 만일 참가가 가능하다고 해도 일시에 경쟁을 하면 고가격을 제공하지 않으면 所要商品의 매입이 불가능하므로 소매가격만 올려서 소매경영에 지장을 초래함은 물론 나아가서 소비자에게까지도 불리하기 때문이다. 또한 도매회사측에서 볼 때에도 다수의 소매업자를 상대로 할 때는 주의와 감독이 불철저하여 대금징수, 기타에 있어서 혼란이 속출하는 폐해가 없지 않다. 더욱이 소매상은 중매인제도가 있으며 안심하고 거래할 수 있고 우리한 물품만을 구입할 수 있으며 특히 시장의 경매시간 이외라 하더라도 필요에 따라서는 자유로이 주문을 할 수 있다.

외국의 경우에 있어서는 중앙도매시장의 도매상은 일개 도시 내에 복수가 존재하여 경쟁하고 있는 곳이 있다. 우리나라는 각 상품부류별로 각 도시마다 한 개의 도매회사로 單數制를 취하고 있다. 단수제도인 경우 독점의 폐해가 있을 것 같으나 중앙도매시장 내의 도매상들은 사실상 手數料商人이므로 독점의 폐해는 없다는 이유로 지금까지도 단수제를 채택하고 있다.

중앙도매시장은 농수산품의 도매가격을 형성함으로써 그 생산자로부터 소비자에의 유통을 중추적으로 조절하는 기능을 갖고 있으며, 중앙 도매시장에서의 거래는 도매상이 貨主의 위탁을 받아 중매인에게 경매하고 중매인은 소매인에게 판매하는 배급기관인 것이다.

중앙도매시장이 존재함으로서 생산자와 소비자에게 유리한 점을 살펴보면 다음과 같이 설명할 수 있다.

■ 생산자에게 유리한 점

첫째, 농수산물유통 및 가격안정에 관한 법률에 의하여 규정된 운반, 냉장, 위생, 판매에 대한 여러 가지 시설의 구비로서 連債節減, 수송시간의 단축 등으로 상품의 가치를 유지하며, 解法을 보유케 하여 국민건강에 기여할 수 있다.

둘째, 판매시설과 제도를 확립함으로써 상품의 적정가격을 상품가치의 유지로써 가격의 저하를 방지하여 가격의 공정을 보장할 수 있다.

셋째, 출화주(出貨主)에서는 생산장려금, 중매인에게는 환불금(還拂金)과 보려금(步戻金)을 교부하여 주기 때문에 그들은 사업자금면에서 혜택을 받을 수 있으며, 결과적으로 경제적 지위가 향상할 수 있다.

넷째, 출화주(出貨主)에게 물품대금의 신속한 청산 지불은 말할 것도 없고 전도금(前渡金)을 교부하여 주므로 생산자금 회전을 신속하게 하여 생산증강에 기여한다.

다섯째, 거래액증가에 따른 수수료의 절감으로 생산자 및 소비자 양편에 加一層의 이익을 주게 한다.

■ 소비자에게 유리한 점

첫째, 완비된 시설의 활용으로써 위생보건상 기여함이 크다.

둘째, 공개적 경매방법으로 적정가격이 형성되며, 중간상인의 수수료도 개설자의 제약을 받으므로 안정된 가격으로 구입할 수 있다.

셋째, 集貨와 판매의 원활을 기할 수 있기 때문에 총체적으로 저렴하게 평가되며 소비도시 전역의 소비자는 신속히 공급을 받을 수 있다.

○ 농산물 競賣制度

1. 경매의 본질

일반적으로 競賣(auction)라 함은 다수 販賣人과 다수의 購買人이 일정한 장소에서 판매할 물품의 가격을 공개적으로 결정하는 방법을 말한다.

2. 경매방법

경매방법은 일반적으로 영국식 경매방법(English auction : 競上式)과 네델란드식 경매방법(Dutch auction : 競下式)의 2가지로 크게 나눌 수 있다.

영국식 경매방법은 일반적으로 매수인 측이 매매과정에 피동적 입장에 있는 판매인 측에게 지시된 순서에 따라 공개적으로 買受희망가격을 최저가격으로부터 점차 최고가격으로 신청하게 된다. 購買者도 여러 번 가격을 올려 부를 수도 있다. 이 과정은 더 이상 받아들일 수 없을 정도로 呼價가 이루어질 때까지 계속되어 최고가격에 이르렀을 때 競落되는 방법이다. 이런 점에서 이 경매방법은 需給실정을 잘 반영할 수 있는 방법이라 하겠다.

네델란드식 경매방법은 주로 판매인측이 먼저 최고가격을 제시한 다음 차차로 가격을 낮추면서 가격을 결정하여 경락이 결정된다. 따라서 각 거래단계마다 呼價하게 되는 것이다.

우리나라에서는 청과를 비롯한 채소류, 한약재 등의 도매시장 경매방법은 영국식을 채택하고 있다. 따라서 呼價가 上向的으로 조정될 수 있지만 구매자를 의식하는 경우가 많다. 왜냐하면 경매회사는 영업실적을 높이기 위해 경매실적을 높이려 하고, 出荷者는 소규모 불규칙적인 출하 때문에 가격결정 과정에서 유리한 위치에 서지 못한다. 특히 예상가격을 잘 알지 못하기 때문에 출하자가 예상 최고가격을 예측할 수 없는 것이다.

3. 경매제도의 장단점

(1) 경매제도의 이점

• 경매제도는 공개판매제도란 점이다.
  販賣者와 購買者가 그들의 경쟁자가 지불하거나 受取하는 수준을 알 수 있는 공개시장이 형성된다.

•모든 시장 참여자들이 경쟁할 수 있어 부패성 농산물 생산자나 출하자들이 이에 맞추어 생산계획을 할 수 있게 된다.

•경제적인 판매수단이 된다.
中繼地 시장에서는 대량농산물 거래에 의한 경매방법은 경매수수료를 낮출 수 있어 출하자에게 이익을 줄 수 있다.

•생산자나 출하자에게 고급품과 마찬가지로 저급품의 농산물에도 충분한 시장가격을 제공한다. 商品의 등급에 따른 단계적인 경매는 각 등급에 따르는 적정가격을 보장해 준다.

•대규모 생산농가나 소규모 생산농가에게 균등한 판매기회를 갖게 된다.

•생산자가 시장격의 추세를 관찰할 수 있는 위치에 있다.

•생산자들은 지역상인에게도 거래할 수 있는 시장선택의 기회가 확대되기 때문에 수취가격을 더 확실하게 받을 수 있다.

•等級化와 표준화에 대한 가치를 농민들에게 교육시키는데 직접 간접의 도움을 주고 경제적인 誘因이 되게 한다.

(2) 競賣制度의 불리점

•競賣制度 아래서는 低價格 또는 不安定한 價格이 形成될 수 있다.

•競賣市場에서 구매자가 數的으로 지나치게 제한되어 있어 충분한 경쟁조건을 제공하지 못할 수 있다.

•지나치게 많은 거래자, 취급자 投機人들이 모여 시장을 投機場化하고 시장질서를 교란시킬 가능성이 있다.

•중량거래가 정확하게 이루어지지 않거나 등급제도가 잘 지켜지지 않는 경우도 있다.

•출하자나 생산자는 상품이 上場되기까지, 특히 集中出荷期에는 상당한 시간을 기다려야 한다.

•많은 출하자가 전문적인 경매방법을 이해하지 못하고 있다. 따라서 이들은 구매자들끼리 서로 談合하여 가격상승을 억제하고 출하자에게 불리하게 경매가 이루어진다고 염려하게 되는 것이다.

•제공되는 서비스에 비해서 경매수수료가 지나치게 높다. 소규모 경매시장이나 出荷上場되는 농산 물량이 적은 경우에도 일정한 인원을 확보하여야 하기 때문에 自然手數料가 높아질 수밖에 없다.

•경매장의 보관 및 위생시설이 불완전한 경우, 대향의 농축산물이 한꺼번에 집결됨

에 따라 부패, 변질될 가능성이 많다.

4. 경매대상 농산물의 특성

일반적으로 경매를 통해 판매될 수 있는 농산물의 특성은 다음과 같다.

① 정기적으로 충분히 대량공급될 수 있고, 어떤 수집기관에 의해 조절될 수 있어야 한다.

② 효과적인 경매를 위해 등급 및 포장에 맞는 엄격한 표준화가 이루어져야 한다.

③ 부패성이 강하거나, 비정기적으로 공급되거나, 생산이 계절적이거나 또는 연중 혹은 매일 마다 공급량 振幅이 큰 농산물이어야 한다.

④ 다수의 구매자가 있어야 이들이 대량으로 출하되더라도 이것을 변질이 되기 전에 정규적으로 신속하게 구입할 수 있는 농산물, 즉 다수의 구매자가 공통적으로 관심을 가질 수 있는 일반적인 농산물이어야 한다.

⑤ 경매과정에서 출하자나 구매자가 필요에 따라 방어적인 조치를 취하더라도 여기에 상응하여 저장 및 운반이 용이하여야 한다.

이상과 같은 특성을 갖춘 농산물은 일부 곡물을 비롯하여 청과물, 축산물 등이 있겠지만, 실제로 이런 특성을 갖춘 농산물은 제한되어 있음을 알 수 있다.

5. 경매의 문제점

우리나라 농산물 도매시장법에 의하면 경매는 이의 開始前에 賣物을 중매인 기타 매매참가자에게 보이고 난 다음에 해당상품을 품종, 산지, 출하자, 등급 등을 불러줌으로써 개시된다.

경락절차는 口頭로 경매할 때에는 최고액을 낙찰가격으로 한다고 되어 있다. 商的기능면에서 보면 실제 경매방법상에는 여러 가지 기술적인 문제가 따른다.

그 문제점은 다음과 같다.

첫째, 경매방법은 電光板式 경매방법이 일반적이지만 우리나라에서는 入札式 경매 등의 방법에 의하여 경매되고 있다. 대량생산자나 출하자들 그리고 소비자들이 경매에 참가할 수 있는 전광판식 경매방법을 채택하는 것은 공정거래를 위해 중요한 일이다.

둘째, 경매시간과 순서문제이다.

경매시간은 上場물품이 완전히 集荷할 수 있는 集中시기를 선정하되 신선도가 최대로 부장될 수 있는 시간을 선정하여야 한다. 경매순서도 가격차에 영향을 미친다. 보관시설이 완전하지 못한 경우, 신선도 관계로 청과물은 도착순으로 상등급에서 하등급 순으로 실시되고 있다. 그러나 공정가격 형성면에서 하등품에서 상등품으로의 上場이 출하자에게는 바람직하다.

셋째, 呼價과정에서 담합문제도 흔히 볼 수 있는 일이다. 구매상품의 교환, 사전조정한 수준으로 제한하여 가격을 올려 부르거나, 한 사람의 主導者에 의한 指導가격 채택과 같은 경우가 대표적 예이다.

넷째, 경매참가자의 자체 분별능력도 호가전략상 중요한 것이다. 구매자들은 경매과정에서 그들 자신이 완전한 분별능력을 갖고 있다고 생각한다. 그러나 구매자가 세심한 주의를 하지 않으면 처음 경매가격은 모든 구매자들의 높은 욕망으로 최고가격을 형성할 수 있고, 이것은 다음 구매자에게 영향을 미친다.

다섯째, 경매제도 실시에 따르는 市場造成기능과의 관계도 중요한 것이다.

경매제도가 실시되기 위한 전제는 상장상품의 등급제도가 철저히 시행되지 않으면 실효성이 적다는 점이다.

여섯째, 시장에 출하되는 상장규묘에 비해 더 정확한 공정가격을 제공한다. 이런 점에서 영세출하자나 생산자는 공동출하방법을 조직화하여 합법적인 도매시장에 출하함으로써 대규모 거래의 이점을 살릴 필요가 있을 것이다.

일곱째, 代金決裁 방법도 여러 가지 시장별로 차이가 있으나, 과정을 간소화하여 출하자가 기다리는 일이 없도록 하여야 한다.

여덟째, 시장수수료 문제다. 고정수수료 문제는 도매시장 수입은 증대될 수 있지만 대량출하자나 소량출하자에도 같은 수수료율을 적용하여 공정성을 잃게 한다. 경매자는 고급품의 다량출하자의 거래를 주도하고 저급품이나 소량출하를 소홀히 하는 경향이 있을 수 있다.

○ 농산물 도매시장의 모순과 문제점

1. 농산물 도매시장의 모순(矛盾)

현행 도매시장제도의 모순은 도매시장 운영면에서 몇 가지로 집약할 수 있다.

첫째, 시장거래의 공개성에 대한 논의다. 도매시장에서의 물품매매, 가격결정 행위에 대한 참가의 공객성은 법에 의해 부득이한 경우를 제외하면 보장되고 있다. 그러나 아직까지도 경매방법이 아닌 相對賣買가 존재하고 있어 시장거래의 공개성이 희박해진다.

둘째, 도매인과 매수인과의 관계다. 도매인은 생산자와 소비자 대표격인 매수인과의 사이에 공정성이 유지되어야 한다. 그러나 대부분의 유사도매시장에서는 도매인과 매수인이 분명하게 구별되지 않고, 경우에 따라 도매인이 매수인이 되기도 한다. 이러한 경우 가격형성에 있어서 人爲的요소가 작용할 가능성이 있고 불공정거래가 형성될 수 있다.

셋째, 도매시장에서의 무조건위탁, 手託拒否禁止, 全量節日上場, 節目판매의 원칙에 대한 문제다. 출하자와 荷受회사로 하여금 거래상의 질서를 지키고 공정성을 유지하기 위해 하수회사로 하여금 수탁거부금지를, 출하자에게는 무조건위탁을 지키게 되어 있다. 그러나 도매회사는 무조건위탁을 근거로 안일한 상거래를 할 수 있고, 따라서 수수료 商人化할 수 있어 경쟁가격을 유지하지 못할 수도 있다. 수탁거부금지는 농산물이 과잉공급될 경우 출하자의 판로를 보장할 수 있다는 점에서는 바람직하나, 경우에 따라서는 상장된 물건을 팔아 치우는 수단으로 이용될 수도 있다. 즉일상장 즉일판매의 원칙성도 판로를 보장하고 수탁된 물건이 변질됨이 없이 판로를 갖게 된다는 이점도 있으나, 염가로 판매할 수 있는 이유도 된다.

이러한 법제정의 근거로서 고도경제의 성장하에 소비의 다양화와 평준화, 산지의 대형화와 출하의 계획하, 상품의 표준화와 포장의 보급, 소매업의 변화, 수송단위의 대형화와 자동차 수송의 증가, 새로운 도시형성이 진전됨에 따라 지방도시가 급격히 성장하게 되었고, 여기에 알맞은 기능을 수행할 도매시장 설립이 요청되기 때문이다.

2. 농산물 도매시장의 문제점과 대책

현실적으로 도매시장은 제도적인 면에서나 商的기능면에서 많은 문제점을 지니고 있다. 그 중에서 몇 가지를 집약하면 다음과 같다.

첫째, 도매시장의 시설문제다. 막대한 시설투자비가 소요된다.

둘째, 一都市 一市場 개설문제다. 현실적으로는 3원체계로 되어 있으나 유사도매시장은 불법시장으로 되어 있다.

셋째, 개설형태상의 현재 도매시장문제이다. 우리나라의 도매시장은 특이하게 통합, 합병되고 있는 형편이다. 현재의 개설형태는 서울, 대전과 같이 중앙도매시장과 농협공판장이 독립경쟁상태와 유사도매시장이 같은 지역에 있는 경우 대구, 광주와 같이 중앙도매시장을 농협이 代行하는 경우 인천, 충주, 전주, 포항, 진주와 같이 특수조합이 대행하는 경우와 대전, 익산과 같이 유사도매시장과 중앙도매시장이 기존시장 내에 분산되어 있는 형태를 들 수 있다.

넷째, 중앙도매시장과 농협공판장의 기능문제다. 이들 시장은 법의 보호하에 행정적인 지원을 받고 있음에도 시장기능을 유사시장에 비하여 충분한 목적을 달성하지 못하고 있는 실정이다.

다섯째, 유사시장의 불법성 문제이다. 복수시장개설이 허용되는 개정법하에서는 자본이나 상적 기능면에서 유능한 위탁상을 선정하여 법이 정하는 객관적 기준 설정하에 이들을 활성화하는 것도 고려되어야 할 과제이다.

여섯째, 판매방법문제다. 현재의 경매방법은 手指式이나 珠盤式 경매방법을 채택하고 있으나, 대항생자나나 출하자들 그리고 소비자들이 경매에 참가할 수 있는 電光板式의 경매방법을 보급하는 문제다.

제 7 절 약재의 생산

○ 약재의 채집

대한약전을 비롯한 각국의 공정서에 수재되는 한약은 그 정의에서 기원이 되는 科名과 學名을 쓰고 한약을 구성하는 약용부의(뿌리, 껍질, 꽃 등), 상태(잘 익은, 채 익지 않은 등)와 조제과정(거피, 洗淨, 乾燥 및 脫脂) 등을 명시하도록 규정하고 있으며, 경우에 따라서는 채약시기 및 제조방법상의 특징 및 조건을 기술하도록 하고 있다.

공정서의 이러한 요구는 한약의 품질을 확보하기 위한 사항으로 모든 한약에 적용된다고 할 수 있다. 이때 한약의 기원으로서 '기타 동속식물 혹은 기타 근연식물' 등이라 기재하는 경우는 약전 통칙항에 따르면 보통 같은 성분, 약효를 갖는 생약으로서 쓰이는 原植物 혹은 原動物을 뜻하는 것으로 풀이된다.

한약은 기원과 함께 약용으로 하는 부위를 포함하고 있으며, 약용 부위는 보통은 라틴어의 용부와 동일하지만 라틴명만으로는 판별하기 어려운 것도 있다.

그 예로는 菌核(茯笭, 豬苓, 麥角, 脫脂麥角), 胞子(石松子), 蟲癭(五倍子, 沒食子), 꽃봉오리(梅花, 槐花, 丁香, 金銀花), 꽃(凌霄花), 柱頭(사프란), 未熟과실(枳實, 胡椒, 覆盆子, 烏梅, 桑椹子), 草質莖(麻黃), 雌花穗 및 枝果穗(大麻草) 등을 들 수 있다.

한약이 품질은 채취시기와 관계가 크다는 것은 이미 알려진 사실이다. 한약을 수확하고 채취하는 데 가장 알맞는 시기는 한약으로 사용돼는 부분에 유효성분의 함량이 가장 많이 들어있는 때이다. 또한 생산된 한약의 품질이 가장 좋고 외관상 모양이 잘 가누어질 때를 택해야 한다. 각종 한약의 채취에 관하여 일반적으로 유의하여야 할 원칙은 다음과 같다.

- 根 및 根莖類 : 식물의 활동이 거의 끝난 가을이 적당한 시기이다. 근피는 활동이 시작되기 전인 봄철에 채집한다.
  多肉質인 것은 성장기에 채집하면 건조하는 중에 위축되어 海綿같이 되는 경우가 있다. 특별한 것으로는 개화기에 채취하는 苦蔘(7~9월), 遠志(5~7월) 등과 근엽이

枯死하기 전에 채취하는 근(5월)이 있다. 그리고 봄과 여름에 채취하는 것으로는 半夏(7~8월), 麥門冬(5월), 겐티아나根(여름)이 있으며, 가을과 초겨울에 채취하는 것은 當歸, 川芎, 芍藥 등이 있다.

- 葉類 및 花枝類 : 光合成이 가장 활발할 때 채집하여야 한다. 이때는 식물이 개화 혹은 개화직전, 드물게는 열매나 씨가 익기 전이 된다. 새로 난 잎을 수회에 걸쳐서 채취하는 것으로는 茶葉과 코카葉이 있다.
- 花類 : 採粉期의 직전이거나 바로 그 시기가 적기이다. 채 피지 않은 것을 채취하는 것으로는 시나花를 들 수 있고 꽃 필 때 채취하는 것으로는 除虫菊, 카모밀레花, 甘菊, 꽃봉오리를 채취하는 것은 辛夷, 丁香, 槐花 등을 들 수 있으며, 사프란은 꽃의 암술을 채취하는데 꽃가루가 다수 부착하면 약용으로는 적합하지 않으므로 매일 아침에 핀 꽃에서 채취한다.
- 果實類 : 成熟期 또는 그 전후가 채집기로서 적당하다. 열매가 성숙했으나 완숙 전(未熟果)에 채취하는 것으로는 胡椒, 梓實, 지실, 쿠베바, 코니움實, 소두구, 복분자, 오매 등이 있다.
- 全草類 : 일반적으로 개화 직전의 것을 채취하지만 개화기에 채취하는 것도 있다(차전초, 당약 등)
- 種字類 : 完熟했을 때 채취한다. 일반적으로 개자 등과 같이 그 대부분이 성숙되었을 때 열매가 開裂되는 것은 그 전에 채취한다.
- 滲出植物 : 滲出의 極限에 달했을 때를 채취시기로 하며, 채취를 반복할 필요가 있다. 또한 여름철에 말라서 굳기 쉬운 때가 좋다.

이밖에 皮類 한약은 원식물의 형성층이 가장 활동이 왕성한 때에 채취되며(黃柏, 厚朴 등), 木類 한약은 반드시 시기가 있는 것은 아니나 보통은 가을이나 겨울에 채집한다. 식물에 따라서는 당년에 수확하지 않고 그 이듬해나 여러해 만에 수확하는 것도 있다.

한약을 채취하는 방법을 보면, 야생의 채취는 농한기에 일일이 손으로 채취하는 것이 보통이지만 그 규모가 큰 것은 트라가칸타나 센나葉과 같이 기업화될 수도 있다. 재배한약 중에는 煋草, 디기탈리스, 사프란, 阿片처럼 손으로 선별하여 채취하는 것도 있다.

薄荷는 다량을 기계로 벤 후 일부분을 말렸다가 긁어 모아 증류기로 옮기는 방법을 쓰며, 茴香, 亞麻仁 등 개체가 작은 과실류나 종자류 한약은 볏단 같이 다발로 묶어 잘 세워 두었다가 알맞게 성숙 건조되었을 때 이들을 털어서 쉽게 분리하는 방법을 쓴다.

○ 약재의 조제

식물성이거나 동물성이거나 간에 채취한 수확물 자체가 바로 제약원료로 사용되는 것을 제외하고는 대부분의 수확물은 적당한 처리와 간단한 가공, 즉 제조과정을 거쳐 한약으로 사용된다. 이에 따라 제조과정 그 이전까지는 농산물로 취급되고 있으나, 원료 의약품적 측면에서 보면 안전성과 안정성에 많은 위험성에 노출되는 문제점으로 지적되고 있다.

조제과정에서 약효물질의 변질과 分解, 揮散 및 虫害 등을 방지하고, 외관 등을 좋게 하여 의약품으로서의 가치를 높이고 상당기간 저장에 견딜 수 있도록 한다.

약전통칙항에 따르면 생약은 곰팡이, 곤충 또는 다른 동물에서 유래하는 汚植物 또는 混在物 및 기타의 이물을 될 수 있는 대로 제거하여 깨끗하게 다루도록 하였고, 또 가루생약에 대해서도 이것을 만드는 데 쓴 원생약 중에 함유되어 있지 않는 組織의 破片, 細胞, 細胞內容物, 그 밖의 이물을 함유하여서는 안 된다고 규정하고 있다. 가루생약에 한하여는 따로 규정한 것에는 賦形劑를 넣어 함량 혹은 力價를 조절할 수 있다고 규정하고 있는데, 이러한 규정들은 비약전품에도 적용된다.

여러 공정서에 수재된 각 한약은 약효물질의 함량 및 그밖의 여러 규정이 있어서 적어도 이에 적합토록 제조가공하면 된다. 그러나 미공정한약은 별로 뚜렷한 법적인 기준이 없으므로 외관에 표준을 둔 관능적인 식별과 實例的인 판단에 좌우되기 때문에 조제에 따라 그 품질의 차이 및 저하를 초래하기 쉽다.

조제법은 한약에 따라 각기 다르기는 하나 洗淨, 乾燥, 精選 등이 일반적이며, 한약의 경우에는 독특한 修治 등이 추가된다.

洗淨, 乾燥處理에 앞서서 채취된 한약은 물로 씻어서 이물을 제거함으로써 순도를 높일 수 있고, 때에 따라서는 물기가 있을 때에 코르크층을 벗기거나 말리기 쉽게 하기 위하여, 剝片, 切片 등을 만을 수도 있다. 예를 들면, 人蔘은 去皮를 하고 잔뿌리를 손으로 떼어내며, 葛根은 코크크층을 벗긴 후 마르기 쉽게 잘라 절편을 만든다. 그러나 한약을 물에 오랫동안 적셔두면 水溶性 成分이 녹아 나오거나 분해될 우려가 있으므로 이 과정은 짧을수록 좋다.

한약은 천연물의 특성으로 효소, 미생물 또는 곰팡이의 발생 등에 의하여 물리화학적인 변화를 받게 되면 품질이 저하된다. 이를 방지하기 위하여 예로부터 각 한약을 알맞게 건조시켰는데, 오늘날도 제조과정 중 가장 중요한 것으로 알려져 있다. 한약의 건조는 따로 규정이 없는 한 60℃ 이하의 온도에서 시행하며, 風乾, 陽乾이 보통이지만 한약에 따라서는 陰乾 또는 火乾하기도 한다. 當藥과 龍膽은 함유한 고미질이 태양광선에 의하여 有效成分이 분해될 우려가 있어서 陰乾하고, 사프란은 햇볕에 퇴색될 우려가 있어서 陰乾 또는 단시간 내에 火乾한다.

精油를 함유한 한약은 풍건하는 것이 보통이지만 기후조건이 나쁠 때는 40~60℃ 이하에서 가열 건조하기도 한다. 키나의 경우도 습한 상태로 낮은 온도에서 오랫동안 건조하면 알칼로이드가 분해될 우려가 있으므로 70℃에서 수분함량이 10% 이하가 될 때까지 陽乾 또는 火乾한다. 전분 또는 점액질을 많이 함유한 다육질의 한약에 있어서는 蒸乾法을 쓴다. 재료를 수증기로 찌거나 끓는 물속에 담구면 전분은 糊化되고 그 결과 완전히 건조시킬 수 있어서 그 질도 단단하게 되고 충해, 산화 및 분해 등을 막을 수 있기 때문에 약효물질을 고정시키는데 유리하다.

증건법을 쓰는 한약에는 鬱金, 蓬朮, 山藥, 川芎, 白合, 黃精, 地黃, 紅蔘, 白當歸, 茶葉, 免絲子 등이 있다.

葉類나 草類는 부피가 커서 보통은 風乾 또는 陰乾한다. 그러나 chlorophyllase나 산성물질의 영향으로 갈변하기 쉽기 때문에 신속히 건조하는 것이 바람직하다.

과실과 종자류는 보통 수확 전에, 특히 種子는 털기 전에 白乾(?) 또는 陰乾하며, 煙草, vanilla같은 한약은 발효시켜 건조하는 curing process를 거침으로써 내용성분의 화학적인 변화를 돕게 한다.

약전에는 麥角, 寒天, 桂皮, 牧丹皮, 黃柏, 苦木, 木通, 鬱金, 蓬朮, 白朮, 種大黃, 茅根, 半夏, 山藥, 川芎, 澤瀉, 香附子, 貝母, 天南星, 葛根, 甘草, 겐티아나根, 苦蔘, 括蔞根, 桔梗, 白蔘, 細辛, 地黃, 黃連, 黃芪 등에 대해 가공법을 기재하고 있으며, 기타 특수한 가공법을 기재한 한약에는 다음과 같은 것이 있다.

附子는 塊根을 生石灰에 묻혀서 乾燥하거나 또는 세로로 쪼개서 소금에 절인 다음 쪄서 껍질을 벗긴다. 貝母는 인경의 외피를 제거하고 석회를 뿌린다. 디기탈리스는 잎을 60℃ 이하에서 건조하고 잎자루 및 주맥을 버리고 세절한다. 紅花는 황색 色素의 대부분을 제거하고 압착하여 판상으로 한다. 스트로판치子는 완숙한 종자의 모관을 제거한다. 肉荳蔻는 종자의 가종피 및 종피를 벗기고 石灰油에 담근 다음 말린다. 巴豆는 종피를 제거한다. 카카오子는 열매를 깨뜨린 다음 과육의 대부분을 없애고 씨만은 꺼내 모아서 45℃에서 3~9일간 적당히 발아시켜 만든다. 아편 가루는 미숙과실에서 얻은 乳液이 말라서 굳어진 것을 70℃ 이하에서 말려서 賦形劑를 섞어 morphine의 함량이 9.5~10.5%가 되도록 균일하게 가루로 만든다. 蘆薈는 잎에서 얻은 汁液을 건조한다. 阿仙藥

은 잎 및 어린가지에서 얻은 건조한 수성엑스이다.

精選은 한약을 최종적으로 다듬는 단계로서 全草類 生藥은 根, 皮類 生藥은 木部, 根類 生藥은 莖이나 葉鞘를, 根莖類 한약은 細根, 果實類 한약은 果柄 및 細枝 · 種子를, 種子類 한약은 果皮 등과 같이 약용부위 이외에 기원 동식물에서 유래하는 비약용 부위를 가급적 제거하며, 그밖에 기원 동식물의 외부에서 유래하는 이물은 완전히 제거하여야 한다. 특히 외부에서 유래하는 이물질은 한약의 안전성이나 보존성을 저해할 가능성이 많으므로 유의하여야 한다.

藥典의 醫藥品 각조에서는 순도시험함에 그 허용최대치를 기재하여 品質을 평가할 수 있도록 하였으며, 大棗나 杏仁 등은 變敗된 것이 함유되어서는 안 되도록 規定하고 있다.

제 8 절 한약재와 인삼의 가격 및 유통현황

○ 한약재

1. 주요 한약재의 연도별 가격동향(서울 경동 약령시장 도매가격)

재배 한약재의 1994년도부터 2006년까지 가격을 비교한 결과를 표 2-1과 같다.

주요재배 한약재의 연대별 가격은 1960년대에 비하여 1970년대와 1980년대, 그리고 1990년까지 계속 상승하였으나 1994년도에는 한약재에 따라서는 가격이 하락하는 경향을 보였다.

이와 같은 결과는 최근 중국산 한약재가 무분별하게 수입되어지고 있는 것이 원인으로 생각된다. 따라서 중국산 한약재보다 품질면에서 우수한 국내산의 생산을 위하여 道地藥材를化 실시하여 그 지역의 自然環境에 最適 약용작물을 선정하고 그 작물에 적합한 고도의 재배기술을 개발하며 품종을 개량하여 그 지역에서만이 재배가 가능한 특산물이 되도록 한다.

[표 2-1] 주요 재배 한약재의 연도별 가격

품 목 명	94년평균	95년평균	96년평균	97년평균	98년평균	99년평균
(각)갈 근	1,258	1,370	1,620	1,600	1,600	1,600
(편)갈 근	975	1,120	1,040	1,200	1,300	1,400
강 활	4,758	5,630	4,270	5,300	4,500	5,500
강 활(북)						
강 활(남)						
건 강	7,166	3,990	2,810	5,100	5,300	3,700
결 명 자	791	930	830	1,400	1,800	1,700
식 고 본	2,708					
식고본(절)						
감 국(상)						
감 국(중)						
감 초						
고 본		3,630	3,200	5,400	8,700	8,800
고 삼	822					
과 루 인	1,700					
(토)곽 향						
구 기 자	7,383	7,120	8,270	9,600	10,000	15,900
구기자(청양)						
구기자(진도)						
구 절 초	2,200					
구 맥	1,300					
금 은 화						
토.금은화	7,000					
식 길 경	6,533					
식길경(통)						
식길경(절)						
절 길 경	3,850		3,220	5,400	3,800	3,700
통 길 경	6,380		6,170	7,300	7,000	7,100
남 성	6,500					
나 복 자						
일 당 귀	2,616					
일당귀(통)						

품 목 명	2000년평균	2001년평균	2002년평균	2003년평균	2004년평균	2005년평균	2006년평균
(각)갈 근	1,880	2,000	1,900	2,400	2,430	2,467	2,500
(편)갈 근	1,700	1,800	1,900	2,200	2,200	2,100	2,220
강 활	6,000						
강 활(북)		6,500	11,800	5,500	3,520	4,983	7,000
강 활(남)		6,900	12,500	6,000	5,020	6,383	7,950
건 강	3,230	5,000	6,800	4,400	6,750	10,000	6,900
결 명 자	1,760	1,600	1,700	1,900	2,730	3,383	3,700
식 고 본					5,470	5,883	7,900
식고본(절)	14,050	12,900	6,500	4,800			
감 국(상)		14,500	7,500	10,500	13,000	14,500	14,600
감 국(중)							11,000
감 초			7,500	7,800			5,000
고 본							
고 삼							
과 루 인							
(토)곽 향	1,920	1,700	2,300	2,300	1,570	2,083	3,540
구 기 자	15,000	11,000					
구기자(청양)			6,900	13,300	16,920	15,750	12,600
구기자(진도)			8,000	17,700	19,670	18,500	16,000
구 절 초	2,500	3,000	3,500	3,600	4,000	3,800	3,740
구 맥	2,500	2,500	2,800	2,900	3,230	4,233	4,300
금 은 화	15,410						
토 금 은 화							
식 길 경		8,300					
식길경(통)			21,400	21,300	18,000	17,500	17,600
식길경(절)			7,500	9,600	6,750	6,650	6,840
절 길 경	2,880	3,700					
통 길 경	6,160						
남 성		7,300	7,900	8,500	8,330	7,250	5,500
나 복 자		800	800	1,100	1,100	1,200	1,200
일 당 귀					4,580	6,333	8.167
일당귀(통)	4,660	5,600	3,100	2,200			7.300

품 목 명	94년평균	95년평균	96년평균	97년평균	98년평균	99년평균
토 당 귀	4,233	4,800	4,190	6,000		
〃 (중)	3,500					
토당귀(통)						
토당귀(절)						
당 귀(통)					3,200	4,900
당 귀(절)					4,100	5,700
당 귀 미	1,783					
대 황	1,600				2,100	3,100
대 계 초						
독 활(상)	1,691	1,680	2,500	3,200	2,700	4,100
독 활(중)						
두 충(상)	12,625	12,420	9,420	7,600	5,500	5,100
〃 (중)	10,000	9,920	7,670	6,300	4,000	3,800
〃 (하)	7,833				3,100	2,300
만 삼	10,000	9,420	5,770			
만 형 자	1,800					
맥문동(거심)	5,275	5,900	7,900	14,000	11,900	13,200
〃 (막맥)	3,658	3,860	5,940	10,800	9,600	11,300
맥 문 동 (청양)거심						
맥 문 동 (청양)막맥						
맥 문 동 (밀양)거심						
맥 문 동 (밀양)막맥						
맥문동(청양大)						
맥문동(청양中)						
맥문동(청양上)						
맥문동(청양下)						
맥문동(밀양大)						
맥문동(밀양中)						
맥문동(밀양上)						
맥문동(밀양下)						

품 목 명	2000년평균	2001년평균	2002년평균	2003년평균	2004년평균	2005년평균	2006년평균
토 당 귀					4,380		
〃 (중)					5,200		
토당귀(통)		6,700	3,500			5,100	5,440
토당귀(절)		7,900	4,900			5,967	6,720
당 귀(통)	6,110			2,600			
당 귀(절)	7,120			3,600			
당 귀 미							
대 황	3,000	3,200	4,100	3,600	2,770	2,567	7,300
대 계 초		1,800	2,000	2,000	2,000	2,000	(절)2,100
독 활(상)	4,820	4,500	4,500	6,600	5,420	5,433	5,400
독 활(중)							4,800
두 충(상)	4,160	3,400	3,500	3,100	2,900	2,517	2,460
〃 (중)	3,240	2,900	3,000	2,700	2,650	2,117	2,000
〃 (하)	1,840	1,500	2,000	2,000	1,880	1,567	1,500
만 삼							
만 형 자							
맥문동(거심)	10,120						
〃 (막맥)	8,750						
맥 문 동 (청양)거심		7,000	7,800	10,100			
맥 문 동 (청양)막맥		4,900	5,000	8,900			
맥 문 동 (밀양)거심		8,600	8,500	14,000			
맥 문 동 (밀양)막맥		5,700	5,300	12,300			
맥문동(청양大)					14,080		13,000
맥문동(청양中)					11,330		10,300
맥문동(청양上)						11,583	
맥문동(청양下)						9,083	
맥문동(밀양大)					15,670		14,300
맥문동(밀양中)					13,080		11,625
맥문동(밀양上)						13,833	
맥문동(밀양下)						10,750	

품목명	94년평균	95년평균	96년평균	97년평균	98년평균	99년평균
목 과	779				1,000	2,000
편 목 단	6,250					
통 목 단	6,416					
통목단(통)						
통목단(절)						
통목단(상)					9,200	10,000
통목단(중)						
통목단(하)						
목 단 피				5,500	6,500	
목 단		5,710	6,000			
목 적	1,800				1,800	1,900
목 통	796					
토 목 향	1,067					
부 하	1,442					
박 하						
반 하(대)	10,208	10,670	19,420	20,800	13,300	11,100
토반하(大)						
토 반 하						
원 방 풍	9,542	9,110	4,990	5,900	8,100	10,100
식 방 풍	1,266	1,980	2,080	2,800	2,600	4,200
백 강 잠	7,166					
백 개 자	750					
백 선 피						
백 지	2,200	3,050	3,040	3,700	2,700	3,500
백 출	5,366	7,080	9,580	9,400		
백 출(상)					9,300	9,800
백 출(중)					8,100	8,400
백 합	3,000					
생피복령	4,500					
백 복 령	8,000	9,670	9,000	10,000		
백복령(자연)					10,000	10,000
백복령(재배)					6,300	6,300

품 목 명	2000년평균	2001년평균	2002년평균	2003년평균	2004년평균	2005년평균	2006년평균
목 과	2,200	3,700	1,600	1,400	1,930	1,800	1,500
편 목 단							
통 목 단							
통목단(통)					4,750		
통목단(절)					5,670		
통목단(상)	10,000	10,300	12,000	12,000		8,000	
통목단(중)		6,900	7,500	4,300		6,000	7,000
통목단(하)							5,000
목 단 피							
목 단							
목 적		2,500	2,500	2,300	2,180	2,500	2,500
목 통	2,410	1,000	1,000	1,300	1,120	1,200	1,440
토 목 향							
부 하							
박 하		3,900	2,300	1,500	2,100	2,467	2,440
반 하(대)	15,790						
토반하(大)		22,200	20,400	19,300	20,670		
토 반 하						21,000	19,800
원 방 풍	11,000	9,200	9,100	9,100	9,170	8,583	
식 방 풍	5,210	4,500	2,900	2,800	4,000	4,300	
백 강 잠							
백 개 자		1,500	1,500	1,500			
백 선 피		3,300	3,500	3,600	4,330	4,500	4,500
백 지	5,020	4,400	4,700	3,000	3,450	4,533	6,160
백 출							
백 출(상)	11,630	11,300	13,900	14,600	12,500	11,750	13,000
백 출(중)	10,200	9,900	11,500	12,800	11,000	10,917	11,000
백 합							
생 피 복 령							
백 복 령							
백복령(자연)	10,660	11,000	11,000	11,200			
백복령(재배)	6,830	7,000	7,000	7,000			

품 목 명	94년평균	95년평균	96년평균	97년평균	98년평균	99년평균
백복령(설)						
백복령(칼)						
복 신	7,000					
복 분 자	4,158				2,600	2,700
사 삼	5,583	6,830	4,750	6,000	3,800	3,700
사 삼(통)						
사 삼(절)						
산 수 유	5,100	5,920	7,330	6,100		
산수유(상)					8,900	25,000
산수유(중)						
토 산 사						
산 약	11,625(생산약)	6,710	5,750	6,600		
생 산 약					13,000	12,100
식산약(상)						
식산약(중)						
삼 백 초						
상 백 피	1,100					
세 신	7,056	–	4,930	–		
석 창 포						
소 자	2,215					
소 엽	617				1,700	1,600
속 단						
승 마	1,000					
시 엽						
식 시 호	11,083	10,670	10,250	11,900		
식시호(상)						20,600
식시호(중)					13,600	
토 오 공						
오 가 피	6,950					
오가피(상)	9,042					
오가피(중)	7,208					
(원)오가피						
(막)오가피						

품 목 명	2000년평균	2001년평균	2002년평균	2003년평균	2004년평균	2005년평균	2006년평균
백복령(설)					8,170	10,250	12,200
백복령(칼)					11,830	12,250	13,800
복 신		9,400	8,700	9,200	10,250	9,333	9,500
복 분 자	2,900	3,300	3,300	4,200	7,080	8,883	9,000
사 삼	4,370	5,100					
사 삼(통)			6,600	5,900	4,920	3,750	3,250
사 삼(절)			7,200	6,300	5,070	4,250	3,460
산 수 유							
산수유(상)	41,500	11,800	9,500	12,300	15,330	7,367	9,040
산수유(중)		10,000	8,500	9,100	12,580	5,750	6,250
토 산 사			2,900	3,600	5,670	6,750	
산 약							
생 산 약	16,500	17,100	25,000	21,500	19,000	20,667	24,800
식산약(상)					5,830	7,750	15,600
식산약(중)							13,625
삼 백 초			3,300	2,500	2,120	3,000	3,600
상 백 피		4,400	4,200	4,600	4,980	5,083	5,600
세 신							
석 창 포				13,200	20,500	19,833	17,000
소 자			3,300	4,000	4,500	4,500	
소 엽	2,360	2,100	1,300	1,900	2,580	2,600	3,400
속 단		9,000	9,000	9,300	10,670	10,333	10,000
승 마		–		5,000	5,080	5,000	
시 엽		2,200	2,700	2,600	2,980	3,050	2,740
식 시 호			13,900	14,500	13,670	14,000	18,333
식시호(상)	18,160	14,800					18,333
식시호(중)							
토 오 공		60,000		60,000			
오 가 피							
오가피(상)							
오가피(중)							
(원)오가피		15,800	15,000	20,000	15,170	7,583	6,900
(막)오가피		3,400	4,200	3,800	3,420	3,250	2,900

품 목 명	94년평균	95년평균	96년평균	97년평균	98년평균	99년평균
오 배 자	2,300					
오 미 자		9,250	10,000	12,300	14,800	16,400
옥 죽						
어 성 초						
여 정 실						
영 지(상)						
영 지(중)	20,608				27,500	28,000
연 교						
우 슬	3,108					
위 령 선	1,800					
의 이 인	2,716	4,230	3,120	2,500	2,600	3,100
음 양 곽	4,950	7,330	9,420	13,500	16,800	18,000
익 모 초	1,350					
인 동	1,000					
인 진	888				1,900	1,400
자 단 향	1,750					
식 자 초	5,833					
백 작 약	2,925	3,000	3,000	3,100		
백작약(상)					4,600	4,900
백작약(중)						
백작약(하)						
백작약(상) 의 성						
백작약(하) 의 성						
백작약(호남)						
산 백 작 약						
적 작 약						
지 유	1,000					
진 범	4,800					
진 피	408					
지 실(대)	2,875	3,000	3,080	6,300		
지 실(중)	5,166				7,400	7,300

품 목 명	2000년평균	2001년평균	2002년평균	2003년평균	2004년평균	2005년평균	2006년평균
오 배 자		4,100	4,500	4,500	4,500	4,500	5,000
오 미 자	21,080	24,800	26,200	24,800	23,330	21,667	22,000
옥 죽		4,400	3,900	3,700	3,200	3,000	3,540
어 성 초		3,500	3,100	2,400	2,200	3,333	4,600
여 정 실							
영 지(상)		35,000	35,000	33,300	25,000	21,500	20,000
영 지(중)	28,000	28,000	28,000	26,300	18,000	15,833	15,000
연 교		8,900	7,900	6,600	6,330	7,050	7,460
우 슬		4,200	3,600	3,700	4,820	5,200	5,260
위 령 선		4,200	4,500				
의 이 인	4,900	5,400	3,000	3,300	5,180	3,967	6,980
음 양 곽	18,000	17,000	14,600	15,200	18,000	17,500	18,000
익 모 초		1,600	1,300	1,400	2,020	2,250	1,760
인 동		1,700	1,900	1,900	1,900	1,933	2,000
인 진	1,100	1,200	1,100	1,200	1,300	1,417	1,460
자 단 향		1,400	1,500	1,300	1,300	1,300	1,500
식 자 초		7,300	7,900	8,300	8,750	8,667	
백 작 약							
백작약(상)			9,800	8,000			8,800
백작약(중)			7,200	6,900	6,330	6,550	6,200
백작약(하)			5,000	5,000	5,000		4,000
백작약(상) 의 성	5,370	6,800					
백작약(하) 의 성	3,670	5,000					
백작약(호남)		4,500					
산 백 작 약				40,000			
적 작 약							
지 유		3,900	4,300	4,500			
진 범		8,000	8,000	7,600	6,830	9,000	
진 피(절)		600	600	600	650	650	650
지 실(대)							
지 실(중)	7,080	6,800	6,900	8,300		7,000	8,000

품목명	94년평균	95년평균	96년평균	97년평균	98년평균	99년평균
지 실(소)	6,125	6,630	8,320	11,300		
지 실(애)						
죽 여	3,167					
지 골 피	1,000					
건 지 황					7,800	8,200
건지황(대)	–					
건지황(상)						
건지황(중)	–					
건지황(소)	–					
전 호	4,000					
지 모	2,525	2,640	3,360	4,400	3,300	3,400
차 전 자	2,200				6,400	10,700
차 전 초						
창 이 자						
창 출	–		3,530			
토 천 궁	7,958	11,000	6,470	4,900	4,500	8,000
일 천 궁	5,166	6,930	3,870	2,500	3,200	6,800
천 마		19,670	16,920	11,900	13,000	20,000
토 천 마	22,416					
천 문 동	2,000	2,000	2,400			
천 화 분	2,000					
토 초 오	5,000					
치 자(통)	8,033	6,670	2,700	1,000	930	1,100
치 자(절)						
택 사	2,075	3,030	3,910	–	3,200	4,600
택 사(통)						
택 사(절)						
포 공 영	1,000					
포공영(통)						
포공영(절)						

품 목 명	2000년평균	2001년평균	2002년평균	2003년평균	2004년평균	2005년평균	2006년평균
지 실(소)		10,300	10,400	9,800		10,333	11,200
지 실(애)		11,600	12,000	11,600	10,670	11,333	
죽 여		4,200	3,500	3,000		4,000	3,820
지 골 피							
건 지 황							
건지황(대)			6,000	6,700		10,333	12,000
건지황(상)	10,120	10,700					
건지황(중)		7,700	4,600	5,500		8,167	9,000
건지황(소)		6,600	4,000	3,800		5,000	5,000
전 호		4,300		5,400	7,080	5,033	4,060
지 모	3,320	3,300	3,500	3,500		4,667	4,125
차 전 자	11,000			8,000			
차 전 초		1,500	1,500	3,100		2,217	2,600
창 이 자		2,900	2,800			4,417	4,000
창 출	6,830	8,000	9,200	10,200		9,417	9,000
토 천 궁	15,330	16,100	15,100	9,700		7,217	8,400
일 천 궁	8,210	6,300	3,900	4,100		4,850	5,700
천 마	37,750	47,700	42,000	22,700		31,500	41,250
토 천 마							
천 문 동							
천 화 분		3,000	2,800	3,100		3,433	3,460
토 초 오							
치 자(통)	1,790	2,100	3,000	4,900		5,917	7,000
치 자(절)							6,600
택 사	5,420						
택 사(통)		4,700	3,000	2,700	3,780	3,500	3,440
택 사(절)		5,200	3,300	3,200	4,160	3,867	3,920
포 공 영							
포공영(통)		2,800	2,600	2,500	2,630	2,800	2,975
포공영(절)		3,300	3,000	3,000	3,130	3,300	3,480

품 목 명	94년평균	95년평균	96년평균	97년평균	98년평균	99년평균
패 모	5,200	5,200	4,630	–		
백 하 수 오	12,000					
백하수오(대)		12,580	10,880	7,100		
백하수오(상)					2,600	4,400
백하수오(중)						
백하수오上(절)						
백하수오中(절)						
향 유						
향 부 자	1,791	1,990	1,580	1,600	1,600	2,300
현 삼	2,166	1,580	1,460	2,200	3,200	3,300
현 지 초						
현 호 색	5,391	5,000	6,150	8,700	8,300	7,800
현호색(통)						
현호색(절)						
형 개	1,200					
황 금	4,891	5,300	5,350	6,200	8,000	10,500
황 기(대)	22,166	24,400	27,920	30,000	26,800	32,600
황 기(중)	14,583	15,170	15,830	17,400	15,300	19,900
황 기(소)	5,541	7,500	8,210	5,800	4,400	8,700
황기(6년근)						
황기(5년근)						
황기(1년근)						
황 백 피	1,950					
황 정	3,091					
황 정(小)						
후 박	5,641					
(싸리)하고초						
하 고 초						
해 동 피						
호 장 근						

품 목 명	2000년평균	2001년평균	2002년평균	2003년평균	2004년평균	2005년평균	2006년평균
패 모							
백 하 수 오							
백하수오(대)							
백하수오(상)	6,620	10,400	5,200	6,700			
백하수오(중)		7,900	3,700	4,000			
백하수오上(절)					8,750	10,667	11,800
백하수오中(절)					5,580	7,417	7,800
향 유		1,500	1,600	2,100	1,880	1,900	1,900
향 부 자	5,360	4,200	2,300	2,100	2,900	2,933	3,020
현 삼	3,300	5,900	3,800	2,800	2,800	3,433	4,360
현 지 초		1,900	1,700	1,700	1,600	1,900	2,160
현 호 색	9,620						
현호색(통)		13,000	13,000	10,300	8,920	11,333	14,000
현호색(절)		14,700	14,200	12,400	11,170	13,667	16,000
형 개		3,200	1,600	1,500	2,300	4,117	2,780
황 금	16,500	11,400	5,900	8,500	11,250	14,667	15,800
황 기(대)	39,000						
황 기(중)	28,330						
황 기(소)	9,540						
황기(6년근)		50,800	56,000	69,200	74,100	75,000	74,000
황기(5년근)		37,500	37,400	45,500	47,500	45,000	
황기(1년근)		8,800	7,800	6,900	9,300	10,667	10,600
황 백 피		3,500	3,600	3,700	3,500	3,500	3,720
황 정					6,750		
황 정(小)		8,000	8,000	7,600		6,350	
후 박		3,800	3,300	3,300	3,400	3,300	3,180
(싸리)하고초			8,000	8,000	8,000	7,917	8,200
하 고 초		4,000	4,500	4,600	4,420	4,333	4,500
해 동 피		4,300	4,600	5,400	5,500	5,500	5,800
호 장 근		1,800	1,800	1,800	1,800	1,800	

2. 주요한약재 분기별 가격동향(2006년 기준)

주요 재배한약재의 분기별 가격동향은 아래와 같다.

[표 2-2] 주요재배한약재의 분기별 가격

품목명	1월	2월	3월	4월	5월	6월
(각)갈 근		2,500		2,500		2,500
(편)갈 근		2,200		2,200		2,200
(북)강 활		7,800				6,500
(남)강 활		9,000				7,500
건 강		7,000		7,000		6,500
감 국 (상)		15,000		15,000		15,000
(중)		11,000		11,000		11,000
감 초		5,000		5,000		5,000
결 명 자		3,300		4,000		4,000
식 고 본		7,500		7,500		7,500
(토)곽 향		3,200		3,500		4,000
구기자 (청양)		14,000		13,000		13,000
(진도)		19,000		17,000		16,000
구 절 초		3,800		3,800		3,800
구 맥		4,500		4,500		4,500
금 은 화						
식길경 (통)		18,000		18,000		18,000
(절)		6,800		6,800		6,800
나 복 자		1,200		1,200		1,200
남 성		5,500		5,500		5,500
(일)당귀 (통)		6,500		7,500		7,500
(절)		7,500		8,500		8,500
(토)당귀 (통)		5,800		4,800		4,800
(절)		6,500		6,500		5,800
대계초 (절)		2,000		2,000		2,000
대 황		6,500		7,500		7,500
독 활 (상)		5,000		5,500		5,500
(중)		4,000		5,000		5,000

(단위 : 원/600g)

품 목 명	7월	8월	9월	10월	11월	12월	평 균
(각)갈 근			2,500		2,500		2,500
(편)갈 근			2,200		2,300		2,220
(북)강 활			7,000		6,700		7,000
(남)강 활			8,000		7,300		7,950
건 강			6,500		7,500		6,900
감 국 (상)			15,000		13,000		14,600
(중)			11,000		11,000		11,000
감 초			5,000		5,000		5,000
결 명 자			4,000		3,200		3,700
식 고 본			8,500		8,500		7,900
(토)곽 향			3,500		3,500		3,540
구기자 (청양)			12,000		11,000		12,600
(진도)			15,000		13,000		16,000
구 절 초			3,800		3,500		3,740
구 맥			4,500		3,500		4,300
금 은 화							
식길경 (통)			18,000		16,000		17,600
(절)			6,800		7,000		6,840
나 복 자			1,200		1,200		1,200
남 성			5,500		6,500		5,700
(일)당귀 (통)			7,500		7,500		7,300
(절)							8,167
(토)당귀 (통)			6,300		5,500		5,440
(절)			8,000		6,800		6,720
대계초 (절)			2,000		2,500		2,100
대 황			7,500		7,500		7,300
독 활 (상)			5,500		5,500		5,400
(중)			5,000		5,000		4,800

품 목 명	1월	2월	3월	4월	5월	6월
두 충 (상)		2,500		2,500		2,500
(중)		2,000		2,000		2,000
(하)						1,500
맥문동 (청양) (대)		10,500		13,500		13,500
(중)		8,000		10,500		10,500
맥문동 (밀양) (대)		12,000		15,000		15,000
(중)		10,500		12,000		12,000
목 과		1,400		1,400		1,400
목단(절) (상)		9,000		9,000		9,000
(중)		7,000		7,000		7,000
(하)		5,000		5,000		5,000
목 적		2,500		2,500		2,500
목 통		1,400		1,400		1,400
박 하		2,500		2,500		2,500
(토)반 하		19,000		20,000		20,000
(원)방 풍		8,500		8,500		8,500
(식)방 풍		4,500		4,500		4,500
백 개 자						
백 선 피		4,500				
백 지		6,000		6,000		6,300
백출(절) (상)		13,000		13,000		13,000
(하)		11,000		11,000		11,000
백 편 두						
백 합						
백봉령 (설)		10,500		13,000		13,000
(칼)		12,500		14,500		14,500
복 신		9,000		10,000		10,000
복 분 자		9,000		9,000		9,000
사 삼 (통)		2,500		3,500		3,500
(절)		2,800		4,000		4,000
산수유 (상)		6,700		9,000		9,000
(중)		4,000		7,000		7,000

(단위 : 원/600g)

품목명	7월	8월	9월	10월	11월	12월	평균
두 충 (상)			2,500		2,300		2,460
(중)			2,000		2,000		2,000
(하)			1,500				1,500
맥문동(청양) (대)			13,500		14,000		13,000
(중)			10,500		12,000		10,300
맥문동(밀양) (대)			15,000		14,500		14,300
(중)			12,000				11,625
목 과			1,600		1,700		1,500
목단(절) (상)			9,000		11,000		9,400
(중)			7,000				7,000
(하)			5,000				5,000
목 적			2,500		2,500		2,500
목 통			1,600		1,400		1,440
박 하			2,200		2,500		2,440
(토)반 하			20,000		20,000		19,800
(원)방 풍			8,500		9,000		8,600
(식)방 풍			5,000		4,500		4,600
백 개 자							
백 선 피			4,500				4,500
백 지			7,000		5,500		6,160
백출(절) (상)			13,000		13,000		13,000
(하)			11,000				11,000
백 편 두							
백 합							
백봉령 (설)			13,000		11,500		12,200
(칼)			14,500		13,000		13,800
복 신			10,000		8,500		9,500
복 분 자			9,000		9,000		9,000
사 삼 (통)			3,500				3,250
(절)			4,000		2,500		3,460
산수유 (상)			9,000		11,500		9,040
(중)			7,000				6,250

품목명	1월	2월	3월	4월	5월	6월
생 산 약		23,000		23,000		23,000
식산약 (상)		13,000		18,000		18,000
(중)		9,500		15,000		15,000
토 산 사		6,500		6,000		6,000
삼 백 초		3,500		3,500		3,500
상 백 피		5,500		5,500		5,500
석 창 포		19,000		17,000		17,000
소 자						
소 엽		2,500		4,000		4,000
속 단		10,000		10,000		10,000
승 마						
시 엽		2,800		2,800		2,800
식 시 호		14,000				19,000
(토)오 공						
(원)오가피		7,000		7,000		7,000
(막)오가피		3,000		3,000		3,000
오 미 자		22,000		22,000		22,000
오 배 자		4,500		4,500		4,500
옥 죽		3,300		3,300		3,300
어 성 초		4,500		4,500		4,500
여 정 실						
영 지 (상)		20,000		20,000		20,000
(중)		15,000		15,000		15,000
연 교		6,800		6,500		6,500
우 슬		4,800		5,500		5,500
위 령 선						
의 이 인		5,800		5,800		6,300
음 양 곽		18,000		18,000		18,000
익 모 초		2,000		2,000		2,000
인 동		2,000		2,000		2,000
인 진		1,500		1,500		1,500
자 단 향		1,500		1,500		1,500

(단위 : 원/600g)

품목명	7월	8월	9월	10월	11월	12월	평균
생산약			25,000		30,000		24,800
식산약 (상)			18,000		11,000		15,600
(중)			15,000				13,625
토산사			6,000		6,000		6,100
삼백초			3,500		4,000		3,600
상백피			5,500		6,000		5,600
석창포			17,000		15,000		17,000
소자							
소엽			4,000		2,500		3,400
속단			10,000		10,000		10,000
승마							
시엽			2,800		2,500		2,740
식시호			22,000				18,333
(토)오공							
(원)오가피			7,000		6,500		6,900
(막)오가피			3,000		2,500		2,900
오미자			22,000		22,000		22,000
오배자			4,500		7,000		5,000
옥죽			3,300		4,500		3,540
어성초			4,500		5,000		4,600
여정실							
영지 (상)			20,000		20,000		20,000
(중)			15,000				15,000
연교			6,500		11,000		7,460
우슬			5,500		5,000		5,260
위령선							
의이인			10,000		7,000		6,980
음양곽			18,000		18,000		18,000
익모초			1,300		1,500		1,760
인동			2,000		2,000		2,000
인진			1,300		1,500		1,460
자단향			1,500		1,500		1,500

품 목 명	1월	2월	3월	4월	5월	6월
(식) 자 초						
(백)작약 (상)		9,000		9,000		9,000
(중)		6,500		6,500		6,500
(하)		4,000		4,000		4,000
산 백 작 약						
전 호		4,500		4,000		4,000
지 유						
진 범						
진 피		650		650		650
(애)지 실		12,000		12,000		12,000
(소)지 실		11,000		11,000		11,000
(중)지 실		8,000		8,000		8,000
지 부 자						
죽 여		3,800		3,800		4,000
건 지 황 (대)		12,000		12,000		12,000
(중)		9,000		9,000		9,000
(소)		5,000		5,000		5,000
지 모		4,500		4,000		4,000
차 전 자						
차 전 초		2,500		2,500		2,500
창 이 자				3,500		3,500
창 출		9,000		9,000		9,000
(토)천 궁		8,500		8,500		8,500
(일)천 궁		6,500		5,500		5,500
천 마		45,000		40,000		40,000
천 문 동						
천 화 분		3,300		3,500		3,500
초 룡 담						
치 자 (통)		7,000		7,000		7,000
(절)		6,500		6,500		6,500
택 사 (통)		3,200		3,500		3,500
(절)		3,600		4,000		4,000

(단위 : 원/600g)

품 목 명	7월	8월	9월	10월	11월	12월	평 균
(식) 자 초							
(백)작약 (상)			8,000		9,000		8,800
(중)			5,500		6,000		6,200
(하)			3,500		4,500		4,000
산 백 작 약							
전 호			4,000		3,800		4,060
지 유							
진 범							
진 피			650		650		650
(애)지 실			12,000		13,000		12,200
(소)지 실			11,000		12,000		11,200
(중)지 실			8,000		9,000		8,200
지 부 자							
죽 여			3,500		4,000		3,820
건지황 (대)			12,000		12,000		12,000
(중)			9,000		9,000		9,000
(소)			5,000		5,000		5,000
지 모			4,000				4,125
차 전 자							
차 전 초			2,500		3,000		2,600
창 이 자			3,500		5,500		4,000
창 출			9,000		9,000		9,000
(토)천 궁			8,500		8,000		8,400
(일)천 궁			5,500		5,500		5,700
천 마			40,000				41,250
천 문 동							
천 화 분			3,500		3,500		3,460
초 룡 담							
치 자 (통)			7,000				7,000
(절)			6,500		7,000		6,600
택 사 (통)			3,500		3,500		3,440
(절)			4,000		4,000		3,920

품 목 명	1월	2월	3월	4월	5월	6월
(원)토사자						
포 공 영 (통)		2,800		2,800		2,800
(절)		3,300		3,300		3,300
패 모						
(싸리)하고초		8,500		8,500		8,500
하 고 하		4,500		4,500		4,500
(백)하수 (상)		12,000		12,000		12,000
오 (절) (하)		8,000		8,000		8,000
행 인						
향 부 자		2,900		3,000		3,000
향 유		2,000		2,000		2,000
현 삼		3,800		3,800		4,200
현 지 초		2,300		2,000		2,000
현호색 (통)		14,000		14,000		14,000
(절)		16,000		16,000		16,000
형 개		3,200		3,200		3,200
황 금		16,000		16,000		16,000
황기(6년근)		75,000		75,000		75,000
황기(3년근)		45,000		45,000		45,000
황기(1년근)		11,000		11,000		11,000
황 백 피		3,700		3,700		3,700
해 동 피		5,500		5,500		5,500
(산)황정(소)		6,200		6,200		6,200
호 장 근						
후 박		3,300		3,300		3,300

(단위 : 원/600g)

품목명	7월	8월	9월	10월	11월	12월	평 균
(원)토사자							
포공영(통)			3,500				2,975
(절)			4,000		3,500		3,480
패 모							
(싸리)하고초			8,500		7,000		8,200
하 고 하			4,500		4,500		4,500
(백)하수 (상)			12,000		11,000		11,800
오 (절) (하)			8,000		7,000		7,800
행 인							
향 부 자			3,000		3,200		3,020
향 유			1,500		2,000		1,900
현 삼			5,500		4,500		4,360
현 지 초			2,000		2,500		2,160
현호색 (통)			14,000				14,000
(절)			16,000		16,000		16,000
형 개			1,800		2,500		2,780
황 금			16,000		15,000		15,800
황기(6년근)			75,000		70,000		74,000
황기(3년근)			45,000		35,000		43,000
황기(1년근)			11,000		9,000		10,600
황 백 피			3,700		3,800		3,720
해 동 피			5,500		7,000		5,800
(산)황정(소)			6,200		7,000		6,360
호 장 근							
후 박			2,500		3,500		3,180

〈자료: 농림부 특용작물생산실적 2005〉

주요 재배한약재의 분기별 가격은 약재에 따라서 약간씩의 차이가 있어서 수확기 집중출하시 가격이 하락될 수도 있다. 따라서 유망 약초의 재배시 주의할 점은 어떤 분기점에서 수확하여야 시세가 높은 시점일 것인가 또는 늦은 시기에 수확하여 출하를 할 것인가를 판단해야 한다. 그러므로 한약재의 유통경로를 통하여 정확한 가격을 항상 알아야 한다. 만약 자의로 판단이 어려우면 약초의 지식과 판단에 덕망이 있는 전문가와 상담을 하여 출하시기를 결정해야 한다.

○ 인삼

1. 人蔘産業의 現況 및 位置

(1) 人蔘産業 現況

구 분	단위	1999	2000	2001	2002	2003	2004	2005	2006
○ 재배농가	호	24,702	23,011	19,310	23,430	18,106	13,797	15,793	15,856
○ 재배면적	ha	11,561	12,445	13,018	12,873	12,016	13,081	14,153	16,405
-신규면적		3,794	4,216	3,880	4,480	4,497	4,096	3,862	4,496
○ 생 산 량	톤	14,500	13,664	13,215	16,662	15,172	14,668	14,561	19,850
-수확면적	ha	3,385	2,872	2,757	3,593	2,788	2,880	2,776	3,449
○ 생산가액	억원	3,932	3,728	3,735	5,598	5,784	5,681	5,803	7,069
○ 수 출									
-물 량	톤	1,996	2,078	1,983	2,163	1,949	2,168	2,098	1,898
(수삼기준)		(2,314)	(1,964)	(2,069)	(1,739)	(1,579)	(2,601)	(2,144)	(2,533)
-금 액	백만불	84	79	75	55	67	89	82	89
○ 정부지원	억원	1,052	1,014	1,225	1,152	799	1,176	1,011	1,382
-농특회계		499	405	790	683	355	659	449	482
-농안기금		426	572	435	469	444	517	562	900
-진흥기금		127	37	-	-	-	-	-	-

※ 인삼산업진흥기금은 2000. 6. 1일자로 농안기금에 통합

(2) 人蔘産業의 位置

구 분	생산액(억원)		농가호수(천호)		수출액(백만$)	
	농산물	인 삼	농 가	인 삼	농산물	인 삼
1980	87,540	790(0.9)	2,155	25(1.2)	541	66(12.2)
1985	122,254	1,680(1.4)	1,926	35(1.8)	442	73(16.5)
1988	151,549	1,847(1.2)	1,826	36(2.0)	705	123(17.4)
1989	161,450	1,715(1.1)	1,772	39(2.2)	781	146(18.7)
1990	177,281	1,978(1.1)	1,767	36(2.0)	795	165(20.8)
1991	191,573	2,907(1.5)	1,702	36(2.1)	756	140(18.5)
1992	204,050	2,484(1.2)	1,641	31(1.9)	686	144(18.0)
1993	207,366	2,785(1.3)	1,592	30(1.9)	695	119(14.7)
1994	233,976	2,665(1.1)	1,558	31(2.0)	836	114(12.0)
1995	258,553	2,839(1.1)	1,501	23(1.5)	1,087	140(11.3)
1996	281,288	2,453(0.9)	1,480	23(1.6)	1,164	113(7.9)
1997	292,577	3,049(1.0)	1,440	20(1.4)	1,188	89(5.9)
1998	296,386	3,136(1.1)	1,413	22(1.6)	1,002	82(5.9)
1999	318,575	3,932(1.2)	1,382	24(1.7)	1,003	84(5.9)
2000	318,290	3,728(1.2)	1,384	23(1.7)	1,134	79(6.2)
2001	324,475	3,735(1.2)	1,354	19(1.4)	1,252	75(4.7)
2002	321,637	5,598(1.7)	1,280	23(1.8)	1,375	55(4.0)
2003	318,087	5,784(1.8)	1,264	18(1.4)	1,563	67(4.3)
2004	361,555	5,681(1.6)	1,240	14(1.1)	1,759	89(5.1)
2005	350,889	5,803(1.7)	1,273	16(1.3)	1,899	82(4.3)
2006		7,069( )		16( )		89( )

* 자료 : 농림통계연보, 농협중앙회
* '06 농림통계연보 자료가 '07. 2월 현재 미발표

2. 연도별 栽培 및 生産動向

구 분	계		신 고 포		지 정 포		농가호수
	면적	생산량	면적	생산량	면적	생산량	
	ha	톤					호
1970	3,041	1,877	2,229	1,513	812	364	–
1975	7,727	6,939	5,636	5,609	2,091	1,330	–
1980	6,839	4,768	4,485	3,590	2,354	1,178	25,017
1985	11,117	11,362	7,748	9,148	3,369	2,214	–
1986	11,841	14,826	8,361	12,205	3,480	2,621	34,860
1987	12,032	14,424	8,588	12,182	3,444	2,242	–
1988	11,698	14,834	8,516	12,726	3,182	2,108	35,807
1989	11,877	13,939	8,804	11,335	3,073	2,604	38,843
1990	12,184	13,889	8,955	11,619	3,229	2,270	36,404
1991	11,694	15,132	8,561	13,205	3,133	1,927	36,146
1992	11,364	13,508	8,074	11,459	3,290	2,049	30,809
1993	10,986	14,874	7,376	12,087	3,610	2,787	30,327
1994	10,123	14,292	6,373	11,276	3,750	3,016	30,500
1995	9,375	11,971	5,642	9,720	3,733	2,251	23,172
1996	8,940	10,147	5,506	7,475	3,434	2,672	23,304
1997	9,903	11,259	6,715	7,756	3,188	3,503	20,399
1998	10,349	11,478	7,447	8,137	2,902	3,341	22,170
1999	11,561	14,500	8,666	11,024	2,895	3,476	24,702
2000	12,445	13,664	9,811	10,939	2,634	2,725	23,011
2001	13,018	13,215	10,275	10,517	2,743	2,698	19,310
2002	12,873	16,662	9,800	14,225	3,073	2,437	23,430
2003	12,016	15,172	8,214	11,814	3,802	3,358	18,106
2004	13,081	14,668	8,549	11,722	4,532	2,946	13,797
2005	14,153	14,561	8,856	11,277	5,297	3,284	15,793
2006	16,405	19,850	10,036	14,813	6,369	5,037	15,856

* 자료 : 한국인삼공사, 농협중앙회

3. 인삼류의 용어 정의

(1) 인삼의 품목별 정의

- **인삼(人蔘)** : 식물분류학상 오가피과 인삼속(Panax gineseng C.A. Meyer) 식물

- **수삼(水蔘)** : 말리지 아니한 인삼

- **홍삼(紅蔘)** : 수삼을 증기 또는 기타 방법으로 쪄서 익혀 말린 것

- **태극삼(太極蔘)** : 수삼을 물에 익혀 말린 것

- **백삼(白蔘)** : 수삼을 햇볕, 열풍 또는 기타 방법으로 익히지 아니하고 말린 것
  - 직삼 : 껍질을 벗겨서 직립형태로 말린 것
  - 곡삼 : 껍질을 벗겨서 다리부분은 물론 몸통의 일부까지 구부려 둥글게 말린 것
  - 반곡삼 : 껍질을 벗겨서 다리부분만을 구부려 반곡형태를 말린 것
  - 피부백삼 : 껍질을 벗기지 아니하고 말린 것

- **절편삼** : 홍삼, 태극삼의 몸통을 가로, 세로 또는 경사방향으로 일정한 두께로 절단한 것

- **미삼** : 다리부분만 절단하여 말린 것(굵기에 따라 대미, 중미, 세미로 구분)

- **잡삼** : 생건삼, 춘미삼 및 파삼
  - 생건삼 : 생육의 장해를 받아 덜 자란 인삼을 건조한 것
  - 춘미삼 : 묘삼을 건조한 것
  - 파　삼 : 인삼의 원형을 갖추지 못했거나 병충해 등 피해가 심한 것

(2) 인삼의 품목별 세부 분류기준

수 삼	
홍 삼	- 홍삼본삼 - 원형홍삼 - 홍삼미삼 : 대미(직경 6mm 이상, 길이 30~60mm) 중미(4~6, 30~60), 세미(4미만, 제한없음) - 기타 홍삼류 •절삼홍삼 •절편홍삼 •분쇄홍삼 - 중절홍삼 : 2~10mesh - 세절홍삼 : 10~20 - 파쇄홍삼 : 20~120
태극삼	- 태극삼본삼 - 원형태극삼 - 태극삼미삼 : 대미(6이상, 30~60), 중미(4~6, 30~60) 세미(4미만 제한없음) - 기타태극삼류 •절삼태극삼 •절편태극삼 •분쇄태극삼 - 중절태극삼, 세절태극삼, 파쇄태극삼
백 삼	- 백삼본삼 : 직삼, 곡삼, 반곡삼, 피부직삼, 피부곡삼, 피부반곡삼 - 백삼미삼 : 대미·피대미(6이상, 20이상), 중미·피중미(2~6, 20이상), 세미(2미만, 제한없음) - 기타 백삼류 •절삼백삼 •절편백삼 •분쇄백삼-중절백삼, 세절백삼, 파쇄백삼 - 잡삼류 : 생건삼, 춘미삼, 파삼 - 원형백삼 ※ 피해삼 : 피해정도가 1/3 이하 등외품 : 피해정도가 1/3~2/3 파 삼 : 피해정도가 2/3 이상

(3) 인삼의 국별 명칭

보통명	학명	기타명	분포지역 (형태)
인 삼	Panax ginseng C.A. Meyer	고려인삼, 고려삼, Korea Insam, Ginseng, Korean Ginseng Renshen(인삼) Gaoli-renshen(고려인삼) Chinese Ginseng 등	한국, 만주 (사람모양) ※고딕체 : 중국명칭
화기삼	Panax quinquefolium L.	미국삼, 카나다삼 American Ginseng	북미 동부 (원추형)
삼칠삼	Panax notoginseng Burkillr	전칠삼, 삼칠 Chinese Ginseng	중국운남, 광서 (소형당근)
죽절삼	Panax japonicum C.A. Meyer	소삼, 죽절삼칠 Japanese Ginseng	일본, 중국운남 (대나무뿌리)
삼엽삼	Panax trifolius L.	American Ginseng	북미 동부 (구형)
히말라야삼	Panax pseudoginseng C.A. Meyer	Nepalese Ginseng	네팔(구근형)

* 오가피과 Panax속 식물은 고려인삼을 포함한 6종이 있음

(4) 인삼 재배방법에 따른 명칭

- 가삼(家蔘) : 인공재배인삼을 자연생 산삼과 구분하여 붙인 명칭
- 산양삼(山養蔘) : 山地에서 인공으로 재배한 인삼
- 산삼(山蔘) : 자연생 인삼
- 야삼(野蔘) : 자연생 인삼
- 양삼(養蔘) : 재배 인삼
- 장뇌삼(長腦蔘) : 일부에서 산양삼을 지침

4. 2006년 시 · 도별 耕作現況

구 분	계		미계약 재배		계약 재배	
	면 적	농가수	면 적	농가수	면 적	농가수
	ha	호				
계	16,405	15,845	10,036	10,662	6,369	5,194
인 천	92	307	64	212	28	95
대 전	50	35	45	31	5	4
광 주		1		1		
경 기	3,217	3,270	698	864	2,519	2,406
강 원	1,443	1,048	243	226	1,200	822
충 북	3,546	4,389	3,006	3,776	540	613
충 남	3,296	3,471	2,612	2,921	684	550
전 북	3,113	2,041	2,329	1,689	784	352
전 남	639	392	188	160	451	232
경 북	973	829	815	709	158	120
경 남	36	73	36	73		

* 자료 : 한국인삼공사, 농협중앙회

5. 인삼 소비형태

(1) 생산량 : 14,800톤

(2) 소비형태

- 수삼용 : 7,400톤(50%) ……… 수삼소비 전량내수
- 홍삼용 : 3,404톤(23%)
  - 뿌리삼 가공 : 1,123(33%) 수출 : 786(70%)
    내수 : 337(30%)
  - 가공 제품류 : 2,281(67%) 수출 : 563(40%)
    내수 : 844(60%)
- 태극삼용 : 296톤(2%)

-뿌리삼 가공 : 296(100%) 수출 : 240(81%)
내수 : 56(19%)

- 백삼용 : 3,700톤(25%)
  - 뿌리삼 가공 : 3,515(95%) 수출 : 158(4.5%)
    내수 : 3,357(95.5%)
  - 가공 제품류 : 185(5%) 수출 : 93(50%)
    내수 : 92(50%)

○ 한약재의 유통현황

1. 농산물 유통과정과 한약재

모든 농산물은 생산, 유통, 소비의 3개 부분에 의하여 수요와 공급이 이루어지며 이 중에서 유통과정만은 수집, 중개, 분산기구를 갖게 되는 것이 일반적이다. 이와 같은 유통과정은 경제발전 정도와 품목에 따라 다양한 형태를 갖게 된다.

따라서 농수산물의 유통경로는 생산자 → 산지출하자 → 집하자 → 지역중개자 → 중개업자 → 소매업자 → 소비자의 단계를 거치게 된다. 일반적으로 경제가 발전되면 유통경로가 단축되는 경향을 나타내지만 생산자와 소비자가 영세하면 할수록 유통구조가 여러 단계를 거치게 된다. 그러나 물품에 따라서 대규모로 대량생산하는 생산자와 대량소비하는 실수요자간에는 직거래체계의 성립이 가능함으로 유통과정을 어느 단계까지는 단축시킬 수 있을 것이다.

한약재의 유통과정은 오랫동안의 습관에 따라 천연약물인 자연산을 채취한 것, 농가에서 재배생산한 것과 외국산을 수입한 것인가에 따라서 유통경로가 다르다. 또한 한약재의 소비과정에 있어서 수요자가 한의원인 경우 한의사의 처방에 의하여 조제되어 貼藥으로 환자에게 투여하여 소비되는 것과 천연약물을 원재료로 써서 생약제제나 한약제제를 만드는 제약원료로 쓰이는 것으로 크게 나눌 수 있다. 한편 제약회사에서는 자사제품의 원재료로 소비하는 것과 한약을 엑기스제, 틴크제나 분말제로 하여 병원이나 약국에서의 조제용으로 만들거나 타제약업소이 중간원료로 만들어 공급하기도 한다. 현재 우리나라에서 재배생산하거나 자연생을 채취하여 생산되는 한약재의 총량은 연간 약 40,000톤에 이르고 있으며 이 중의 약 40%가 서울(경동한약상가)에서 거래되고 나머지 20%가 제천, 15%가 대구, 10%가 부산에서 집산되고 있는 실정이다. 또한 생산원료의 품목에 따라 차이는 있지만 한약재 600g(한근)에 200~400원의 채취수수료(마진)를 붙여 거래하고 있다(한국생약보, 제146호, 1990. 8. 20).

자연산의 한약재는 채취자가 입산하여 채취한 것을 지역중개인이 지역수집상에게 모아오게 한다. 수집업자는 다양한 품질의 약재를 관행되어 오는 기준(크기, 색깔, 냄새, 맛 등)에 따라서 선별하여 등급을 정하고 거래하기 좋게 10근(6kg), 50근(30kg), 및 100근(60kg) 단위로 마대나 끈으로 포장한다. 지방중개업자는 한약재의 주요 집산지인 서울, 제천, 대구, 부산에 소재한 한약재 도매업소에 시기에 맞추어 출하하고 있다. 그러나 이와 같은 유통경로 사이에 중개인이나 거간 등이 개입하면서 매점매석함으로써 유통질서를 어지럽혀 생산자에게는 채취의욕을 떨어뜨리고 소비자에게는 경제적 부담을 주는 예가 있다.

(1) 국내산 한약재의 유통현황

■ 유통과정

현재 우리나라에서 유통되고 있는 국내산 한약재의 유통과정을 도시하면 그림 2-2와 같이 3가지 과정으로 설명할 수 있다.

① 농가 - 수요군

한약재 재취 및 재배 농가에서 유통경로를 거치지 않고 수요군으로 직접 공급되어지는 과정, 즉 중간상인이 전혀 개재되지 않는 과정으로 생산자와 소비자가 직접 거래하는 직접마케팅(marketing)의 경우이다. 이 경우는 생산자와 소비자의 유통비용이 절약되어 각각의 이익으로 될 수 있는 바람직한 과정이나 현재 우리나라에서는 전체 한약재의 유통경로 중 5%가 이 범위에 의해서 유통되고 있다.

② 농가 - 도매상 - 중개상 - 수요군

한약재의 생산자인 농가에서 도매상을 통해 중개인을 거쳐 수요군으로 분산되어지는 과정으로 우리나라에서 전체 한약재의 유통과정 중 15%가 이 과정을 통해 유통되고 있다.

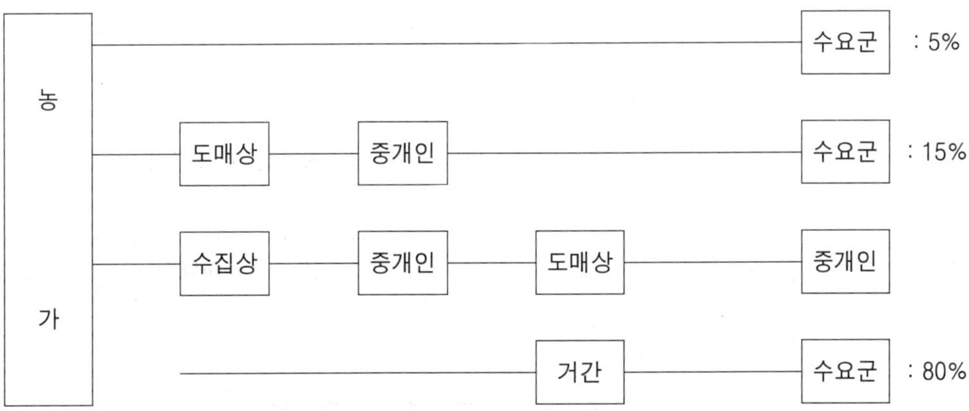

〈그림 2-2〉 국내산 한약재의 유통과정

③ 농가 - 중개인 - 도매상 - 중개인 - 거간 - 수요군

한약재의 유통과정 중 간접마케팅(marketing)의 경우로 중간상이 많이 개재되어 유통비용이 증가되는 과정으로 우리나라 전체 한약재의 유통과정 중 80%가 이 방법으로 유통되고 있다. 이 과정의 단계별 마진은 아래의 표와 같다.

- 80%를 차지하고 있는 우리나라 한약재 유통 단계별 마련

수집상 → 중개인	중개인 → 도매상	도매상 → 중개인	중개인 → 거간 → 수요군	계
50원/kg(한근)	50~100	50~100	50~100~100	200~450

(자료: 1990 생약협회조사)

한약재는 종류에 따라서 저장이 잘되는 것과 저장이 잘 되지 않는 거들로 구분될 수 있다. 저장이 잘되지 않는 것은 유통기간에 잘 변질이 되므로 주의해야 한다.

■ 문제점

한약재의 유통시 가장 문제가 되는 것은 다음과 같다.

첫째, 한약재의 생산단계에서 농산물로 취급되기 때문에 중간상인의 개입이 많은 것은 가장 문제가 되고 있다. 특히 중간상인들이 전국적으로 재배지역(생산지역)을 돌아다니며 당해연도의 생산량 정보를 일찍 파악하여 이를 매점매석 할 경우 가격 상승의 요인이 될 수도 있다.

둘째, 한약재의 유통단계별 복잡성으로 인한 장기간 유통 등으로 품질이 변하여 저하된다. 이것은 우리나라 한약유통의 가장 심각한 문제점이라고 생각된다.

(2) 수입산 한약재의 유통현황

현재 우리나라에서 수입되고 있는 한약재의 유통과정을 圖示하면 그림 2-3과 같다.

수입추천신청 → 수입추천 → 수입 → 규격품제조공장 → 도매상 → 수요군

(수입업체) (한국의약품수출입협회) (수입업체)

〈그림 2-3〉 수입산 한약재의 유통과정

한약재 수입절차 (한국의약품수출입협회 http://www.kpta.or.kr/ 참고)

한약재는 약사법시행규칙 제44조에 의거 수입품목허가나 신고가 생략되는 품목으로서, 수입시마다 식약청장, 지방청장 또는 식약청장이 지정하는 한약재 검사 기관에 품질검사신청서를 제출하고 수입의약품등관리규정 별표 1의 수입한약재검사방법에 따라 관능검사를 받은 후 통관 가능하다. 다만, 별표 1에서 정한 정밀검사 및 위해물질검사대상 한약재는 검체수거증을 교부받아 해당 세관장에게 제출하고 우선 통관 가능하다.

① 자격요건

구분	수입자	위탁자
한약재	의약품 수입자 * 자격요건 확인 제출서류 사업자등록증, 시험실계약서, 수입관리 자신고서(각 관할지방식품의약품안전청에서 발급)	의약품 수입자 의약품도매업자(단, 규격품 중 제조업소에서만 제조할 수 있는 한약재 이외의 한약재에 한함) 의약품등 제조업자(단, 당해 수입물품의 제조품목허가(신고)를 받은 자에 한함)

② 품질검사신청서 기재사항
수입자, 위탁자, 원산지, 제조원, 총금액, HS부호, 품명, 단위 및 수량, 단가, 금액, 선적항 및 송화인, 결재기간 및 가격조건, 통관예정일자, 검체수거 예정일자 및 장소
* CITES 관련된 경우 – 해당 동식물의원산지, 학명 기재

③ 멸종위기에 처한 야생동식물의 국제거래에 관한 협약(CITES) 대상 품목
멸종위기에 처한 야생동식물의 국제거래에 관한 협약에 의한 동식물의 가공품 중 의약품을 수입 또는 공해를 통하여 반입하고자 하는 자는 보건복지부령이 정하는 바에 따라 식품의약품안전청장의 허가를 받아야 한다(약사법 제34조의 2).
* 허가신청시 구비서류(신청서식 : 약사법 시행규칙 별지 제 40호)
- 멸종위기에 처한 야생동식물의 국제거래에 관한 협약에 의하여 당해 야생동식물의 가공품을 수출한 국가에서 발행한 수출증명서사본
- 대외무역법 제19조 및 동법시행령 제25조의 규정에 의하여 확인받고자 하는 수입승인신청서 5부
- 물품매도확약서 또는 수입계약서 사본

④ 수입시 검정 또는 검사면제 대상
- 희귀의약품
- 보건복지부장관이 별도로 정한 체외진단용의약품
- 생산국정부가 인증한 품질관리시험성적서를 제출하여 검사가관장의 인정을 받은 품목
- 동일한 수입자가 이미 수입하여 검정을 받았던 품목을 같은 제조원으로부터 재수입하는 경우(단, 한약재는 제외한다)
- 의약품제조업소(한약재제조업소를 포함한다)에서 당해 의약품을 제조하기 위해 수입하는 한약재(단, 녹용, 생녹용, 우황 및 침향은 제외한다)
- 학술, 연구, 조사 등 목적의 한약재

⑥ 기타
- 모든 한약재는 자동으로 수입할 수 있으나 수급조절용 대상한약재(총 14종)는 임의 수입이 불가능하다(구기자, 당귀, 맥문동, 백수오, 산수유, 시호, 오미자, 작약, 지황(생·건), 천궁, 천마, 택사, 황금, 황기).
- 약사법 등 한약재 수급 및 유통관리규정, 수입의약품등관리규정은 필히 숙지해야 함.

수입 한약재는 수입업자를 통하여 수입하게 되는데 수입품목들은 대부분 기후풍토와 자원식물의 분포관계로 국내에서 재배하거나 채취할 수 없는 품목들이 수입되고 있다.

근래에는 국산 한약재일지라도 국제사장의 가격이 싼 품목은 무역개방에 따라 수입하고 있다. 그러나 정부는 농업재생산농가의 소득증대와 국제수지의 균형을 이루고 국민건강을 향상시키기 위하여 이들 한약재를 자동수입품목과 한국의약품수출입협회의 추천품목으로 나누어 수입하도록 하고 있다. 현재 한약재는 원칙적으로 자동수입되며, 이것은 약 170품목이다. 그러나 정부는 국내 한약재의 생산농가를 보호하고 한약재의 품질과 가격안정에 필수적인 한약재에 대해서는 그 수급을 조절하기 위해서 품목을 정한 한약재가 수급조절 대상 한약재이다.

보건복지부는 수입한약재의 품질관리 및 유통질서를 확립하기 위하여 수입한약재관리지침을 고시하고 한국의약품수출입협회 산하에 의약품시험연구소를 두어 품질검사를 실시하고 있다.

(3) 한약재의 유통과정에 따른 개선방향

한약유통과정에 대한 개선 방향은 다음과 같이 3가지로 구분하여 설명할 수 있다.

첫째, 각 도시에 한약재 공동시장의 신설이 필요하다고 본다. 각 시도에 설립되어 있는 농산물도매시장과 같은 규모의 한약재 공동시장이 신설됨으로써 농민이 직접 시장에서 위탁 판매를 할 수 있고, 한약재 공정거래 여부를 직접 정부에서 관리할 수 있으므로 중간상이 배제될 수 있고, 유통기간이 짧아지므로 약재의 품질이 향상될 것이며, 출하된 약재간에 서로 품질이 비교되어 우량품의 생산이 가능해질 것이고, 가격, 정보 등의 마케팅(marketing) 분야가 발전될 것으로 본다.

또한 약재의 생산과 소비를 조절할 수가 있어서 약용작물의 재배면적을 조절할 수 있고 언제나 적정 재배면적을 유리하기 때문에 항상 적당한 가격을 유리할 수 이을 것이다. 한편으로 수출입한약재의 물량통제에 있어서도 중요한 역할을 할 수 있을 것으로 보여진다.

둘째, 유통과정 중 생산자와 농민에서 소비자인 환자에까지의 단계를 가능하면 줄여야 한다. 한약재의 이상적인 유통단계는 그림 2-4와 같이 2가지로 구분하여 설명될 수 있다.

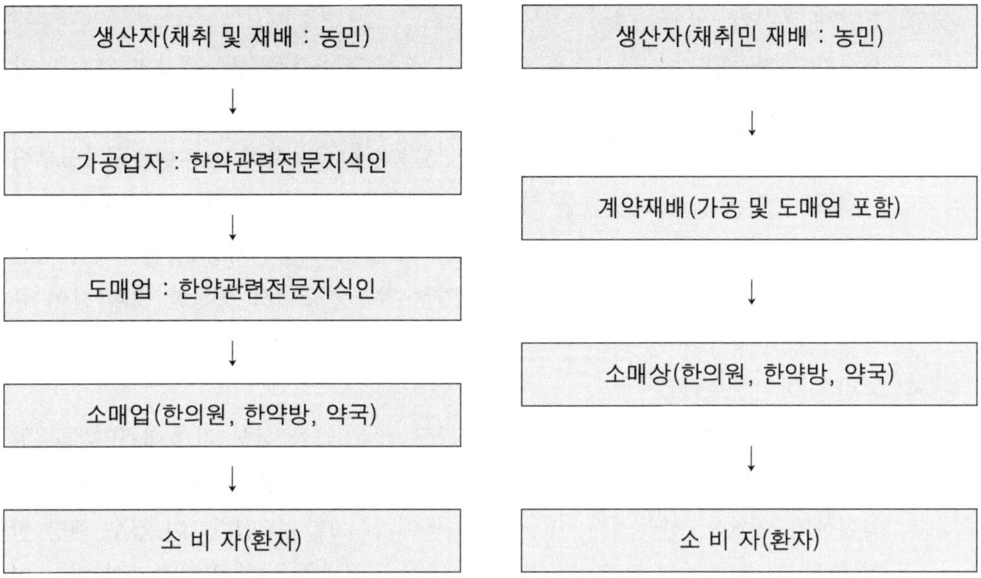

A. 품질 지향적 유통과정　　　　B. 생산 지향적 유통과정

<그림 2-4> 이상적인 한약재 유통구조

A. 과정은 생산자인 농민이 자연산을 채취하거나 재배하여 한약에 관한 전문적 지식을 갖춘 가공업자에 의해서 수집이 된 후 가공하여 한약도매상의 자격을 가지고 있는 유통업자에 의해서 소매상, 즉 한의원, 한약방, 약국에 공급한 후 최종적으로 소비자인 환자에 투여되는 유통단계상 비교적 바람직한 과정으로 전문적인 지식을 갖춘 가공업자에 의해서 가공된 후 유통되므로 품질지향적 유통구조로 볼 수 있다.

B. 과정은 생산자인 농민이 가공 및 도배상의 자격을 갖춘 한약전문인과 계약재배를 한 후 소매상 과정인 한의원이나 한약방에 공급하는 과정으로 소비자인 혼자에까지 유통되는 과정이 매우 짧아 품질의 변호가 없고 생산자인 농민이 제값을 받을 수 있으며 소비자인 환자도 품질이 좋은 우량한약재를 싼 값으로 공급 받을 수 있으므로 생산지향적인 유통구조라고 생각할 수 있다. 따라서 유통단계에서 가장 이상적인 과정이라고 볼 수도 있다.

셋째, 한약재 규격화 사업의 실시

생산자나 가공업자가 규격품을 생산하고 정부가 이것을 보증한다면 양질의 많은 한약재가 소비되어 국민보건향상에 크게 기여할 수 있을 것으로 본다. 최근 보건복지부에서는 규격품 대상 한약재 36가지를 선정하여 1996년 7월 1일부터 한약 규격품 유통제도를 전면 실시하기로 하였다. 다만 규격화로 유통시킬 경우 생산자인 재배농민이 피해를 입지 않도록 농민이 생산가공한 한약재와 생산자단체가 생산가공한 한약재도 원료의약품 제조업소에서 생산한 것과 같이 규격품으로 인정해야 한다.

넷째, 농민의 기존판로허용

농민이 자체 생산한 한약재를 단순가공하는 해위는 농산물 가공해위이므로 약사법 적용대상이 아니며, 이와 같이 가공한 제품을 기존 판매 관행에 따라 한약판매자(도매상, 한약업사, 약국)에게 판매(납품)할 수 있다. 이 경우 해당 한약판매업자가 제품의 품질 · 포장 등이 규격에 적합함을 확인 보증해야 하고 이에 대해 책임을 진다.

2. 한약재의 수요처

(1) 한약재취급업소 현황

최근 한약업소(첩제)와 제약업소(드링크제)의 약종이 증가되고 있으며, 첩제 중심에서 엑기스제로 제품화 되어지고 있는 추세이다.

3. 일본의 한약재 제약재배모형 및 약용작물 연구조직

(1) 한약재 계약재배모형

일본의 한약재의 계약재배모형은 다음과 같이 4가지로 설명할 수 있다.

한약재의 계약재배모형

모형	내 용	계약년한
1	생산자 — 계 약 — 농협 — 계 약 — 제약회사	1년
2	생산자 — 전량계약 — 생산조합 — 전량계약 — 제약회사	1년
3	생산자 — 전량직접계약 — 제약회사	1년
4	생산자 — 중계인 — 계 약 — 제약회사	1년

(자료: 1990. 농진청작물시험장)

계약년한은 일반적으로 1년을 기한으로 하고 있다.

(2) 약용작물 연구조직

① 후생성 국립위생시험소 예하에 5개 약용작물 재배시험장 운영

試驗場所	職員數	硏究內容	硏究對象作物
홋가이도		寒地藥用植物硏究	防風, 大黃, 附子
쓰꾸바		┌ 優良系統選拔 └ 基礎硏究	麻黃, 桔草, 牧丹, 楊貴妃
이즈		┌ 品種開發 └ 組織培養, 保存	柴胡, 桂皮, 地黃, 黃連, 스테비아
와가야마		藥效成分, 品種改良	黃柏, 黃連
다네가시마		熱帶藥用植物硏究	
계	22		17작물

② 사설 다께다 생약연구소(1993년 창설)

區 分	職員數	植物種類	사 업 내 용
藥用植物展示農園	65	3,200	蒐集, 保存, 展示
藥用植物改良			다께다製藥, 材料作物의 品種改良
	20	6	
栽培硏究農園			栽培法硏究

- 전 세계적으로 자원식물수집, 자생환경조성, 보존
- 개량품종은 직접 계약재배에 활용

제 3 장

약령시(藥令市)

제 1 절 약령시의 기원

조선 후기에는 각 지방의 장시뿐만 아니라 특수시장이 발달했다. 특수시장이라 함은 일반 시장과는 달리 거래되는 상품이 한정되어 있는 시장을 일컫는다고 할 수 있다. 특수시장 가운데 가장 유명한 것은 약령시였다. 약령시는 말 그대로 각종 약재를 교환, 매매하는 시장을 말한다.

약령시는 영시라고도 하는데 장시와 마찬가지로 정기 시장에 속했지만 성격이 달랐다. 장시는 매월 6회에 걸쳐 하루씩 장이 열리는 것이었지만, 약령시는 연 2회 열렸고 개시기간은 10일 이상이었다. 그리고 전국의 의료업자들이나 상인들이 모여들어 대규모의 거래가 이루어지는 것도 특징이다. 이러한 이유로 약령시를 특수시장으로 분류하기도 한다.

藥令市는 이조 제17대 왕인 효종(재위 1650-1659) 2년(서기 1651년)에 시작하여 일제 말엽인 1943년까지 약 300년 간 한약재 교역을 담당하였던 특수시장이다. 당시, 우리나라는 국내에서 중국에 보낼 토산물을 매상하는 관습에 따라 각 지방 특산물을 해마다 春秋로 두 번씩 거두어 한양(서울)으로 진상하게 되었다. 각 지역의 토산물은 감사(지금 도시사, 관찰사)가 주재하는 지역을 중심으로 주로 모이게 된 것이다. 그 중에 약재가 중심으로 되어 점차로 민간교역으로 변천해 온 것이라 한다. 그런데 처음 藥令市의 開市期는 원주로부터 전주로 순차로 행하여졌던 것인데 이것은 기후의 相違로 인하여 조만의 차가 있기 때문이다. 기록을 통하여 볼 때 약령시가 설치된 이유는 약초의 채취와 집산이 용이했기 때문이다. 약령시는 약재의 주요산지라고 알려진 전라도, 경상도, 강원도 중에서 집산이 편리한 대구, 전주, 원주 3개소에서 먼저 시작되었는데 봄, 가을 두 차례 열리는 것이 관례였다.

藥令市의 설치되었던 장소로는 대구, 전주, 원주, 공주, 진주, 청주, 충주, 진주, 개성, 함흥, 평양, 제천, 공주, 의주등지이며 1년에 보통 두 차례로 10여일씩 개장되었다. 원래 약령시는 감사가 직무하는 감영의 소재지로 집결하는 약재 중에서 좋은 것은 상납하고 그 나머지를 일반에게 판매하면서 발생했는데 대구의 약령시가 제일 유명했다. 원주를 비롯하여 春季는 구 1월 25일~2월 24일, 初秋는 9월 25일~11월 30일까지 개시하였다. 춘계는 2월 3일~同月 14일, 추계는 10월 3일~同月 15일까지였으나 약 60년 전부터는 왕실의 약재폐지로 점차 시장이 부진하여 겨우 그 명맥을 이어오다가 왜정 말기에 이르러 통제경제란 구실로 약재를 각 도단위로 통제배합을 하였기 때문에 실로 270여년의 유구한 역사를 가진 이 藥令市도 자연히 폐쇄되게 되었다.

대구의 風物인 藥令市가 중단된 지 距今 15년(단기 4292년)만에 다시 개설되게 되어 1년에 2차씩 전국한약관계자들이 규칙적으로 모이어 唐材(중국산 약재) 초재(국산 약재)등 약물을 거래하게 되었다.

이 藥令市의 개시기는 근대에 와서 1년에 1차씩으로 변경되어 舊曆 11월 중순경부터 12월말일까지 약 40일간 역시 대구에 정하여졌던 것이다. 그 이외에 전주, 공주, 진주, 충주, 대전, 청주약령시가 있었다.

藥令市의 起源에 관하여 또 일설에는 이조 제16대 인조 19년(서기 1638~1641년)에 일본과의 약물교역을 하였었는데 당시 일본의 德川幕府의 3대 家光이 대마도주로 하여금 6集의 "歲遺船"을 우리 동부(釜山)에 보내어 藥材貿易을 제의해 왔으므로 이에 전국의 약재를 수집하는 데 대구를 집산지로 정하였던 것이다. 또 대구가 약재원산지로 선택된 것도 역시 경상감사가 주재하고 있었기 때문이란 것은 전후설이 모두 일치되고 있으며 令市라고 붙인 것은 官의 令으로 정해졌음을 의미한 것이라 한다.

제 2 절 우리나라의 유명 약령시와 한방진흥특구

○ 대구 약령시(大邱 藥令市)

1. 유래와 발전

■ 형성 배경에 관한 설

대구 약령시의 형성배경에 대해서는 학자들마다 다양한 견해가 제시되어 왔다. 특히 대구 약령시의 형성과 관련하여 대시(大市)설, 중국 조공설, 일본 무역설, 대동법 실시설과 자연발생설 등과 같은 다섯 가지 설이 있다.

첫째, 대구 약령시의 발생동기가 약재의 효과적인 채집을 위해 중앙과 지방의 지원 하에 국가의 정책적인 필요에 의해 생성되었다는 대시설이 있다. 생산자와 중개상간의 유통을 원활하게 하는 도매시장으로서의 대시적 특성을 가지고 있다는 설이다.

둘째, 지리적으로 약재가 생성될 수 있는 좋은 환경을 가진 경상도 지방에서 산출되는 약재도 중국에 보내는 조공품의 하나로 제공되었다는 중국 조공설은 당시의 시대적 상황에 비추어 볼 때 약재를 효율적으로 수집하기 위해 개설되었다는 설이다.

셋째, 일본의 조선약재 수요가 증가함에 따라 수출용 약재의 효율적인 수집을 위해 대구 약령시가 발달하기 시작했다는 일본 수출설은 1943년에 출간된 "大邱府史"에서도 이를 뒷받침하고 있다.

넷째, 공인들로 하여금 현물대신 특산물을 대납하게 한 대동법 실시설

다섯째, 교통 및 우수한 약재들이 자생하는 지리적 이점으로 인해 자연발생적으로 약령시가 생성되었다는 자연발생설 등이 있다.

이상의 5가지 약령시 발생설 중 일부의 경우에는 일제의 무의식적 오류와 의식적 왜곡사실을 내포하기도 하지만, 발생의 배경을 적시하고 있는 분명한 자료가 없기 때문에

어느 하나의 원인에 의해서 대구 약령시가 생겼다가보다는 현재로서는 복합적인 원인에 의한 것이라고 보는 견해가 설득력이 있다. 이상의 여러 복합적인 배경으로 생겨난 대구 약령시는 약재전문시장으로서는 유래를 찾아보기 힘들 정도로 350년이라는 오랜 세월 동안 민족의 애환과 선조들의 삶의 역정을 간직한 채 면면이 그 맥을 이어오고 있다. 대구 약령시는 초기에 약재의 효율적 매집이라는 국가의 정책적 필요에 의해서 중앙 및 지방정부 차원의 적극적인 지원 하에서 발전을 거듭하였지만 일본의 조선 강점과 서양의학을 장려한다는 명분으로 우리 고유의 한방의약을 말살시키고, 독립자금의 진원지가 될 수 있다는 우려 때문에 대구 약령시가 쇠퇴의 길로 접어들게 되었다. 대구 약령시는 일본에 의해 강제적으로 폐지되었다가 광복 후에 여러 차례의 추령시를 개최하는 등 한의약업인들의 노력으로 차츰 부활되어 현재의 약령시로 발전되었다. 다른 지역의 약령시는 이후 모두 쇠퇴하였지만, 대구 약령시는 일제의 탄압에도 불구하고 국권회복운동에 관여하는 등 민족혼을 발현하면서 끈질긴 생명력을 유지하여 오랜 전통을 꿋꿋이 이어 나오고 있다.

■ 대구 약령시의 초기모습

대구 약령시는 조선 효종 때 형성되었는데 경상도 일대의 약재가 이곳으로 모였다. 1914년 이전까지는 봄과 가을, 즉 음력 2월과 10월에 두 차례 열렸는데 이후에는 가을에만 한 차례 열렸다. 시장을 열리는 것을 초회(初會)라고 하며 끝나는 것을 파령(破令)이라고 한다. 10월 약령시의 경우 파령 이후에는 대부분의 상인들이 귀환하거나 공주 약령시로 갔으므로 한산해지거나 여전히 상거래는 이루어져 11월 말에 가야 완전히 폐시되었다. 약령시를 열고자 할 때는 상인들이 뽑은 대표자가 대구부사에게 개시 사실을 알리고 다시 감찰사에게 그리고 감찰사는 중앙정부에 보고하여 정부로부터 통첩을 받아야 한다. 시장에는 수백 종의 국산 약재뿐만 아니라 중국산 약재도 나오는데 각지의 약초재배자, 채취자, 상인들이 도매로 대량거래를 하지만 직접 생산자와 소비자간의 소량의 거래가 이루어지기도 한다. 1910년까지만 해도 중국, 만주, 일본, 중동지역은 물론 멀리 시베리아에서도 상인들 이 한약재를 사기 위해 몰려들어 대구 약령시는 그야말로 세계적인 한약재 물류유통의 거점이 되었다. 대구는 약재의 본산지인 경상도를 배후에 두고 있으며 낙동강으로 약재의 운송 또한 수월하여 약령시가 자연스럽게 형성되었다. 조선시대 대구 약령시는 약재 수확기인 봄(春令市)과 가을(秋令市) 두 차례에 걸쳐 정기적으로 10~30일가량 개장 되었는데, 1930년대 후반의 경우 거래물량과 출시인원이 당시 대구전체의 예산과 인구를 훨씬 능가하였다.

2. 대구 약령시의 역사적 의의

대구 약령시는 350년이라는 장구한 역사와 전통을 지닌 전문한약시장으로서 우리나라 전역을 비롯한 중국과 일본 등 세계 여러 나라와 한약재를 교역하던 국제무역의 거점이었다. 따라서 한약재 거래와 관련하여 막대한 금액의 자본이 유동하여 지역경제의 견인차가 되었음은 물론 보건 의료적 측면에서도 우리나라 국민은 물론 세계인의 건강을 지켜주는 중요한 역할을 했다. 아울러 약재의 수급, 즉 채약과 재배 및 정선, 수치, 관리, 유통 등과 관련되는 유·무형의 다양한 한방문화의 전승은 물론 이러한 전승문화의 현대적 응용을 통한 교육과 관광자원으로서의 가치도 지대하다. 일제의 식민지배로 인한 민족적 시련기에 있어서는 뜻있는 민족지사와 한의약업인들이 약령시를 통해 민족의식을 고취하고 국권회복운동에 직·간접적으로 관여하는 등 민족정기와 주체성을 회복하는 계기로 삼기도 했다.

3. 대구 약령시의 현황

대구 약령시 권역의 여러 가로들을 끼고 입주해 있는 한방 관련 업소는 모두 350여개다. 이들 업소들을 업권별로 나누어 보면 한약방이 51개, 한의원 24개, 약업사 85개, 인삼사 15개, 제탕·제환원 및 제분소 60개, 한약상회와 한방서점 등 관련업소 20개, 기타 업소 100여개 등으로 구성된다.

4. 대구 약령시와 한약재도매시장

지금의 한약재도매시장은 예전의 약령시를 전통 5일장과 경매형식을 통해 현대적인 개념으로 부활시킨 것이다. 왜냐하면 한약재도매시장은 약사관리법령의 제정 및 교통과 통신의 발달, 한약재 유통구조의 변화 등과 같은 제반의 사회경제적인 변화에 편승하여 제한된 공간에서 5일마다 경매과정을 통해 한약재가 자유로이 거래될 수 있는 유통시스템을 갖추고 있기 때문이다. 1982년 설립되어 20년의 연륜을 지닌 한약재도매시장은 현재 전국에서 유일한 것으로서 전국의 한약재 시세를 주도함을 물론 자생 약재의 보존과 한약재 유통질서를 확립하는 일조하고 있다. 한약재 도매시장 설립과정에는 약령시를 활성화시키려는 한의약업인들의 피나는 노력과 대구시 행정당국의 아낌없는 지원이 있었다. 약령시 한약업사들은 약령시 활성화의 일환으로 대구시에 대해 1980년 제3회 약령시 개장행사 이전에 한약재 공판장이 설치될 수 있도록 건의하였다. 대구시에서도 이를 긍정적으로 검토하고 있던 차에 제5차공화국의 출범과 더불어 약령시를 특수상권 지역으로 보호 육성하도록 한 것이 기폭제가 되었다.

(1) 대구한약재도매시장의 설립목적

① 한약재의 품질 및 유통구조개선
② 국내외에서 생산되는 약용작물 일체의 위탁판매 또는 알선업
③ 약용작물 생산자 및 출하자에 대한 융자 알선
④ 위와 부합되는 국내외 사업을 위함

(2) 대구한약재도매시장의 영업방침

① 생산자와 소비자 간의 중간 역할을 담당하여 유통단계를 대폭 줄여 생산자와 소비자를 보호
② 품질검사를 철저히 하여 양질의 한약재 공급
③ 한약재의 수급 조절과 가격 안정에 힘을 기울임

5. 한약재도매시장연혁

1978년 10월	약령시부활의 일환으로 한약재도매시장 설립 추진
1982년 2월	농수산물 도매시장 약용작물부 개설
1982년 7월	한약재도매시장 건물준공 및 개장 (대구광역시 중구 태평로 3가 174-8, 약령시와 2km거리)
1982년 9월	주식공모 - 자본금 16,200만원, 주주 77명 출범
1982년 10월	창립총회 개최(대표이사 박재규)
1983년 8월	도매시장 활성화를 위한 임시 주주총회(대표이사 방태영)
1983년 12월	전국 도매시장 모범상 수상(농수산부 장관)
1988년 7월	한약재도매시장과 약령시의 활성화방안으로 한약재도매시장을 약령시내로 이전 추진
1989년 2월	제8기 정기주주총회 임원 개선(대표이사 류창록)
1991년 12월	한약재도매시장 건물 착공(대구광역시 중구 남성로 51-1)
1992년 12월	한약재도매시장 건물 준공
1993년 2월	한약재도매시장 이전식 및 제 11기 정기주주총회 개최
1994년 2월	제12기 정기주주총회 임원 개선(대표이사 신전휘)
1998년 2월	제16기 정기주주총회 임원 개선(대표이사 신용환)
2001년 2월	제19기 정기주주총회 임원 개선(대표이사 유임)
2004년 2월	제22기 정기주주총회 임원 개선(대표이사 황수성)
2007년 2월	제25기 정기주주총회 임원 개선(대표이사 이석동)

이러한 과정을 통해 어렵게 설립된 한약재도매시장은 그 동안 옛 약령시의 전통을 상징적으로 계승한다는 의미와 더불어 현실적으로도 연간 매출액 40~60억에 이르는 600~900톤의 한약재를 원활하게 유통시킴으로서 대구약령시 부활과 발전을 위한 초석이 되어 왔다. 하지만 약령시로부터 약 1.5km 떨어진 곳에 위치하여 사람들의 이동과 약재운송 등에 있어서 불편한 점 또한 많았다. 아울러 1983년 한약재도매시장에 전시된 한약재 자료에다 한방 관련 유물을 보완하여 1985년 남성로 수협 2층으로 옮겨와 개관한 한약재전시관을 통합할 필요성이 제기되었다. 따라서 1993년 현재의 약령시전시관을 설립하여 1층과 2층에다 각각 한약재도매시장과 한약재전시관을 통합 · 이전하였다.

○ 경동 약령시(京東 藥令市)

1960년대 말부터 인근 마장동 시외버스 터미널과 청량리역의 교통이 편리한 점을 이용하여 강원도, 경기도, 충청도, 경사도 등의 지역에서 생산, 채취되는 한약지를 취급하는 업소들이 모여들어 자연발생적으로 형성된 경동한약시장은 국내 제일의 한약재 판매 및 한방진료 투약지역으로 성장하여 근래에 세계적인 각광을 받고 있는 전통 한의약을 체계적으로 繼承育成 시키기 위한 자각에 의하여 경동 한약상가 일대에 있는 동대문구 한의사회, 약사회, 한약협회, 의약품수출입협회, 한약도매협회, 진흥회, 한국생약협회 등 7개 단체가 1994년 5월 한약가 협의회를 구성하고, 1994년 11월 전통한약시장 승인을 요청하여 1995년 6월 1일 서울특별시로부터 동대문구 제기동, 용두동 일대 235,100m^2, 242평) 지역을 서울 京東藥令市(전통한약시장)로 지정 承認되었으며 1995년 7월 6일 한약가 협의회는 총회를 개최하고 서울 경동약령시협회로 발족하였다.

1. 경동 약령시의 유래

1960년대 말부터 인근 마장동 시외버스 터미널과 청량리역의 교통이 편리한 점을 이용하여 강원도, 경기도, 충청도, 경상도 등의 지역에서 생산, 채취되는 한약재를 취급하는 업소들이 모여들어 자연발생적으로 형성되었다. 시대의 흐름에 따라 경동한약상가는 1970년대 후반부터 현행법에 맞춰 한의원과 약국, 그리고 한약건재상 등으로 변신하여 우리나라 한약재 유통의 70% 가량 유통시키고 있는 한약재시장으로 군림하여 왔다. 이와 같이 경동 한약상가는 경제 발전과 더불어 질적, 양적 팽창을 거듭하여 현재 명실상부한 우리나라 제일의 한약재시장으로 발전하였다. 약령시 주변의 동대문구 한의사회, 약사회, 한약협회, 의약품수출입협회, 한약도매협회, 진흥회, 한국생약협회 등 7개 단체가 1994년 5월 한약가 협의회를 구성하고, 1994년 11월 전통 한약시장 승인을 요청하여 1995년 6월 1일 서울특별시로부터 동대문구 제기동, 용두동 일대 235,100m^3(71,242평)지역이 서울 약령시로 지정 승인되었다. 이후 1995년 7월 6일 한약가 협의회는 총회를 개최하고 서울 경동약령시협회로 발족하였다.

2. 경동 약령시의 현황

경동 한약상가는 우리나라 최대의 한약재시장으로 급속한 양적 팽창에 따른 여러 가지 문제점이 발생됨에 따라 이를 근원적으로 해결하고 더욱 발전시키기 위하여 한약도매업자, 한의사, 약사 등의 단체별로 협의회를 구성하여 상인들의 이익증진을 도모하였으며, 경동 한약상가를 전통 한약시장지역으로 승인되도록 적극 추진하였다. 현재 경동 약령시는 서울특별시 동대문과 제기동과 용두동 일대에 위치하고 있으며 총면적은 약 71,242평에 달한다. 2006년에 조사된 바에 의하면 총 1,044여개의 업소가 있는데 그 주요 입주업체수를 살펴보면 도 · 소매업소로는 한약도매상이 144개소, 수출입업소가 98개소이고, 한약방 40개소, 한방병원 및 한의원 185개소, 약국 207개소, 한약국 50개소, 기타 320개소가 있다.

취급품목으로는 녹용류, 약초류, 광물성 약재류 등의 400여 품목에 달한다. 경동약령시는 전체적으로 규정된 형식에 따라 거래를 하는 것이 아니라, 각각의 한약취급업소별로 거래가 이루어지고 있다. 따라서 매일 거래가 이루어지고 있으며, 한약재 유통뿐만 아니라, 351개에 달하는 한의원에서 한방진료도 행해지고 있기도 하다. 편리한 교통과 다양하고 저렴한 판매로 시민들의 이용이 활발하여 현재 경동 약령시의 거래량이 전국 한약재 거래량의 70%에 달하고 있다. 이곳의 한약재는 주산지와 직거래되는 것이 많기 때문에 상대적으로 저렴하기도 하지만, 기준 이하의 품질 한약재 유통이나 불공정한 거래나 국산 및 수입 약재가 둔갑하는 경우도 많으며 더욱이 한약분쟁, 규격품 유통의 시행과 같은 제도변혁 등이 한때 IMF 경기침체와 맞물려 시장질서가 흔들리기도 했다. 이는 근본적으로 수급조절, 가격형성, 집하 및 분산, 대금정산 등의 시장기능이 제도적으로 실현 가능한 한약재 법정도매시장이 없기 때문에 공개적이고도 공정한 거래가 정착되지 못하고 있는 데서 기인한다. 더구나 한약재 법정도매시장의 기능을 일부 보조하였던 한국생약협회의 공판장이 국산 한약재 판매장으로 전환되어 도매시장기능은 없는 실정이다. 한약재 도매시장이 없는 상태에서 행정적으로 제조업자를 통한 규격품 유통만으로는 시장질서의 정립에 어려움이 있다.

현황

○ 서울 경동약령시 지정 : 95. 6. 1

○ 위치 – 동대문구 제기동, 용두동 일대

○ 면적 – 71,240평

○ 업소 – 2006년 현재(총 1044개소)

한의원	약국	한약방	한약도매	한약수출입	한약국	기타
185	207	40	144	98	50	320

○ 지역특성
•전국 한약재 거래량의 70%를 차지
•다양하고 저렴한 판매로 시민이용 활발

○ 육성방안
•부정, 불량 한약재 자율정비 및 매년 신춘제 개최
•국내 최대의 종합 한의약 단지 조성
 – 도매시장, 상설 전시관, 한방 백화점, 한의약 문화원 등 설립
•한방병원 유치하여 한방 전문진료 지역으로 육성
•한의학 국제 심포지엄 등 대규모 학술행사 개최

○ 中國 安國시 東方藥城과 姉妹結緣
•결연일시 – 95. 8. 18
•추진사항
 – 경동약령시협의회 중국 한동시 동방약성 방문(95. 4. 5~4. 11)
•중국 동방약성 관계자 내한(95. 8. 16~8. 23)
•활동계획
 – 한약재 계약재비 및 상호교환 등 민간차원의 교류증진

○ 전주 약령시(全州 藥令市)

1. 유래와 발전

전주는 전라감영 소재지로서 호남지방의 행정 중심지였다. 그래서 전주 약령시는 다른 지역에 비해 빨리 개설되었다. 조선조 17대 효종 2년인 1651년 최초로 개설되었지만 공주 약령시가 개설되면서 크게 위축되어 한동안 폐지되었다가, 250년이 지난 1901년에 지역 번영을 도모하기 위한 방안의 하나로 재흥되었으나, 이 역시 2년 만에 폐지되고 말았다.

20여 년간 침묵을 지키던 전주 약령시는 1923년 당국의 지원으로 세 번째 개시를 보게 되었다. 전주 약령시는 현 다가동 우체국 사거리에서 완산교 입구에 이르는 구간에 개설되었으며, 개장 시기는 매년 음력동짓날 초하루부터 섣달그믐까지(음력 11월 1일부터 12월 말일까지) 55일 또는 60일간 개장하였는데 정기 약령시 개장 이외의 날에도 교역의 특수시장으로 연중 약산약해를 이루었다. 전주 약령시에서 거래되었던 도내 생산 및 채집 한약재는 지리산, 덕유산, 회문산, 내장산, 변산반도 등 한약재 생산에 가장 좋은 천혜의 조건을 가진 곳에서 생산되어 그 품질의 우수성을 널리 과시하였다.

또한 우리나라에서 생산되지 않는 한약재가 당재라는 이름으로 일본, 중국, 필리핀, 태국, 미얀마, 월남 등에서 수입되어 그 규모가 대단하였으며 약령시 참가자 모임인 전주약령영성회의 활동으로 한동안은 거래액이 대구 약령시를 20% 이상 초과했으며, 1930년대 초반부터 1938년까지는 대구 약령시의 규모를 앞질러, 만주의 넓은 땅을 매입하여 약재 재배도 계획하기도 하였다. 당시 전주 약령시의 판매액이 전주시 1년 예산을 훨씬 능가하였으니 그 규모를 짐작할 수 있다.

2. 현황

전주 약령시는 1943년 일제 강점말기의 전쟁으로 폐지되었고 그 후 50여년간 다시 열리지 못하다가 1999년 9월, 전주 약령시를 기억하는 지역의 원로들이 중심이 되어 전주 약령시를 다시 복원하여 다양한 행사를 하고 있다. 전주 약령시(全州藥令市)는 당시 유지였던 박기순의 후원과 약령시(藥令市)에 대한 필요성을 절감했던 박계조의 헌신적인 노력으로 기반을 닦았는바, 현재 전주시 완산구 다가동 연수당한의원옆 노변에 『全州 藥令市總務前議官朴季祚記念碑』가 전주약령시(全州藥令市)설립에 공이 많은 박계조의 공적을 기리고 있다. 령(令)골목이라고 불리우는 전주 약령시의 길 전후에는 소나무 가지를 꺾어 만든 아치형 송문이 세워졌고, 오색글씨로 산지, 종류, 상호를 표시한 영기(令旗)가 나부꼈으며, 곰과 사향노루를 잡아다가 즉석에서 웅담과 사향을 채취하는 등 엄동설한에도 볼거리가 많았다. 그런데 50여년 동안 애환의 그늘 속에 파묻혀 있다가 1999년 9월 전주약령시제전위원회 정현국 위원장을 중심으로 구성하여, 곧바로 현대화된 한의약 마케팅을 바탕으로 제1회 전주 약령시 제전행사를 갖게 됨으로써 오늘에 이르게 된 것이다. 현재 도내에는 전국 유일하게 원광대학교와 우석대학교에 한의과대학과 한약학과 2곳이 설립되어 한방의생명분야 전문인력을 양성과 전통문화 창달을 위해 노력하고 있다. 전라북도에서도 한방과학산업 육성 방안을 강구, 전주를 한의약학의 메카로 집중 육성할 정책을 추진 중에 있음은 지난 1999년에 갖게 된 전주약령시제전(全州藥令市祭典)이 크게 기여한 발원이라고 하겠다.

3. 연혁

전주 약령시는 제주도와 지리산을 중심으로 채집되던 귀한 약재들의 집산지로서 대구약령시에 버금가는 큰 규모의 한약재 시장이었다.

1932년 11월경부터 시작된 전주 약령시의 개설 장소는 현재 약령비가 있는 곳에서 청석동 우체국 앞을 지나 매곡교에 이르는 구간에 형성되었으며, 전국 각지에서 한약상들이 채집한 약재들을 모아놓고 매매를 하였던 곳이다.

전주약령시가 풍성했던 이유는 제주를 비롯, 전남 · 북 지방과 지리산에서 채취할 수 있는 희귀 약재들이 많았기 때문이라고 한다. 일년 중 음력 11월 1일에서 12월 말까지 두 달 동안 개설되었으며 해마다 개최되었다.

공주 약령시는 18세기 들어와 공주 주민들이 지방 발전의 한 방편으로 설치하고자 하였으나 전주 군민들이 반대하여 분쟁이 계속되다가 전주쪽이 짐에 따라 개시되어 약 160년간 계속되었다. 이렇게 공주에 약령시가 생기면서 전주 약령시는 쇠퇴하였고 마침내 폐지되었다. 또한, 원주 약령시는 강원도 관찰사의 관할을 받았으며 오랫동안 지속되다가 교통이 불편하여 그리 번성하지 못한 채 한말에 폐지되었다

4. 의의

약령시가 개설되기 전에는 인삼을 구하려면 금산을 찾아야 되고, 반하를 구하려면 제

주도로 가야 하고, 오미자는 백두산 부근에서, 약쑥은 강화도 지역에서 지황은 정읍에서 구할 수밖에 없어서 1년 중 반년은 약을 구하러 다니고, 반년은 약을 팔아야 했으며, 응급환자에게 급히 쓸 수 있는 약이 없어서 목숨을 잃기도 하였다. 이런 까닭으로 약을 손쉽게 구할 수 있도록 나라에서 의도적으로 약령시를 형성시켰다는 것이다.

5. 전주 약령시(全州 藥令市) 제전

전주 약령시는 1999년 전주약령시제전위원회가 구성되어 전주 약령시의 전통을 되살리고 한의약제의 현대화된 마케팅을 구현하자는 취지에서 〈전주 약령시 심봤다〉란 슬로건을 걸고 전주 약령시 제전행사를 갖게 됨으로써 오늘에 이르게 된 것이다. 전주 약령시 제전은 매년 10월 중순경 5일 동안 열린다. 전주 약령시 제전은 전북 한약사협회, 전북한의사협회, 전주한약사협회, 전주한의사협회, 전북한약협회, 전주한약협회, 전북한약도매협회, 전북생약협회, 진안숙근약초시험장, 원광대학교, 우석대학교 등 전북의 모든 한의약학 관련 기관과 단체 모두가 참여하여 행사를 주관한다.

전주 약령시 제전은 신농, 허준, 이제마 등 약성 3인의 추모 및 시민의 건강을 기원하는 약령제를 개막행사로 한다. 사상체질 진단, 한방무료진료와 함께 전주 약령시 고증자료 전시, 약초전시, 전통재래 한약방을 재현하는 한방 관련 전시도 있다. 이와 함께 등 전통문화예술 공연행사도 펼쳐진다.

한약 및 한약재 원가 판매와 한방화장품 판매 등 판매 행사도 겸하는데 전주시 다가동 우체국 사거리에서 완산교 입구까지 이어진 약전거리에서는 행사기간동안 지리산, 덕유산, 회문산, 내장산, 변산반도 등 한약재 생산에 적합한 천혜의 생산지에서 가져온 품질 높은 한약재들을 값싸게 팔고 있다.

이외에도 평소 일반인들이 궁금하게 여기던 한방 약초와 체질에 대한 정보, 한방으로 치료하는 각종 질병에 대한 정보와 한방상담은 물론 한방체험의 기회까지 주어져 전통적인 한방의학과 약초에 대한 깊은 이해를 도와준다. 더욱이 우리 흔히 먹고 마실 수 있는 약초차, 음식 등 일상생활에 적용할 수 있는 정보를 제공하여 건강한 생활을 만드는 지혜를 제공한다.

○ 영천한방진흥특구

1. 유래와 발전

조선시대 말까지 제도적으로 보건의료와 관련한 직종에 대하여 공식적인 자격의 인증이나 면허는 없었으며, 1900년에 비로서 의사·약제사·약품순시 규칙 등을 공포하면서 제도권으로 관리되었다. 그러나 당시 의사는 서양의학을 전공한 의사나 동양의학을 시술하는 한의사 모두 '의사(醫士)'라는 직종으로 발급되었다. 이본 일본강점기에 식민지가 되면서 의료제도는 일본의 제도로 편입되면서 공공기관 및 교육기관에서 서양의학 중심으로 운영되었다.

이 시기의 의료행정은 조선총독부의 경무총감부 내에 위생과를 설치하여 담당하게 하였으며, 서양의학을 시행하는 의사와 종래의 한의학을 배운 의생(醫生)으로 구분하는 이원적 방법을 취했다. 또한 의사는 의사·한지의사(限地醫師) 또는 치과의사·입치영업자(入齒營業者)로 구분했다. 한지의사와 입치영업자는 당시 부족한 의료인들을 보충하기 위한 방법으로 일정한 시험을 거쳐 자격을 인정했다. 그밖에 산파·간호부·안마술사·침구술사 등의 면허도 별도로 시행했다. 약업에 종사하는 사람들도 약제사·약종상·제약사·제약업자·매약업자 등으로 구분했다.

1945년 8월 15일 해방 후 한방보건의료 분야는 서양의학에 비하여 제도 정비가 늦어 1951년에 국민의료법이 제정되면서 한의사제도가 만들어졌으며, 약업사(약종상) 제도는 1953년 12월 약사법을 제정하면서 약사인력이 절대 부족한 농어촌, 도서벽지 등 보건의료 부재의 해소대책의 일환으로 소정의 시험을 치룬 자에게 특정지역에서 보건의료를 할 수 있도록 제정되었다.

한약업사 시험은 각 도 단위로 수년에 걸쳐 실시되었으며, 1983년 11월 27일 전국적으로 마지막 시험이 치루어졌으며, 영천시의 경우는 1964년 한약업사 회원 41명으로 정점으로 점차 감소하여 2007년 현재 15명으로서 겨우 명맥만 유지하고 있고 평균 연령이 호적상 만 69세(실제로는 70세 이상)로서 회원 수가 날로 급격하게 줄고 있는 실정이다.

또한 한약사가 있어 1996년 경희대학교와 원광대학교, 1998년 우석대학교 한약학과가 설치된 이후 2000년도 제1회 한약사국가고시를 시행하면서 한약의 전문인력이 배출되고 있다. 면허에 따라 개설하는 명칭이 차이가 있어 한의사는 한의원, 한약사는 약국 또는 한약국, 한약업사는 한약방의 명칭을 사용할 수 있다.

해방 이후 현재까지 한약업사 시험은 1962년 9월경, 1963년 2월경, 1969년 8월(각 도단위로 수년에 걸쳐 실시), 1983년 11월 27일 전국적으로 마지막 시험이 치루어졌으며 영천시의 경우는 1964년 한약업사 회원 43명이 정점으로 점차 감소하여 2007년 현재 15명으로서 겨우 명맥만 유지하고 있고 평균 연령이 호적상 만 69세(실제로는 70세 이상)로서 회원 수가 날로 급격하게 줄고 있는 실정이다.

2. 한약재 시장의 발전과정

1968년 최초 한약재(생약초) 수집상회 개업
1970년 일본, 대만에 한약재(질경이, 갈근, 지실 등) 수출개시
1975년 약초상회 10여개 개업으로 "약초골목" 형성
1976년 최초 약초판매상회 사업자 등록
1978년 약초상 친목단체 "화친계" 창립
1980년 약초상회 30여개소 개업, 물천소 일본수출 개시
1982년 최초 한약도매상 허가업체 개업
1985년 "영천약우회"발기 회원권익 보호 초기 단계, 후일 "영천약초연합회"의 근원이 됨
1988년 최초 "대구·경북한약도매상협회" 회원가입
1990년 한약도매상 및 약초상회 100여개소 개업
전국적인 "한약재유통 중심지"로 도약
1996년 KBS 방송국 우수국산 한약재 전시회 참가
1999년 서울 용산역광장 우수한약재 전시회 참가
2002년 행정자치부 시행 "정보화 시범마을"로 선정
2003년 제1회 영천한약축체 후원

2005년 영천한방진흥특구 지정

영천한약재시장 유통실태

거래규모	7,000여톤(500억원)
거래약종	470여종(전체 한약재의 90%)

3. 특정지정 사유

영천시는 지난 60년대부터 연간 전국 한약재 유통량의 30%(7,000톤, 500억원 규모)를 대도시에 공급하는 한약재유통의 중심도시로써 한약재 유통시장의 현대화와 체계적인 한약재 품질관리기능을 강화하고 전통의 한약재 유통 중심도시로의 차별성과 브랜드를 제고함으로써 지역경제의 활성화와 고용창출을 도모한다.

4. 특구사업추진계획

■ 한약재 종합유통센터 및 전통한방거리 조성

음성적 약초거래에 의존해온 약초상의 양성화와 도매기능 강화를 위하여 약초유통센터 확대 및 약초거리 안내홍보관 건립 등

※ 도매상 확충계획 : 2005년(17개소) → 2006년(40개소) → 2008년(60개소)

■ 한약재 도매시장 개설

복잡한 한약재의 유통단계를 줄이고 공정한 가격 및 정확한 품질관리를 위하여 한약재 도매시장 개설(도동지구내 부지 2,000평, 건평 400평 규모)

※ 부지구입 및 착공(2007년), 도매법인 설립, 경매 상장 등(2008년)

■ 약초생산 경관단지 조성

영천 관문에 이 지역 대표적 한약재로 지명도가 높은 택사, 시호 등을 재배하여 약초의 고장으로서의 위상 제고(484 필지 16ha)

■ 영천한약축제 개최

한약축제를 통하여 영천시를 한방의 중심도시로 부각시키고 한방산업과 관광문화산업을 연계하여 발전(매년 9~10월 중 개최)

제 4 장

한약재 유통규정과 제도

제 1 절 한약재 수급 및 유통관리 규정

〈보건복지부 고시 제2006-69호, 2006.9.5.〉

제 1 장 총　　칙

제1조(목적) 이 규정은 약사법 제26조 제8항 및 제38조와 제50조제1항, 같은법 시행규칙 제57조제1항제10호 및 제12호, 제71조제1항 및 제5항의 규정에 의하여 한약 또는 한약제제를 제조하기 위한 한약재의 수급조절, 규격품 대상한약의 범위 · 규격 및 표시기재 요령 등 한약재의 유통관리에 관한 사항을 정함으로써 한약재의 수급 안정과 유통질서 확립에 기여함을 목적으로 한다.〈개정 2005.5.26〉

제2조(정의) 이 규정에서 사용하는 용어의 정의는 다음 각호와 같다.

1. "한약재"라 함은 약사법 제2조 제5항 또는 제6항의 규정에 의한 "한약" 또는 "한약제제"를 제조하기 위하여 사용되는 원료약재를 말한다.
2. "규격품"이라 함은 한약재의 제조 및 품질기준 · 포장방법 · 표시사항 등의 기준에 적합한 한약재를 말한다.
3. 삭제〈98.4.2 고시 98-26〉

제3조(적용범위) 이 규정은 다음 각호의 1에 해당하는 한약재에 대하여 적용한다.

1. 약사법 제26조, 같은법 시행규칙 제22조 내지 제24조의 규정에 의하여 제조품목의 허가를 받은 한약재
2. 약사법 제34조, 같은 법 시행규칙 제44조 제1호 또는 제2호의 규정의 의하여 수입하는 한약재
3. 남북교류협력에 관한 법률 제13조 및 같은법 시행령 제26조의 규정에 의하여 반입되는 북한산 한약재

제 2 장 수급조절

제4조(수급조절대상한약재) 보건복지부장관은 한약재의 생산 · 연구 및 품종개발을 유도하고 원활한 공급기반을 조성함으로써 유통한약재의 품질향상과 가격의 안정을 기할 수 있도록 별표 1 "수급조절대상한약재"로 지정한 품목에 대하여는 제5조 내지 제13조의 규정에 의하여 그 수입량 등을 조절할 수 있다.〈개정 2004.11.15〉

제5조(한약재수급조절위원회 설치) 보건복지부장관은 한약재에 대한 수급조절 등 관리에 적정을 기하기 위하여 한국의약품수출입협회에 한약재수급조절위원회(이하 "위원회"라 한다)를 설치 · 운영하게 할 수 있다.

제6조(위원회 구성 등) ① 위원회는 다음 각호에서 정한 단체 또는 기관에서 추천한 17인으로 구성한다.〈개정 98.8.14〉〈개정 2006.9.5〉

1. 한국의약품수출입협회 · 한국제약협회 · 한국한약제조협회 · 한국한약도매협회 · 대한한약협회 · 대한한의사협회 · 대한약사회 · 대한한방병원협회 · 대한한약사회에서 추천한 대표 각 1인〈개정 2004.11.15〉〈개정 2006.9.5〉
2. 농림부장관이 한약재 생산관련단체 등의 대표로서 추천한 5인〈개정 98.8.14〉
3. 보건복지부, 농림부 및 식품의약품안전청 관계공무원 각 1인〈개정 98.8.14〉

② 위원장은 위원회에서 선출하며, 위원장의 유고시에는 위원장이 지명한 위원이 그 직무를 대행한다.

③ 위원의 임기는 2년으로 하되, 공무원인 위원의 임기는 그 재직기간으로 하고 보궐위원의 임기는 전임자의 잔임 기간으로 한다.

④ 위원장은 위원회 업무의 효율적 수행을 위하여 간사 1인을 임명할 수 있다.

제7조(위원회의 업무) 위원회는 다음 각호의 업무를 수행한다.

1. 수급조절대상한약재의 수입여부 및 수입량 결정
2. 수입하는 수급조절대상한약재의 배정
3. 한약재 유통가격 등의 조사
4. 국내생산한약재의 수매알선
5. 기타 한약재의 수급조절과 관련된 사항

제8조(위원회 운영) ① 위원회는 매 2월마다 정기회의를 소집하여 다음 각호의 사항에 대하여 심의하여야 하며, 재적위원 3분의 1 이상의 요구가 있거나 위원장이 필요하다고 인정할 때에는 임시회의를 소집할 수 있다.

1. 수입할 필요가 있는 한약재와 그 근거, 수입량 및 배정방법
2. 수입할 필요가 없는 한약재와 그 근거
3. 수입여부의 필요성을 검토 중인 한약재와 그 검토내용
4. 유통가격 조사에 관한 사항
5. 농가 보유량 확인 및 실태조사 실시에 관한 사항
6. 국내생산한약재의 수매유도에 관한 사항
7. 기타 필요한 사항

② 회의는 재적위원 3분의 2이상 출석으로 개회하고 출석위원 과반수의 찬성으로 의결한다.

③ 위원장은 위원회의 심의결과를 회의개최일로부터 3일 이내에 보건복지부장관에게 보고하여야 한다.

제9조(유통가격 등의 조사) 위원회는 제8조 제1항 제4호의 규정에 의하여 한약재에 대한 유통가격 등을 조사하기 위한 가격조사위원을 위촉할 수 있으며, 위촉된 가격조사위원은 한약재의 유통가격 등 수입필요성 여부의 판단에 필요한 자료를 현지조사 · 작성하여 위원회에 제출하여야 한다.

제10조(한약재 농가보유량 확인) 삭제〈98.4.2 고시 98-26〉

제11조(국내생산한약재의 수매 등) ① 삭제〈98.4.2 고시 98-26〉

② 한국한약제조협회 회장은 국내생산한약재에 대한 계약재배 · 공동구매 등 적극적

인 수매방안을 강구하여야 한다.〈개정 2004. 11. 15〉

제12조(수급조절 등) ① 위원회는 제8조 및 제9조 규정에 의한 유통가격의 조사 또는 농가보유량 확인 결과 가격안정 등 수급조절의 필요성이 있다고 인정되는 한약재에 대하여는 농림수산부, 관련단체 등을 통하여 농가보유한약재에 대한 출하를 협조 요청하여야 한다.

② 제1항의 규정에 의하여 출하를 요청한 위원회는 출하된 한약재의 수매를 알선할 수 있다.

③ 위원회는 제1항의 규정에 의한 한약재의 출하협조 요청 후에도 한약재의 가격이 안정되지 아니하는 경우에는 제8조 제1항 제1호에 해당하는 한약재로 간주하여 신속히 수입량과 후속절차 등을 결정하여야 한다.

제13조(수입 및 배정 등) ① 위원회는 제12조 제3항의 규정에 의하여 한약재의 수입량, 수입량의 배정 및 수입시기 등을 결정한 때에는 한국의약품수출입협회장에게 통보하여야한다.

② 삭제〈97.10.6 고시 97-75〉

③ 위원회는 제1항의 규정에 의하여 수입되는 한약재에 대하여 품목별로 수입량 · 소요량 등 제반여건을 고려하여 배정방법 등을 정하고 합리적으로 배정하여야 한다. 다만, 제23조제4항의 규정에 의한 한약재의 경우에는 한국한약제조협회에 우선 배정하여야 한다.〈개정 2004.11.15〉

④ 제3항 단서의 규정에 의하여 한국한약제조협회가 한약재 수입량의 배정을 받아 수입하는 경우에는 해당품목 제조허가를 받은 의약품 제조업자에게 공급하여야 한다.〈개정 04.11.15〉

⑤ 및 ⑥ 삭제〈98.8.14 고시 98-46〉

제 3 장 수입한약재 관리

제14조 내지 제22조 (삭제)〈98.8.14 고시 98-46〉

제 4 장 규격품 관리

제23조(규격품대상한약) ① 약사법시행규칙 제57조 제1항 제10호의 규정에 의하여 대

한약전 또는 대한약전외한약(생약)규격집에 규정되어 있는 한약을 규격품대상한약으로 지정한다.〈개정 05.5.26〉

② 제1항의 규정에 의한 규격품은 제28조 내지 제33조의 규정에 적합하여야 한다.

③ 삭제〈98.4.2 고시 98-26〉

④ 규격품 중 제조업소에서만 제조할 수 있는 품목은 별표 2와 같다.

제24조 내지 제27조 (삭제)〈98.8.14 고시 98-46〉

제28조(규격품의 기준) 규격품은 대한약전 및 한약(생약)규격집의 기준에 적합하여야 한다.〈개정 98.8.14〉

제29조(포장방법 등) ① 규격품의 포장단위는 자율로 하되, 소비자보호 또는 유통체계 확립을 위해 필요한 경우에는 제조업자 단체나 판매업자단체에서 포장단위를 정하여 운용할 수 있다.

② 규격품은 따로 규정한 경우를 제외하고는 밀폐 포장하여야 한다.〈개정 98.8.14〉

③ 규격품은 한약재의 종류 또는 특성과 품질기준 등을 고려하여 정상적인 유통 및 보관상태에서 사용기한 내에 그 품질이 보존될 수 있도록 포장하여야 하며, 습기나 충해 등 변질 · 변패를 방지할 수 있도록 진공으로 하거나 적당한 제습제, 산소제거제 등 보존제를 넣어 포장할 수 있다. 다만, 보존제는 그 한약재의 물리적 · 화학적 성질에 나쁜 영향을 미치지 말아야 하며 따로 분리 포장하는 등 한약재와 직접 섞이지 않도록 하여야 한다.

제30조(용기 또는 포장의 기재사항) ① 한약규격품의 용기나 포장에는 다음 각호의 사항을 기재하여야 한다.〈개정 05.5.26〉

1. 제조업자(판매업자의 경우 판매원)의 상호 · 주소 · 전화번호(위탁 제조하는 경우 수탁업소명 병기)
2. 제품명(필요시 학명 · 종속명 병기, 수치한 경우 그 내용 추가표기)
3. 삭제〈98.8.14 고시 98-46〉
4. 제조번호(판매업자의 경우 포장일자)와 사용기한〈개정 05.5.26〉
5. 중량(그람 또는 킬로 그람) 또는 용량이나 개수
6. 삭제〈99.3.25 고시 99-9〉

7. 용법 · 용량 및 사용상 주의사항 : 처방 등에 의해 적의사용으로 표기할 수 있다. 〈개정 98.8.14〉
8. 삭제〈98.8.14 고시 98-46〉
9. 성상(필요한 경우 절단생약, 가루생약 등으로 표기하거나 생략할 수 있다)
10. 효능 · 효과 : 조제용 또는 제제용으로 표기할 수 있다.〈개정 98.8.14〉
11. 저장방법
12. "규격품"이라는 문자
13. 원산지명(국가명, 국산의 경우 생산지역명 병기)
14. 생산자 또는 수입자의 성명(단체의 경우 단체명, 업소의 경우 업소명), 주소, 전화번호 〈05.5.26〉
15. 검사기관 및 검사연월일〈05.5.26〉

② 제1항의 규정에 불구하고 약사법 제50조 제1항 단서 및 약사법시행규칙 제71조 제4항의 규정에 의하여 의약품등 제조업소에서만 사용할 목적으로 제조된 규격품의 용기나 포장에는 제1항 제1호 및 제2호, 제4호, 제11호의 기재사항 외의 기재사항을 생략할 수 있다.〈개정 98.8.14〉

제31조(외부포장의 기재사항) 약사법 제51조의 규정에 의하여 규격품의 직접의 용기 또는 직접의 포장에 기재된 제30조 제1항 각호 또는 제2항의 사항이 외부의 용기나 포장에 의하여 보이지 아니할 경우에는 그 외부의 용기나 포장에도 같은 사항을 기재하여야 한다.

제32조(첨부문서의 기재사항) ① 약사법 제52조 및 약사법시행규칙 제72조 제1항의 규정에 의하여 규격품에 첨부하는 문서에는 다음 각호의 사항을 기재하여야 한다.

1. 제30조 제1항 각호중 제4호, 제6호, 제13호 외의 사항
2. 사용기한이 경과되었거나 위 · 변조, 변질 · 변패 · 오염 또는 손상된 제품은 바꾸어 준다는 내용과 교환방법

② 제1항의 규정에 의한 문서를 따로 첨부하지 아니하는 규격품의 용기나 포장에는 제1항 제2호의 사항을 추가하여 기재하여야 한다.

제33조(기재상의 주의사항) ① 약사법 제53조의 규정에 의하여 규격품의 용기나 포장 또는 첨부문서에 기재하는 사항은 다른 문자 · 기사 · 도화 또는 도안보다 쉽게 볼 수 있

는 장소에 기재하여야 하며 또한 그 사항은 약사법시행규칙 제73조의 규정으로 정한 다음 각호의 규정에 의하여 읽기 쉽고 이해하기 쉬운 용어로 정확히 기재하여야 한다.

1. 제조업자의 주소(법인인 경우에는 그 주된 사무소의 소재지)는 시 · 도명만을 기재할 수 있되, 용기 또는 포장이나 첨부문서 중 어느 하나에는 그 주소와 전화번호를 명기하여야 한다.
2. 중량 또는 용량은 용기나 포장자체의 무게가 포함되지 아니한 양을 기재하여야 한다.
3. 제품의 특징은 허가된 범위 안에서 충분히 객관성 있는 내용만을 기재하여야 한다.
4. 사용상의 주의사항은 알아보기 쉽도록 명확하게 기재하여야 한다.
5. 예외적인 자료 등을 일반적 사실인 것처럼 표현하여서는 아니 된다.

② 약사법시행규칙 제80조의 규정에 의하여 기재사항은 한글로 기재하되, 한글과 같은 크기의 한자 또는 외국어를 함께 기재할 수 있다. 다만, 수출용 규격품의 경우에는 그 수출대상국의 언어로 기재할 수 있다.

第34조(규격품 유통질서확립 등을 위한 준수사항) ① 의약품도매상 · 약국개설자 및 한약업사는 규격품이 아닌 것을 판매하거나 판매의 목적으로 저장 · 진열하여서는 아니 된다.

② 규격품은 제조업자가 아니면 이를 제조할 수 없다. 다만, 한약판매업자가 농민이 자체 생산하여 단순 가공 · 포장한 한약재나 제23조제4항의 규정에 의한 한약재 이외의 수입한약재를 제29조 내지 제33조의 규정에 적합하게 단순 가공 포장한 경우에는 이를 판매하거나 판매의 목적으로 저장 · 진열할 수 있다.

③ 및 ④ 삭제〈98.8.14 고시 98-46〉

⑤ 한약판매업자나 그 종사자는 한약재에 수치 · 법제 등 화학적 변화를 가하거나 2가지 이상의 한약재를 혼합하여 포장하여서는 아니된다. 다만, 한약조제 약사나 한약업사가 보건복지부장관이 정한 규정에 의해 한약을 조제 또는 혼합 판매할 경우에는 그러하지 아니하다.〈개정 98.8.14〉

⑥ 제23조제4항의 규정에 의한 한약재를 수입한 수입자는 당해 품목의 제조품목허가를 받은 의약품제조업자외의 자에게 이를 판매하거나 유통시켜서는 아니 된다.〈개정 98.8.14〉

第35조(규격품유통 등 관리에 관한 자율지도) 삭제〈98.8.14 고시 98-46〉

제5장 보 칙

제36조(세부운영규정) ① 한국의약품수출입협회장은 한약재수급조절위원회 운영에 관한 사항에 대하여 세부운영규정을 정할 수 있다.〈개정 98.8.14〉

1. - 5. 삭제〈98.8.14 고시 98-46〉

② 및 ③ 삭제〈98.8.14 고시 98-46〉

제37조(북한산 한약재에 대한 준용) 제3조 제3항의 규정에 의한 북한산 한약재로서 약사법시행규칙 제57조 제1항 제10호의 규정에 의한 규격품대상한약재에 해당하는 한약재의 경우에는 제28조 내지 제34조의 규정에 적합하여야 한다.〈개정 98.8.14〉

부 칙〈2005. 5. 26〉

제1조(시행일) 이 규정은 고시한 날부터 시행한다.

제2조(경과조치) 이 규정 고시당시 종전의 규정에 의하여 제조 · 포장된 한약규격품은 고시한 날로부터 5월간 유효한 것으로 본다.

부 칙〈2006. 9. 5〉

제1조(시행일) 이 고시는 공포한 날부터 시행한다. 다만, 제23조제4항 별표 2의 개정규정은 공포 후 2월이 경과한 날부터 시행한다.

제2조(경과조치) 이 규정 시행 당시 한약판매업자가 종전의 규정 제34조제2항 단서규정에 의한 한약재를 제29조 내지 제33조의 규정에 적합하게 단순 가공 · 포장한 경우에는 이를 판매하거나 판매의 목적으로 저장 · 진열할 수 있다.

[별표 1] 수급조절대상한약재 (제4조 관련)

수급조절대상한약재의 요건과 해당품목은 아래와 같다.

○ 요건
- 국내에서 상당량이 재배 또는 채취되거나 국내생산량이 소요량을 초과하는 것으로서
- 품질이 우수한 것.

○ 품목(14종)
구기자, 당귀, 맥문동, 백수오, 산수유, 시호, 오미자, 작약, 지황(생 · 건), 천궁, 천마, 택사, 황금, 황기

[별표 2] 제조업소에서만 제조할 수 있는 품목(제23조 관련)

○ 필수수치(법제) 품목 - 18개 품목
건강(건강초탄, 건강포), 녹각교, 대황(주대황, 초대황, 대황초탄), 두충(염두충, 강두충, 두충초탄), 반하(강반하, 법반하, 반하곡), 보골지(염초보골지), 부자(염부자, 제부자, 포부자), 숙지황, 신곡, 오수유(제오수유, 염오수유), 우담남성, 원지(제원지, 밀원지), 주사(주사분), 지유(지유초탄), 토사자(염초토사자, 주초토사자), 파극천(염파극, 주파극, 제파극), 형개(형개초탄), 희렴(주증희렴)

○ 위 · 변조 우려 품목 - 24개 품목
갈근, 감국, 계지, 계피, 광곽향, 녹용, 녹각, 도인, 마황, 반하, 백두구, 복령, 사삼, 자소엽, 오가피, 용안육, 우황, 저령, 전갈, 진피, 차전자, 토사자, 행인, 홍화

○ 중독우려 품목 - 7개 품목
감수, 부자, 주사, 천남성, 천오, 초오, 파두

○ 기원 및 형태 문제 품목 - 2개 품목
육계, 후박

○ 보건복지부장관이 지정하는 품목 - 108개 품목
감초, 건강, 구기자, 길경, 당귀, 두충, 작약, 산수유, 산약, 산조인, 시호, 천궁, 택사, 향부자, 황금, 황기, 황련, 황백, 겐티아나, 계내금, 고량강, 고본, 곡아, 교이, 구자, 구절초, 귀전우, 금은화, 금전초, 급성자, 길초근, 나도근, 노사, 녹용절편, 대두황권, 마인, 마치현, 마황근, 망초, 맥아, 맹충, 목근피, 문합, 반묘, 방기, 백강잠, 백급, 백초상, 사향, 상륙, 상백피, 상산, 석류피, 석예초, 섬수, 세네가, 세신, 센나엽, 속단, 수질, 시라자, 양기석, 연자육, 열당, 예지자, 와송, 우절, 울금, 유기노, 유백피, 율초, 은시호, 음양곽, 은행엽, 인삼, 임자, 자연동, 잠사, 적석지, 절패모, 정류, 조협, 지골피, 지모, 지부자, 진교, 진주, 질려자, 창출, 천골, 천마, 천초근, 천패모, 청목석, 청상자, 청피, 측백엽, 침향, 필징가, 한인진, 한천, 합개, 해동피, 해분, 해조, 향유, 황촉규, 회향, 천마, 천초근, 천패모, 청목석, 청상자, 청피, 측백엽, 침향, 필징가, 한인진, 한천, 합개, 해동피, 해분, 해조, 향유, 황촉규, 회향

제 2 절 약용식물 생산실적

○ 2006년도 약용작물의 시도별 생산 실적

	계				
	농가수	전체면적	수확면적	단 수	생산량
	호	ha	ha	kg/10a	M/T
계	34,699	11,433	10,228		56,764
서 울					
부 산	2	1	0.6	317	2.2
대 구	11	5	5.4	522	28.2
인 천	120	21	19.8	309	61.5
광 주	59	42	42.3	496	210.2
대 전	1	2	1.7	1,176	20.0
울 산					
경 기	622	469	444.0	418	1,858.3
강 원	3,831	2,295	1,977.8	484	9,575.6
충 북	1,342	581	570.3	382	2,179.0
충 남	3,000	550	538.1	859	4,623.3
전 북	8,693	2,514	2,314.9	544	12,593.8
전 남	6,221	1,287	1,195.4	483	5,779.7
경 북	6,374	2,182	2,119.0	634	13,440.3
경 남	3,871	609	536.6	542	2,907.8
제 주	552	875	462.1	754	3,484.0

약용작물 생산실적(1980~2006)

	1980			1985			1990				1991			
	전체면적 (ha)	단수 (kg/10a)	생산량 (M/T)	전체면적 (ha)	단수 (kg/10a)	생산량 (M/T)	전체면적 (ha)	수확면적 (ha)	단수 (kg/10a)	생산량 (M/T)	전체면적 (ha)	수확면적 (ha)	단수 (kg/10a)	생산량 (M/T)
약용 작물	3,965.6		6,380.0	4025		12,616	9,179	6,156		22,822	9,463	6,601		25,646
강 활							37.1	35.8	308	100.1	54	42	267	112
구기자							183.8	180.3	177	318.4	214	214	240	514
길 경				692	505	3,494	2,019.6	1,167.3	360	4,202.2	2,100	1,140	461	5,255
당 귀	665.6	219	1,457.0	205	354	726	839.7	727.9	360	2,623.5	753	613	336	2,061
두 충							160.5	61.2	285	174.3	190	75	269	202
만 삼							11.2	5.5	449	24.7	8	6	383	23
맥문동							59.3	52.8	216	114.0	62	61	274	173
목 단	223.1	151	338.0	103	329	339	95.7	43.8	806	353.2	96	50	724	362
방 풍							32.8	20.8	219	45.6	37	33	282	93
백 지							14.5	14.0	390	54.6	16	14	321	45
사 삼							1,005.6	545.0	350	1909.8	943	483	402	1,942
산수유							150.3	131.2	266	348.4	144	140	265	371
산 약							104.0	100.8	659	664.4	145	142	541	768
시 호	807.5	80	646.9	453	144	518	350.2	281.8	133	373.5	331	179	143	400
의이인							39.3	38.9	233	90.6	72	72	206	148

	1992				1993				1994			
	전체면적 (ha)	수확면적 (ha)	단수 (kg/10a)	생산량 (M/T)	전체면적 (ha)	수확면적 (ha)	단수 (kg/10a)	생산량 (M/T)	전체면적 (ha)	수확면적 (ha)	단수 (kg/10a)	생산량 (M/T)
약용작물	11,816	8,338		31,187	14,128	10,768		37,393	15,317	11,053		35,295
강활	52	35	189	66	150	131	173	226	169	163	368	601
구기자	381	368	209	769	555	553	213	1,179	629	627	196	1,226
길경	2,328	1,395	351	4,901	1,675	1,102	353	3,893	1,653	1,001	438	4,389
당귀	1,208	1,033	314	3,243	2,688	2,541	261	6,631	2,146	2,047	259	5,305
두충	423	146	264	385	819	218	319	695	1,637	346	395	1,366
만삼	32	17	247	42	10	8	325	26	6	6	466	28
맥문동	90	82	250	205	71	65	286	186	103	101	242	245
목단	82	47	896	421	66	43	812	341	52	35	834	292
방풍	64	61	302	184	149	137	536	735	91	86	421	362
백지	48	43	409	176	81	76	551	419	95	90	315	284
사삼	902	483	361	1,744	825	444	432	1,916	879	492	460	2,264
산수유	180	168	155	261	232	211	220	464	256	242	216	523
산약	342	333	562	1,872	366	354	543	1,921	338	330	497	1,641
시호	333	266	151	401	409	351	150	526	480	419	153	640
의이인	335	334	387	1,204	262	262	365	956	311	311	135	419

	1995				1996				1997			
	전체면적 (ha)	수확면적 (ha)	단수 (kg/10a)	생산량 (M/T)	전체면적 (ha)	수확면적 (ha)	단수 (kg/10a)	생산량 (M/T)	전체면적 (ha)	수확면적 (ha)	단수 (kg/10a)	생산량 (M/T)
약용작물	14,954	11,257		41,980	13,741	10,668		42,769	13,600	10,855		39,492
강활	150	130	268	349	101	84	238	200	97	82	249	204
구기자	557	557	154	857	486	485	244	1,185	476	471	219	1,033
길경	1,498	1,008	453	4,570	1,306	823	655	5,396	1,133	721	513	3,702
당귀	2,344	2,198	320	7,044	1,624	1,554	241	3,749	1,520	1,452	331	4,812
두충	1,593	377	437	1,649	1,484	554	484	2,680	1,575	760	328	2,489
만삼	1	1	140	1	28	27	63	17	1	1	200	2
맥문동	59	59	657	388	85	58	928	246	89	89	449	400
목단	34	24	1,042	250	28	17	806	137	23	16	725	116
방풍	88	82	400	328	80	75	451	338	112	104	453	471
백지	78	71	517	367	51	39	515	201	62	57	519	296
사삼	827	511	524	2,677	1,907	648	595	3,858	1,283	762	515	3,922
산수유	206	201	246	495	161	156	262	409	153	142	281	399
산약	405	399	600	2,394	404	399	699	2,788	351	346	608	2,104
시호	282	247	242	598	173	146	177	258	142	124	198	246
의이인	662	662	247	1,635	1,165	1,164	248	2,887	1,138	1,138	242	2,754

	1998				1999				2000			
	전체면적 (ha)	수확면적 (ha)	단수 (kg/10a)	생산량 (M/T)	전체면적 (ha)	수확면적 (ha)	단수 (kg/10a)	생산량 (M/T)	전체면적 (ha)	수확면적 (ha)	단수 (kg/10a)	생산량 (M/T)
약용 작물	10,885	8,433		30,494	9,598	7,214		29,504	9,936	7,676		30,141
강 활	87	82	245	201	88	79	261	206	91	82	255	209
구기자	443	443	172	762	291	291	211	614	271	264	189	500
길 경	794	485	620	3,006	691	494	563	3,889	942	661	728	4,809
당 귀	1,035	964	313	3,022	988	946	280	2,649	1,106	1,060	305	3,232
두 충	1,325	635	418	2,652	1,140	506	430	2,177	988	485	320	1,554
만 삼	6	2	321	8	5	9	340	11	4	3	433	13
맥문동	81	80	400	320	93	57	270	154	100	92	293	270
목 단	18	15	840	126	9	6	1,100	66	9	5	860	43
방 풍	114	85	426	362	101	84	460	386	55	43	433	186
백 지	59	45	502	226	66	55	545	300	63	54	569	307
사 삼	1,565	1,093	527	5,764	1,697	1,026	564	5,787	1,691	1,049	585	6,138
산수유	129	122	111	136	122	85	213	181	124	94	357	336
산 약	333	325	478	1,553	318	311	703	2,186	375	356	669	2,383
시 호	95	71	186	132	67	52	138	72	67	56	166	93
의이인	437	434	287	1,244	432	416	221	919	601	549	195	1,070

	2001				2002				2003			
	전체면적 (ha)	수확면적 (ha)	단수 (kg/10a)	생산량 (M/T)	전체면적 (ha)	수확면적 (ha)	단수 (kg/10a)	생산량 (M/T)	전체면적 (ha)	수확면적 (ha)	단수 (kg/10a)	생산량 (M/T)
약용작물	10,187	8,112		30,798	9,985	7,957		35,642	11,271	9,825		44,821
강활	85	78	281	218	56	53	251	133	136	131	265	346
구기자	261	259	212	549	248	248	236	586	219	219	231	504
길경	732	503	637	3,205	589	436	619	2,697	500	502	718	3,604
당귀	1,297	1,237	291	3,604	1,282	1,244	343	4,264	1,081	1,062	315	3,342
두충	900	497	378	1,877	827	430	306	1,314	608	345	396	1,368
만삼	4	3	400	11	5	5	315	15	4	4	438	17
맥문동	97	96	226	216	93	93	358	331	62	61	488	298
목단	10	8	384	30	7	5	440	20	3	2	839	19
방풍	73	67	384	258	59	57	365	209	38	37	408	152
백지	49	40	594	239	38	36	511	186	30	30	839	143
사삼	1,796	1,126	558	6,284	2,045	1,227	615	7,542	2,438	2,037	464	9,453
산수유	170	95	360	342	318	223	400	891	370	273	151	412
산약	414	414	540	2,234	365	365	976	3,563	449	449	961	4,314
시호	52	39	197	78	55	46	204	94	37	30	152	45
의이인	610	549	227	1,246	574	521	220	1,145	224	243	238	580

	2004				2005				2006			
	전체면적 (ha)	수확면적 (ha)	단수 (kg/10a)	생산량 (M/T)	전체면적 (ha)	수확면적 (ha)	단수 (kg/10a)	생산량 (M/T)	전체면적 (ha)	수확면적 (ha)	단수 (kg/10a)	생산량 (M/T)
약용 작물	11,608	9,230		44,703	11,494	9,718		50,172	11,433	10,228		56,764
강 활	132	125	257	320	173.5	173.5	201.1	348.9	66	66	469	310
구기자	179	179	254	453	277.5	258.3	225.4	582.1	184	182	293	533
길 경	534	384	767	2,943	572.8	451.3	683.0	3,082.6	506	403	983	3,959
당 귀	1,042	1,023	344	3,523	741.0	736.3	320.8	2,361.8	772	764	352	2,689
두 충	585	286	312	892	547.4	499.4	276.0	1,378.2	262	234	521	1,219
만 삼	8	8	213	16	3.8	3.8	131.6	5.0	36	23	307	72
맥문동	60	60	425	253	64.9	64.4	433.7	279.3	60	60	379	226
목 단	5	4	369	14	2.4	1.7	811.8	13.8	3	2	541	13
방 풍	41	30	354	108	54.9	51.9	401.9	208.6	65	65	458	299
백 지	35	31	455	141	21.7	21.7	496.8	107.8	28	26	618	163
사 삼	2,579	1,700	556	9,446	1,789.2	1,227.8	601.6	7,386.1	1,758	1,202	775	9,313
산수유	368	311	151	469	404.4	276.1	219.7	606.7	386	378	116	439
산 약	433	431	873	3,764	471.8	471.8	1,433.1	6,761.4	563	563	670	3,772
시 호	46	38	163	62	48.3	47.4	178.9	84.8	43	39	165	65
의이인	329	326	238	777	280.3	280.3	195.4	547.6	417	416	250	1,040

	1980			1985			1990				1991			
	전체면적 (ha)	단수 (kg/10a)	생산량 (M/T)	전체면적 (ha)	단수 (kg/10a)	생산량 (M/T)	전체면적 (ha)	수확면적 (ha)	단수 (kg/10a)	생산량 (M/T)	전체면적 (ha)	수확면적 (ha)	단수 (kg/10a)	생산량 (M/T)
오미자							391.9	178.2	210	373.9	335	132	194	256
작 약	302.1	162	489.1	265	278	736	882.0	268.6	912	3,360.5	927	415	785	3,258
지 황	314.7	242	760.8	279	324	904	238.4	193.6	724	1,401.9	143	131	573	751
지 모							1.3	0.8	550	4.4	13	11	436	48
천 궁	468.2	161	735.6	338	249	842	570.1	533.8	305	1,628.3	586	538	313	1,686
택 사							78.7	78.7	330	259.5	229	229	294	674
패 모							0.1	0.1	1,000	10	14	14	664	93
하수오							117.4	60.1	282	169.7	123	97	228	221
향부자							61.2	61.2	298	182.3	157	153	588	889
반 하							4.3	4.3	251	10.8	13	13	192	25
황 기	946.2	162	1,535.4	402	239	960	1,267.7	957.5	286	2,739.4	1,131	803	275	2,207
황 금							97.7	91.2	180	164.2	110	97	160	155
결명자							63.8	63.8	298	190.4	78	78	249	194
독 활											238	106	549	582
천 마	238.2		299.2											
고 본														
백 출														
형 개														
치 자														
소 엽														
기 타							305.3	156.5		928.1	438	256		2,710

	1992				1993				1994			
	전체면적 (ha)	수확면적 (ha)	단수 (kg/10a)	생산량 (M/T)	전체면적 (ha)	수확면적 (ha)	단수 (kg/10a)	생산량 (M/T)	전체면적 (ha)	수확면적 (ha)	단수 (kg/10a)	생산량 (M/T)
오미자	410	160	171	274	410	171	171	292	423	189	190	360
작 약	1,262	692	965	5,808	1,333	730	763	5,572	1,176	644	819	5,272
지 황	140	131	446	589	156	119	641	763	115	110	540	594
지 모	19	14	321	45	27	23	378	87	11	9	200	18
천 궁	577	535	271	1,451	579	541	267	1,445	845	759	176	1,333
택 사	214	214	283	606	265	265	401	1,062	155	155	385	597
패 모	10	10	220	22	4	4	975	39	8	8	375	30
하수오	70	61	374	228	114	110	358	393	153	143	283	404
향부자	219	202	509	1,028	262	259	614	1,584	273	272	241	655
반 하	6	5	180	9								
황 기	1,180	893	283	2,530	1,608	1,285	249	3,203	1,746	1,393	223	3,115
황 금	328	320	142	454	239	237	153	362	279	275	177	487
결명자	79	79	205	162	34	34	291	99	54	54	205	111
독 활	294	148	734	1,086	328	169	473	799	513	261	480	1,252
천 마	9	9	233	21	58	58	379	220	132	52	554	288
고 본												
백 출												
형 개												
치 자												
소 엽												
기 타	214	158		940	353	267		1,359	573	433	276	1,194

	1995				1996				1997			
	전체면적 (ha)	수확면적 (ha)	단수 (kg/10a)	생산량 (M/T)	전체면적 (ha)	수확면적 (ha)	단수 (kg/10a)	생산량 (M/T)	전체면적 (ha)	수확면적 (ha)	단수 (kg/10a)	생산량 (M/T)
오미자	393	231	186	429	392	213	180	384	377	348	123	429
작 약	998	622	841	5,230	717	455	852	3,877	511	400	745	2,978
지 황	143	140	708	991	114	113	709	801	91	90	604	544
지 모	7	6	350	14	11	10	730	73	13	11	500	55
천 궁	885	841	309	2,603	959	909	278	2,528	798	653	351	2,294
택 사	211	202	407	822	136	133	333	443	143	141	527	743
패 모	6	5	700	35	1						1,000	3
하수오	134	128	313	400	153	134	362	465	206	199	341	679
향부자	213	213	394	1,193	210	210	549	1,152	200	200	542	1,084
반 하												
황 기	1,620	1,326	251	3,332	1,613	1,424	263	3,750	1,809	1,603	286	4,579
황 금	258	242	196	473	183	180	256	461	171	169	263	444
결명자	48	48	21	105	33	33	242	80	38	38	208	79
독 활	419	172	511	879	339	172	120	1,798	352	154	411	633
천 마	12	56	527	295	105	63	395	249	115	76	282	214
고 본					5	5	380	19	15	13	415	54
백 출	3	3	636	18	4	4	450	18	20	15	627	94
형 개					4	4	325	13	3	3	527	17
치 자	404	268	241	645	319	216	346	748	288	203	308	626
소 엽					5	5	340	17	1	1	400	4
기 타	304	227	403	914	175	156		1,544	294	273	362	989

	1998				1999				2000			
	전체면적 (ha)	수확면적 (ha)	단수 (kg/10a)	생산량 (M/T)	전체면적 (ha)	수확면적 (ha)	단수 (kg/10a)	생산량 (M/T)	전체면적 (ha)	수확면적 (ha)	단수 (kg/10a)	생산량 (M/T)
오미자	260	115	123	141	202	115	115	132	238	123	127	156
작 약	342	237	855	2,026	225	141	805	1,135	179	104	740	770
지 황	115	113	345	390	103	99	634	628	83	81	598	484
지 모	6	6	483	29	5	4	600	24	4	4	475	19
천 궁	359	359	271	868	265	242	310	750	390	368	377	1,389
택 사	174	174	486	846	160	160	609	974	154	154	581	895
패 모					1	1	140	1	1	1	250	2
하수오	173	161	346	557	141	138	332	458	154	132	286	377
향부자	159	159	542	861	118	118	552	651	92	91	482	439
반 하									1	1	100	1
황 기	1,176	1,016	236	2,399	1,136	950	220	2,094	945	787	233	1,835
황 금	160	160	239	383	88	86	207	178	99	99	225	223
결명자	27	27	141	38	34	34	94	32	14	14	143	20
독 활	357	129	428	552	310	162	651	1,055	322	183	634	1,161
천 마	109	88	325	286	48	30	303	91	31	17	335	57
고 본	5	3	200	6	16	16	375	60	16	16	231	37
백 출	55	44	277	122	33	30	397	119	16	12	300	36
형 개	3	3	433	13	2	2	450	9	2	2	500	10
치 자	126	106	391	414	82	67	575	385	25	18	333	60
소 엽	14	14	407	57	4	4	425	17	7	7	343	24
기 타	747	677	147	992	517	404	276	1,114	676	609	165	1,003

	2001				2002				2003			
	전체면적 (ha)	수확면적 (ha)	단수 (kg/10a)	생산량 (M/T)	전체면적 (ha)	수확면적 (ha)	단수 (kg/10a)	생산량 (M/T)	전체면적 (ha)	수확면적 (ha)	단수 (kg/10a)	생산량 (M/T)
오미자	275	230	97	223	261	239	121	289	452	281	192	541
작 약	207	143	635	910	140	100	574	576	170	112	617	690
지 황	91	86	609	521	91	90	661	595	65	65	694	448
지 모	2	1	367	4	0	0	350	1	0.5	0.3	233	0.7
천 궁	515	459	319	1,463	137	132	339	448	367	364	613	2,234
택 사	207	207	474	982	190	190	435	827	136	136	187	254
패 모												
하수오	179	178	317	563	156	149	323	480	167	167	321	536
향부자	65	64	529	337	113	112	542	605	99	99	560	555
반 하					0	0	800	2				
황 기	889	755	256	1,932	1,024	902	239	2,155	857	733	282	2,071
황 금	82	80	225	181	77	77	301	232	90	89	348	309
결명자	5	5	254	13	7	7	251	17	9	9	140	13
독 활	333	210	673	1,412	348	242	1,457	3,532	467	442	478	2,114
천 마	29	17	352	61	54	41	385	158	27	25	1,596	404
고 본	25	26	268	69	14	13	222	30				
백 출	9	6	355	22	3	2	347	7	0.5	0.4	475	2
형 개	3	3	477	12	2	2	475	11				
치 자	41	31	526	164	54	44	437	191	52	50	311	157
소 엽	11	11	419	47	3	3	400	10				
기 타	670	588		1,489	752	625	398	2,489	2,093	1,827.3	542	9,895.3

	2004				2005				2006			
	전체면적 (ha)	수확면적 (ha)	단수 (kg/10a)	생산량 (M/T)	전체면적 (ha)	수확면적 (ha)	단수 (kg/10a)	생산량 (M/T)	전체면적 (ha)	수확면적 (ha)	단수 (kg/10a)	생산량 (M/T)
오미자	451	275	440	1,209	496.3	444.7	414.0	1,841.0	641	603	465	2,803
작 약	158	91	783	713	177.5	144.0	446.9	643.5	130	114	823	943
지 황	57	58	749	432	63.5	63.5	712.4	452.4	30	30	1,336	402
지 모	0.3				11.2	8.3	203.6	16.9				
천 궁	406	398	585	2,327	366.7	356.7	565.9	2,018.7	191	189	923	1,750
택 사	170	170	324	551	158.5	158.3	353.6	559.7	125	125	334	417
패 모	0.2	0.2	400	0.8	0.2							1
하수오	121	120	330	397	102.7	102.7	312.0	329.1	105	104	310	325
향부자	109	108	573	619	108.0	108.0	559.3	604.0	103	103	360	373
반 하												
황 기	727	679	260	1,764	654.5	579.4	257.4	1,491.6	635	570	276	1,570
황 금	33	31	342	107	32.7	31.2	287.2	89.6	38	38	302	116
결명자	14	13	69	9	48.0	48.0	148.3	71.2	89	88	119	106
독 활	361	192	539	1,034	316.4	213.9	868.5	1,857.8	476	433	491	2,127
천 마	38	32	2,310	742	87.2	86.9	1,289.6	1,128.5	131	92	1,009	931
고 본	7.4	7.4	229.7	17.0	2.0	2.0	180.0	3.6	8	8	550	44
백 출	0.6	0.3	800	2	0.2	0.2	700.0	1.4	5	5	571	28
형 개					31.0				14	14	1,581	233
치 자	66	64	211	135	53.4	31.2	198.4	61.9	19	19	162	31
소 엽	9	8	692	55	9.2	9.1	663.7	60.4	10	10	812	83
기 타									3,534	3,257		20,369

제 3 절 주요 한약재의 생산 및 유통현황

○ 강활(羌活) [Osterici Radix]

1. 연도별 생산현황

80년	85년	90년	91년	92년	93년	94년	95년	96년
		100	112	66	226	601	349	200

97년	98년	99년	00년	01년	02년	03년	04년	05년	06년
204	245	206	209	218	133	346	320	349	310

2. 주산지역(2006년 기준)

주산지	계	경북	강원	충남	충북
농가수(호)	200	153	14	29	3
전체면적(ha)	66	58	6	2	1
수확면적(ha)	66	57	6	2	1
생산량(M/T)	310	290	14	4	1

3. 공정서 규정 및 국내 재배

현행 대한약전에 강활 *Ostericum koreanum* Maximowicz(산형과 Umbelliferae)의 뿌리 또는 중국강활 *Notopterygium incisum* Ting 혹은 관엽강활 *N. forbesii* Boissier(산형과 Umbelliferae)의 뿌리줄기 및 뿌리로 규정되어 있다. 우리나라에서 재배 생산하는 종은 그 중에서 강활 *O. koreanum* Maximowicz으로 알려져 있으며, 중국강활 *N. incisum* Ting과 관엽강활 *N. forbesii* Boissier은 재배생산 유통되지 않는다.

○ 결명자(決明子) [Cassiae Semen]

1. 연도별 생산현황

80년	85년	90년	91년	92년	93년	94년	95년	96년
		190.4	194	162	99	111	105	80

97년	98년	99년	00년	01년	02년	03년	04년	05년	06년
79	38	32	20	13	17	13	9	71	106

2. 주산지역(2006년 기준)

주산지	계	전남	전북
농가수(호)	496	473	13
전체면적(ha)	89	84	2
수확면적(ha)	88	83	2
생산량(M/T)	106	99	4

○ 고본(藁本) [Angelica Tenuissimae Radix]

1. 연도별 생산현황

96년	97년	98년	99년	00년	01년	02년	03년	04년	05년	06년
19	54	6	60	37	69	30		17.0	3.6	44

2. 주산지역(2006년 기준)

주산지	계	강원	경북	충북
농가수(호)	28	6	19	3
전체면적(ha)	8	3	5	
수확면적(ha)	8	3	5	
생산량(M/T)	44	23	21	

3. 공정서 규정 및 국내 재배

현행 한약규격집에 고본 *Angelica tenuissima* Nakai, 중국고본 *Ligusticum sinense* Oliv. 또는 요고본 *L. jeholense* Nakai et Kitagawa(산형과 Umbelliferae)의 뿌리줄기 및 뿌리로 규정되어 있으나, 중화인민공화국약전은 중국고본 *L. sinense* Oliv. 또는 요고본 *L. jeholense* Nakai et Kitagawa으로 규정하고 있다. 현재 국내 재배 및 생산은 고본 *A. tenuissima* 으로 이루어지고 있다.

○ 구기자(枸杞子) [Lycii Fructus]

1. 연도별 생산현황

80년	85년	90년	91년	92년	93년	94년	95년	96년
		318	514	769	1,179	1,226	857	1,185

97년	98년	99년	00년	01년	02년	03년	04년	05년	06년
1,033	762	614	500	549	586	504	453	582	533

2. 주산지역(2006년 기준)

주산지	계	충남	전남	경남	경북	전북
농가수(호)	1,816	1,290	486	14	23	2
전체면적(ha)	184	120	60	2	2	1
수확면적(ha)	182	118	60	1	2	1
생산량(M/T)	533	387	139	1	5	1

3. 공정서 규정 및 국내 재배

현행 대한약전에 구기자나무 *Lycium chinense* Miller 또는 기타 동속식물(가지과 Solanaceae)의 열매로 규정되어 있으나, 중화인민공화국약전에는 영하구기자나무 *L. babarum* 의 1종으로 규정되어 우리나라와 규정 및 시장 유통품에 차이가 있다. 우리나라의 주요 산지로 청양과 진도가 유명하다.

○ 길경(桔梗) [Platycodi Radix]

1. 연도별 생산현황

80년	85년	90년	91년	92년	93년	94년	95년	96년
	3,494	4,202	5,255	4,901	3,893	4,389	4,570	5,396

97년	98년	99년	00년	01년	02년	03년	04년	05년	06년
3,702	3,006	3,889	4,809	3,205	2,697	3,604	2,943	3,082	3,959

2. 주산지역(2006년 기준)

주산지	계	경남	경북	전남	강원
농가수(호)	3,650	1,359	442	723	678
전체면적(ha)	506	39	159	68	154
수확면적(ha)	403	27	138	50	116
생산량(M/T)	3,959	376	561	1,014	1,061

○ 당귀(當歸) [Angelicae Gigantis Radix]

1. 연도별 생산현황

80년	85년	90년	91년	92년	93년	94년	95년	96년
1,457	726	2,623	2,061	3,243	6,631	5,305	7,044	3,749

97년	98년	99년	00년	01년	02년	03년	04년	05년	06년
4,812	3,022	2,649	3,232	3,604	4,264	3,342	3,523	2,362	2,689

2. 주산지역(2005년 기준)

주산지	계	강원	경북	충남	전남
농가수(호)	1,207	607	187	253	67
전체면적(ha)	772	606	97	39	12
수확면적(ha)	764	606	95	37	9
생산량(M/T)	2,689	1,770	415	349	109

3. 공정서 규정 및 국내 재배

현행 대한약전에 참당귀 *Angelica gigas* Nakai(산형과 Umbelliferae)의 뿌리로 규정되어 있으나, 일본은 *A. acutiloba*, 중국은 *A. sinensis*를 공정서에 규정하여 국가간에 기준이 다르다. 우리나라는 *A. gigas*와 *A. acutiloba*가 재배 생산되고 있다. 이에 따라 재배 생산 종에 따라 *A. gigas*를 '당귀', *A. acutiloba*를 '일당귀'의 명칭으로 시장에서 유통 사용되고 있어 이에 대한 규정 보완이 요구된다. *A. sinensis*는 재배생산 유통되지 않고 있다. 국내의 주요 생산지역은 강원도와 경상북도에서 많이 생산된다.

○ 독활(獨活) [Araliae Continentalis Radix]

1. 연도별 생산현황

80년	85년	90년	91년	92년	93년	94년	95년	96년
			582	1,086	799	1,252	879	1,798

97년	98년	99년	00년	01년	02년	03년	04년	05년	06년
633	552	1,055	1,161	1,412	3,532	2,114	1,034	1,858	2,127

2. 주산지역(2006년 기준)

주산지	계	전북	전남	충남	제주
농가수(호)	1,912	175	901	264	53
전체면적(ha)	476	83	116	73	49
수확면적(ha)	433	57	109	73	45
생산량(M/T)	2,127	884	337	325	240

○ 두충(杜冲) [Eucommiae Cortex]

1. 연도별 생산현황

80년	85년	90년	91년	92년	93년	94년	95년	96년
		174	202	385	695	1,366	1,649	2,680

97년	98년	99년	00년	01년	02년	03년	04년	05년	06년
2,489	2,652	2,177	1,554	1,877	1,314	1,368	892	1,378	1,219

2. 주산지역(2006년 기준)

주산지	계	경북	경남	경남	강원
농가수(호)	1,236	383	388	388	146
전체면적(ha)	262	87	75	75	30
수확면적(ha)	234	82	61	61	30
생산량(M/T)	1,219	812	154	154	52

○ 만삼(蔓蔘) [Codonopsis Pilosulae Radix]

1. 연도별 생산현황

80년	85년	90년	91년	92년	93년	94년	95년	96년
		24.7	23	42	26	28	1	17

97년	98년	99년	00년	01년	02년	03년	04년	05년	06년
2	8	11	13	11	15	17	16	5	72

2. 주산지역(2006년 기준)

주산지	계	전북	경남	강원	전남
농가수(호)	36	2	2	20	2
전체면적(ha)	36		3	26	3
수확면적(ha)	23		3	13	3
생산량(M/T)	72		1	19	1

○ 맥문동(麥門冬) [Liriopis Tuber]

1. 연도별 생산현황

80년	85년	90년	91년	92년	93년	94년	95년	96년
		114	173	205	186	245	388	246

97년	98년	99년	00년	01년	02년	03년	04년	05년	06년
400	320	154	270	216	331	298	253	279	226

2. 주산지역(2006년 기준)

주산지	계	충남	경남	전북	경북	제주
농가수(호)	478	339	136	1	1	1
전체면적(ha)	60	47	12			
수확면적(ha)	60	47	12			
생산량(M/T)	226	176	50			

3. 공정서 규정 및 국내 재배

현행 대한약전에 맥문동 *Liriope platyphylla* Wang et Tang 또는 소엽맥문동 *Ophiopogon japonicus* Ker-Gawler(백합과 Liliaceae)의 뿌리의 팽대부로 규정되어 있으나, 중화인민공화국약전에는 소엽맥문동 *O. japonicus* Ker-Gawler으로 규정되어 우리나라와 차이가 있다. 우리나라에서 재배 생산은 거의 전량이 맥문동 *L. platyphylla* 로 이루어지고 있으며, 밀양과 청양이 최대 생산지로 유명하다.

○ 목단피(牡丹皮) [Moutan Cortex Radicis]

1. 연도별 생산현황

80년	85년	90년	91년	92년	93년	94년	95년	96년
338	339	353	362	421	341	292	250	137

97년	98년	99년	00년	01년	02년	03년	04년	05년	06년
116	126	66	43	30	20	19	14	14	13

2. 주산지역(2006년 기준)

주산지	계	전남	전북	충북
농가수(호)	24	13	10	1
전체면적(ha)	3	3		
수확면적(ha)	2	2		
생산량(M/T)	13	9		3

○ 방풍(防風) [Saposhnikoviae Radix]

1. 연도별 생산현황

80년	85년	90년	91년	92년	93년	94년	95년	96년
		45.6	93	184	735	362	328	338

97년	98년	99년	00년	01년	02년	03년	04년	05년	06년
471	362	386	186	258	209	152	108	209	299

2. 주산지역(2006년 기준)

주산지	계	전남	경북	충북
농가수(호)	329	204	114	7
전체면적(ha)	65	34	28	2
수확면적(ha)	65	34	28	2
생산량(M/T)	299	182	106	5

3. 공정서 규정 및 국내 재배

현행 대한약전에 방풍 *Saposhnikovia divaricata* Schiskin(산형과 Umbelliferae)의 뿌리 및 뿌리줄기로 규정되어 있다. 그러나 현재 국내의 생산은 일부 시험재배가 이루어지는 정도이다. 이에 대한 대용품으로 대한약전에 해방풍(海防風)과 대한약전외한약(생약)규격집(이하 한약규격집)에 식방풍(植防風)이 사용되고 있으며, 이 2종류가 국내에서 재배 생산되고 있다. 상기의 생산현황과 주산지역은 이들 2종에 대한 자료로 국가기관의 통계 등에서 정확하고 구체적인 확인 작업 없이 통념상의 통계가 시행되는 증거가 되고 있으며 이에 따라 그 규모를 파악하기 어렵다. 海防風은 '원방풍' 혹은 '방풍'이라는 상품명으로 유통되고 있으며, 중화인민공화국약전에서는 北沙蔘과 동일한 약재로 갯방풍 *Glehnia littoralis* Fr. Schmidt et Miquel(산형과 Umbelliferae)의 뿌리 및 뿌리줄기이다. 植防風은 '식방풍' 혹은 '방풍'이라는 상품명으로 유통되고 있으며 갯기름나물 *Peucedanum japonicum Thunberg*(산형과 Umbelliferae)의 뿌리이다. 따라서 이에 대한 정확한 지식에 대한 전반적인 수정 보완이 필요하다.

○ 백수오(白首烏) [Cynanchi Wilfordii Radix]

1. 연도별 생산현황

80년	85년	90년	91년	92년	93년	94년	95년	96년
		169.7	221	228	393	404	400	465

97년	98년	99년	00년	01년	02년	03년	04년	05년	06년
679	557	458	377	563	480	536	397	330.0	325

2. 주산지역(2006년 기준)

주산지	계	경북	경기	충남	전남
농가수(호)	369	326	1	4	1
전체면적(ha)	105	103	1	1	
수확면적(ha)	104	103	1		
생산량(M/T)	325	321	1	1	1

3. 공정서 규정 및 국내 재배

현행 공정서에 何首烏와 관련한 한약재로 何首烏와 白首烏를 구분하여 규정하고 있다. 이것은 何首烏를 赤何首烏와 白何首烏로 구분하는 것에서 유래한 것으로 赤何首烏는 何首烏에 해당하며, 白何首烏는 白首烏에 해당한다. 白首烏는 한약규격집에 은조롱 *Cynanchum wilfordii* Hemsley(박주가리과 Asclepiadaceae)의 덩이뿌리로 규정되어 있으며, 何首烏는 역시 한약규격집에 하수오 *Polygonum multiflorum* Thunberg(마디풀과 Polygonaceae)의 덩이뿌리로 규정되어 있다.

상기의 통계는 白首烏에 해당하는 것으로 赤何首烏에 해당하는 何首烏는 생산량이 극소량일 것으로 추정되고 있다. 白首烏는 통계에서 대부분 하수오라는 명칭으로 처리되는데, 이에 대한 수정과 주의가 요망된다.

○ 백지(白芷) [Angelicae Dahuricae Radix]

1. 연도별 생산현황

80년	85년	90년	91년	92년	93년	94년	95년	96년
		54.6	45	176	419	284	367	201

97년	98년	99년	00년	01년	02년	03년	04년	05년	06년
296	226	300	307	239	186	143	141	108	163

2. 주산지역(2006년 기준)

주산지	계	경북	전북	전남	경남
농가수(호)	120	108	2	7	3
전체면적(ha)	28	24		2	1
수확면적(ha)	26	23		2	1
생산량(M/T)	163	141	3	13	6

○ 백출(白朮) [Atractylodis Rhizoma Alba]

1. 연도별 생산현황

95년	96년	97년	98년	99년	00년	01년	02년	03년	04년	05년	06년
18	18	94	122	119	36	22	7	2	2	1.4	28

2. 주산지역(2006년 기준)

주산지	계	전남	경북	전북
농가수(호)	25	15	9	1
전체면적(ha)	5	2	3	1
수확면적(ha)	5	2	3	1
생산량(M/T)	28	18	9	1

3. 공정서 규정 및 국내 재배

현행 대한약전에 삽주 *Atractylodes japonica* Koidzumi 또는 백출 A. macrocephala Koidzumi(국화과 Compositae)의 뿌리줄기 또는 주피를 제거한 것으로 규정되어 있으나 중화인민공화국약전은 백출 A. macrocephala 만을 규정하고 있다. 삽주는 우리나라의 자생종으로 자연채취 및 재배가 되어 왔으며, 최근 백출 A. macrocephala가 도입되어 재배 생산 및 유통되고 있다.

○ 사삼(沙參) [Adenophorae Radix]

1. 연도별 생산현황

80년	85년	90년	91년	92년	93년	94년	95년	96년
		1909	1,942	1,744	1,916	2,264	2,677	3,858

97년	98년	99년	00년	01년	02년	03년	04년	05년	06년
3,922	5,764	5,787	6,138	6,284	7,542	9,453	9,446	7,386	9,313

2. 주산지역(2006년 기준)

주산지	계	강원	제주	경북	전남
농가수(호)	2,321	1,070	150	183	429
전체면적(ha)	1,758	731	604	151	95
수확면적(ha)	1,202	562	270	151	71
생산량(M/T)	9,313	3,817	1,516	1,710	787

3. 공정서 규정 및 국내 재배

현행 대한약전에 잔대 *Adenophora triphylla* var. *japonica* Hara 또는 기타 동속식물(초롱꽃과 Campanulaceae)의 뿌리로 규정되어 있다. 그러나 현재 국내의 생산은 미미한 실정으로 통계가 이루어지고 있지 않으며, 이에 대한 대용품으로 더덕을 재배 건조하여 사삼의 대용품으로 사용하고 있다. 상기의 자료는 더덕에 대한 통계자료이다. 더덕의 가공 형태는 사삼과 유사하여 주의를 요한다.

○ 산수유(山茱萸) [Corni Fructus]

1. 연도별 생산현황

80년	85년	90년	91년	92년	93년	94년	95년	96년
		348	371	261	464	523	495	409

97년	98년	99년	00년	01년	02년	03년	04년	05년	06년
399	136	181	336	342	891	412	469	607	439

2. 주산지역(2006년 기준)

주산지	계	전남	경기	경북	전북
농가수(호)	2,124	1,308	75	635	38
전체면적(ha)	386	296	18	65	4
수확면적(ha)	378	295	18	60	2
생산량(M/T)	439	169	216	42	6

3. 공정서 규정 및 국내 재배

현행 대한약전에 산수유나무 *Cornus officinalis* Siebold et Zuccarini(층층나무과 Cornaceae)의 과육으로 씨를 될 수 있는 대로 제거한 것으로 규정되어 있다. 산수유의 주요 생산 지역은 지리산 인근의 구례와 양평, 이천, 의성이 주요 생산지역이다.

○ 산약(山藥) [Dioscoreae Rhizoma]

1. 연도별 생산현황

80년	85년	90년	91년	92년	93년	94년	95년	96년
	4	664	768	1,872	1,921	1,641	2,394	2,788

97년	98년	99년	00년	01년	02년	03년	04년	05년	06년
2,104	1,553	2,186	2,383	2,234	3,563	4,314	3,764	6,761	3,772

2. 주산지역(2006년 기준)

주산지	계	경북	경남	강원	충북
농가수(호)	1,524	1,333	99	29	21
전체면적(ha)	563	402	93	14	35
수확면적(ha)	563	402	93	14	35
생산량(M/T)	3,772	2,775	464	140	287

3. 공정서 규정 및 국내 재배

현행 대한약전에 마 *Dioscorea batatas* Decaisne 또는 참마 *D. japonica* Thunberg (마과 Dioscoreaceae)의 주피를 제거한 뿌리줄기(담근체)로서 그대로 또는 쪄서 말린 것으로 규정되어 있다. 산약의 주요 생산지는 안동을 중심으로 경상북도에서 최대 생산된다.

○ 소엽(蘇葉) [Perillae Herba]

1. 연도별 생산현황

96년	97년	98년	99년	00년	01년	02년	03년	04년	05년	06년
17	4	57	17	24	47	10		55	60	83

2. 주산지역(2006년 기준)

주산지	계	경북	경기
농가수(호)	25	24	1
전체면적(ha)	10	10	
수확면적(ha)	10	10	
생산량(M/T)	83	83	

○ 시호(柴胡) [Bupleuri Radix]

1. 연도별 생산현황

80년	85년	90년	91년	92년	93년	94년	95년	96년
647	518	373	400	401	526	640	598	258

97년	98년	99년	00년	01년	02년	03년	04년	05년	06년
246	132	72	93	78	94	45	62	85	65

2. 주산지역(2006년 기준)

주산지	계	경북	강원	전남	경남
농가수(호)	226	135	37	52	1
전체면적(ha)	43	21	14	7	1
수확면적(ha)	39	17	14	7	1
생산량(M/T)	65	36	26	3	

○ 오미자(五味子) [Schisandrae Fructus]

1. 연도별 생산현황

80년	85년	90년	91년	92년	93년	94년	95년	96년
		373	256	274	292	360	429	384

97년	98년	99년	00년	01년	02년	03년	04년	05년	06년
429	141	132	156	223	289	541	1,209	1,841.0	2,803

2. 주산지역(2006년 기준)

주산지	계	경북	전북	경남	충남
농가수(호)	1,678	636	664	144	66
전체면적(ha)	641	316	155	80	23
수확면적(ha)	603	315	148	58	23
생산량(M/T)	2,803	1,631	294	232	98

3. 공정서 규정 및 국내 재배

현행 대한약전에 오미자 *Schisandra chinensis* Baillon(오미자과 Schisandraceae)의 열매로 규정되어 있다. 국내의 주요 생산지역은 무주, 진안, 장수 지역과 문경 등이 있으며, 수요량의 증가로 재배지역이 확대되는 추세에 있다.

○ 의이인(薏苡仁) [Coicis Semen]

1. 연도별 생산현황

80년	85년	90년	91년	92년	93년	94년	95년	96년
		90	148	1,204	956	419	1,635	2,887

97년	98년	99년	00년	01년	02년	03년	04년	05년	06년
2,754	1,244	919	1,070	1,246	1,145	580	777	548	1,040

2. 주산지역(2006년 기준)

주산지	계	경기	충북	전북	경북
농가수(호)	690	407	95	65	39
전체면적(ha)	417	325	28	32	9
수확면적(ha)	416	325	28	32	9
생산량(M/T)	1,040	865	27	82	29

○ 작약(芍藥) [Paeoniae Radix]

1. 연도별 생산현황

80년	85년	90년	91년	92년	93년	94년	95년	96년
489	736	3,360	3,258	5,808	5,572	5,272	5,230	3,877

97년	98년	99년	00년	01년	02년	03년	04년	05년	06년
2,978	2,026	1,135	770	910	576	690	713	634	943

2. 주산지역(2006년 기준)

주산지	계	경북	전남	경남	전북
농가수(호)	373	165	90	13	58
전체면적(ha)	130	87	26	3	6
수확면적(ha)	114	81	18	2	6
생산량(M/T)	943	608	228	23	46

○ 절패모(浙貝母) [Fritillariae Thunbergii Bulbus]

1. 연도별 생산현황

80년	85년	90년	91년	92년	93년	94년	95년	96년
		10	93	22	39	30	35	

97년	98년	99년	00년	01년	02년	03년	04년	05년	06년
3		1	2				0.8	–	1

2. 주산지역(2006년 기준)

주산지	계	전남
농가수(호)	1	1
생산량(M/T)	1	1

3. 공정서 규정 및 국내 재배

현행 공정서에 貝母를 浙貝母와 川貝母로 구분하고 있다. 전통적으로 우리나라에서 재배한 것은 浙貝母에 해당한다. 浙貝母는 대한약전에 절패모 *Fritillaria thunbergii* Miquel(백합과 Liliaceae)의 비늘줄기로 규정되어 있다. 川貝母는 한약규격집에 천패모 *F. cirrhosa* D. Don, 암자패모(暗紫貝母) *F. unibracteata* Hsiaoet. K. C Hsia, 감숙패모(甘肅貝母) *F. prezewalskii* Maxim. 또는 사사패모(梭砂貝母) *F. delavayi* Franch (백합과 Liliaceae)의 비늘줄기로 성상에 따라 송패(松貝) 및 청패(靑貝)로 구분한다고 규정하고 있다. 상기의 재배자료는 浙貝母에 해당하며, 川貝母는 현재 국내에 재배생산 유통되지 않고 있다.

○ 지황(地黃) [Rehmanniae Radix]

1. 연도별 생산현황

80년	85년	90년	91년	92년	93년	94년	95년	96년
760	904	1,401	751	589	763	594	991	801

97년	98년	99년	00년	01년	02년	03년	04년	05년	06년
544	390	628	484	521	595	448	432	452	402

2. 주산지역(2006년 기준)

주산지	계	충남	전북	경북	경남
농가수(호)	147	98	6	33	6
전체면적(ha)	30	18	3	6	1
수확면적(ha)	30	18	3	6	1
생산량(M/T)	402	328	6	37	25

○ 천궁(川芎) [Cnidii Rhizoma]

1. 연도별 생산현황

80년	85년	90년	91년	92년	93년	94년	95년	96년
735	842	1,628	1,686	1,451	1,445	1,333	2,603	2,528

97년	98년	99년	00년	01년	02년	03년	04년	05년	06년
2,294	868	750	1,389	1,463	448	2,234	2,327	2,019	1,750

2. 주산지역(2006년 기준)

주산지	계	경북	강원	충북	경남
농가수(호)	363	326	17	12	1
전체면적(ha)	191	174	10	5	2
수확면적(ha)	189	173	10	5	2
생산량(M/T)	1,750	1,646	44	39	17

3. 공정서 규정 및 국내 재배

현행 대한약전에 이 약은 천궁 *Cnidium officinale* Makino(산형과 Umbelliferae)의 뿌리줄기를 그대로 또는 열탕에 데친 것으로 규정되어 있다. 국내의 생산품은 '일천궁'과 '토천궁'의 명칭으로 재배 유통되고 있다. 국내 최대 산지는 경상북도 영양지역이다.

○ 천마(天麻) [Gastrodiae Rhizoma]

1. 연도별 생산현황

80년	85년	90년	91년	92년	93년	94년	95년	96년
299				21	220	288	295	249

97년	98년	99년	00년	01년	02년	03년	04년	05년	06년
214	286	91	57	61	158	404	742	1,129	931

2. 주산지역(2006년 기준)

주산지	계	전북	충북	경북	강원
농가수(호)	595	108	42	108	7
전체면적(ha)	131	14	9	14	18
수확면적(ha)	92	12	9	12	18
생산량(M/T)	931	282	144	282	100

○ 치자(梔子) [Gardeniae Fructus]

1. 연도별 생산현황

95년	96년	97년	98년	99년	00년	01년	02년	03년	04년	05년	06년
645	748	626	414	385	60	164	191	157	135	62	31

2. 주산지역(2006년 기준)

주산지	계	전남	경남
농가수(호)	267	62	205
전체면적(ha)	19	6	13
수확면적(ha)	19	6	13
생산량(M/T)	31	9	22

3. 공정서 규정 및 국내 재배

현행 대한약전에 치자나무 *Gardenia jasminoides* Ellis 또는 기타 동속식물(꼭두서니과 Rubiaceae)의 열매로 규정되어 있다. 국내의 재배는 남부지방을 중심으로 이루어지고 있으며 주요 생산 지역은 완도, 남해군 등이 있다.

○ 택사(澤瀉) [Alismatis Rhizoma]

1. 연도별 생산현황

80년	85년	90년	91년	92년	93년	94년	95년	96년
		259.5	674	606	1,062	597	822	443

97년	98년	99년	00년	01년	02년	03년	04년	05년	06년
743	846	974	895	982	827	254	551	560.0	417

2. 주산지역(2006년 기준)

주산지	계	전남
농가수(호)	234	234
전체면적(ha)	125	125
수확면적(ha)	125	125
생산량(M/T)	417	417

○ 향부자(香附子) [Cyperi Rhizoma]

1. 연도별 생산현황

80년	85년	90년	91년	92년	93년	94년	95년	96년
		182.3	889	1,028	1,584	655	1,193	1,152

97년	98년	99년	00년	01년	02년	03년	04년	05년	06년
1,084	861	651	439	337	605	555	619	604.0	373

2. 주산지역(2006년 기준)

주산지	계	경북
농가수(호)	124	124
전체면적(ha)	103	103
수확면적(ha)	103	103
생산량(M/T)	373	373

3. 공정서 규정 및 국내 재배

현행 대한약전에 향부자 *Cyperus rotundus* Linn(사초과 Cyperaceae)의 가는 뿌리를 제거한 뿌리줄기로 규정되어 있다. 국내의 생산은 고령지역에서 대부분 생산된다.

○ 황금(黃芩) [Scutellariae Radix]

1. 연도별 생산현황

90년	91년	92년	93년	94년	95년	96년	97년
164.2	155	454	362	487	473	461	444

98년	99년	00년	01년	02년	03년	04년	05년	06년
383	178	223	181	232	309	107	90	116

2. 주산지역(2006년 기준)

주산지	계	전남	전북	강원
농가수(호)	219	187	29	2
전체면적(ha)	38	34	3	1
수확면적(ha)	38	34	3	1
생산량(M/T)	116	103	11	2

3. 공정서 규정 및 국내 재배

현행 대한약전에 황속썩은풀 *Scutellaria baicalensis* Georgi(꿀풀과 Labiatae)의 주피를 벗긴 뿌리로 규정되어 있다. 국내의 주요 생산 지역은 여수, 순천, 정선 지역이다.

○ 황기(黃芪) [Astragali Radix]

1. 연도별 생산현황

80년	85년	90년	91년	92년	93년	94년	95년	96년
1,535	960	2,739	2,207	2,530	3,203	3,115	3,332	3,750

97년	98년	99년	00년	01년	02년	03년	04년	05년	06년
4,579	2,399	2,094	1,835	1,932	2,155	2,071	1,764	1,492	1,570

2. 주산지역(2006년 기준)

주산지	계	강원	충북	경북	경기
농가수(호)	850	393	297	100	13
전체면적(ha)	635	348	207	36	35
수확면적(ha)	570	291	205	31	35
생산량(M/T)	1,570	733	414	86	303

3. 공정서 규정 및 국내 재배

현행 대한약전에 황기 *Astragalus membranaceus* Bunge(콩과 Leguminosae)의 주피를 거의 벗긴 뿌리로 규정되어 있다. 국내의 주요 생산 지역은 재배연수에 따라 차이가 있다. 다년근은 정선, 제원, 제천, 단양, 삼척, 영월 등의 지역에서 생산된다. 단년근은 경기도 수도권 등에서 생산된다.

제 5 장

멸종위기에 처한 야생 동 · 식물종의 국제거래에 관한 협약

(CITES : Convention on International Trade in Endangered Species of wild Fauna and Flora)

제 1 절 추진 배경 및 연혁

○ 배경

산업화와 공업화는 전 세계적으로 진행되고 있으며 이에 따라 자연에 대한 인위적인 개발 및 오염이 이루어지게 되고 있다. 이는 동식물의 서식지 파괴와 개체수 감소를 유발하게 되며, 이러한 진행으로 상당수의 동물과 식물들이 멸종되고 있다. 예를 들어 남태평양의 마리아나섬을 중심으로 서식하는 마리아나왕박쥐(Fruit Bat)의 멸종이 있다. 마리아나왕박쥐는 꽃가루의 운반에 따른 식물의 수분에 관여하며 이는 그 지역 생태계에서 식물 번식과 생태의 유지에 매우 중요한 역할을 하고 있다. 따라서 마리아나왕박쥐의 멸종은 마리아나왕박쥐에 의하여 번식되는 식물의 멸종이나 개체수 감소를 초래하게 되며 이는 연쇄적인 생태계의 붕괴를 초래하게 된다.

그중 일부는 약용과 관련한 이용의 증가 등으로 코뿔소, 호랑이, 코끼리, 곰, 영양, 천산갑, 아프리카 벚나무, 히말라야 주목 등은 많은 동 · 식물이 개체수가 급감하면서 멸종의 우려를 나타내고 있다.

이에 따라 동 · 식물의 불법거래나 과도한 국제거래로부터 멸종위기에 처한 야생

동 · 식물을 보호하기 위하여 야생 동 · 식물의 수출 · 입 국가들이 상호 협력하여 국제거래를 규제함으로써 서식지로부터의 무질서한 채취 및 포획을 억제하여 멸종으로부터 보호하는 협약을 "CITES(멸종위기에 처한 야생 동 · 식물종의 국제거래에 관한 협약, Convention on International Trade in Endangered Species of Wild Fauna and Flora)"라 한다.

○ 채택연혁

1973년 3월 3일	워싱턴에서 협약채택을 위한 회의 개최, 협약채택(81개국)
1975년 7월 1일	협약 발효
1993년 7월 9일	우리나라 협약 가입
	사향 및 웅담에 대한 국내 제약업계의 적응기간을 위해 "곰과 전종"과 "사향노루속 전종"은 3년간 유보조건으로 가입
1993년 10월 7일	우리나라 협약 발효
1996년 10월 6일	우리나라의 "곰과 전종"과 "사향노루속 전종"의 유보기간 만료
2004년 8월 현재	166개국 가입

○ CITES의 개요

1. 목적과 적용 대상

CITES는 "멸종위기에 처한 야생 동 · 식물종의 국제 거래에 관한 협약"으로 1973년 3월 3일 워싱턴에서 채택되어 1975년 7년 1일부터 발효되었으며, 워싱턴 조약으로도 알려져 있다. CITES는 야생 동 · 식물종의 보존 및 지속가능한 이용을 위해 야생 동 · 식물종 거래를 법적 구속력과 연계시킨 국제협약으로 2004년 8월 현재 166개국이 가입되어 있다. 협약에 따라 CITES는 각 나라를 회원으로 하며 회원국 사이에 부속서 수재종의 국제거래가 있을 경우 협약의 규정에 따라 거래하도록 하여, 멸종위기에 처하였거나 보호가 필요한 야생 동 · 식물의 과도한 포획과 거래를 방지하고 전체 거래량을 관리하는 것을 목적으로 하고 있다. CITES 협약 및 부속서가 법적 구속력을 갖기 위해서는 각 회원국의 관련 국내법 제정이 필요하며, 각 나라마다 국내법에서 정하는 규제의 강도와 내용이 다를 수 있다. CITES는 부속서에 포함되어 있는 특정 종에 대한 국제 거래만을 다루며, 국내 거래에는 적용되지 않는다. CITES는 살아있는 동 · 식물 뿐 아니라 식품, 동물의 가죽, 원목, 악기, 건조된 약재 등의 파생물을 포함한다.

2. 조직과 관련기구

(1) 당사국총회

2년마다 개최되며, 전체 회원국이 모여 투표에 의해 협약 및 부속서를 개정하고, 협약의 이행을 위한 결정문과 결의문을 채택한다.

(2) 상임위원회

6개주(아프리카, 아시아, 유럽, 북아메리카, 중앙 · 남아메리카, 오세아니아) 대표로 구성되며, 협약의 이행, 사무국 예산 관리 및 당사국총회에서 위임된 사항에 대해 논의한다.

(3) 동물위원회·식물위원회

당사국총회에서 선출된 6개주 대표와 교체대표로 구성되며, 회원국 및 비정부기구에서 observer로 참여하고 있다. CITES 협약에 의해 관리되는 동 · 식물종에 대한 기술적으로 지원하는 것이 일차적 임무이며, 부속서 수재 기준에 적합한지를 확인하기 위한 해당종의 정기적 검토, 특정 종의 거래가 문제된 경우 이에 대한 과학적 검토와 조언 등의 역할을 한다.

(4) 사무국

UNEP(United Nations Environment Programme ; 유엔환경계획)에 의해 설립된 CITES 사무국은 스위스 제네바에 위치하며 그 역할은 협약에서 규정하고 있다. 협약의 이행을 위한 기술적 지원, 교육훈련세미나 구성, 협약의 이행상황 모니터링, 협약의 이행 관련 사항에 대한 과학 · 기술적 연구, 연례보고서 작성, 당사국총회 및 각 위원회의 개최 준비, 협약의 이행에 관한 권고 등의 업무를 수행한다.

(5) TRAFFIC, UNEP-WCMC, IUCN

CITES 각 위원회에 Observer로 참여하여 적극적인 활동을 하고 있는 대표적인 환경단체로서, CITES 해당 동·식물종의 생태 및 국제거래에 대한 과학적 자료 제공 등 역할을 수행하고 있다.

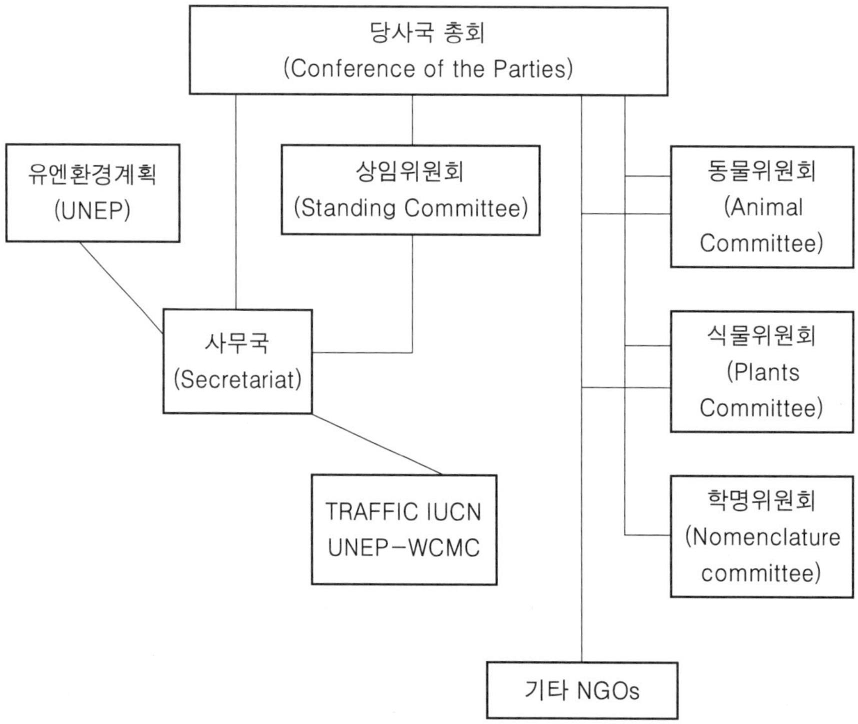

[CITES 조직의 구성도]

제 2 절 협약의 주요 내용

○ 협약국의 의무

① 협약규정에 따라 당사국의 허가 또는 승인을 얻지 않는 CITES 규제대상 야생동식물은 거래를 감시 · 규제
② 거래통제의 예외 : 과학목적 또는 과학기관간에 비상업적으로 대여, 증여 또는 교환될 경우 등
③ 당사국의 조치의무
- 협약규정의 이행 및 협약내용에 위반된 거래의 방지조치 이행
- 부속서상의 야생 동 · 식물종의 거래에 대한 기록 유지 및 동 기록의 사무국 제출
- 야생 동 · 식물 교역에 따른 수출 · 입 허가서 및 증명서 발급
- 관리당국 및 과학당국 지정
- 협약 및 부속서가 법적 구속력을 가지기 위한 국내법 제정

④ 각 회원국은 하나 이상의 관리당국(허가체계 관리)과 과학당국(국제거래가 해당종의 상태에 미치는 여향에 대한 조언)을 정해야 한다.

○ 협약 부속서

CITES 협약에서는 위협에 처해있는 동 · 식물종을 3개의 부속서로 나누어 관리하고 있다. 부속서 I은 멸종의 위협을 받고 있는 것, 그리고 거래에 의해 영향을 받거나 받게 될지도 모르는 종이다. 부속서 II는 현재는 멸종의 위협을 받지 않지만 거래가 엄격히 규제되지 않으면 위협을 받을 수 있는 종이다. 부속서 III은 거래로 인하여 위협을 받을 가능성이 있는 토속종을 보호하는데 참가국이 임의로 만든 명단이다.

1. 부속서 I

부속서 I은 멸종 위기에 처한 종으로 약 900여종이 규정되어 있다. 부속서 I에 수록된 종은 국제간 상거래를 금지하고 있으나, 예외로 과학, 동물을 이용한 임상 목적용 등의 비영리 거래는 허용하고 있다.

■ 국제간의 주상업적 거래가 금지

① 수입국의 수입허가서, 원산국이나 재수출국의 수출허가서

② 수출허가서가 발급되기 이전에 수입허가서가 발급되어야 하며, 이는 수출입 당사국 모두 사전에 거래에 동의하였음을 확인하기 위함

③ 수입허가서는 수입의 목적이 종의 생존에 해를 주지 않고, 종을 인수 받을 자가 살아 있는 표본을 수용하고 보호할 적절한 설비를 갖추고 있으며, 표본이 주상업적 목적으로 이용되지 않을 것임이 확인한 후에 발급됨. 거래가 주상업적인 목적인지의 여부는 수입의 경우를 말하며 수출의 목적은 상업적일 수 있음

④ 수출허가서는 수입허가서가 발급된 경우에 한하여 발급할 수 있으며, 수출이 해당종의 생존에 해롭지 않고 표본이 국내 야생동식물 보호법에 의해 합법적으로 획득되었고 살아 있는 표본의 경우 동 표본에 해를 입히지 않도록 준비되고 선적되었음을 확인한 이후에 발급됨

⑤ 재수출증명서는 표본이 협약에 따라 합법적으로 수입되었고, 살아있는 표본의 경우 표본에 해를 입히지 않도록 준비되고 선적되었으며, 수입국에서 발급한 수입허가서가 있는 경우에 발급

■ 주요 수록 품목 : 별첨

2. 부속서 II

부속서 II는 반드시 멸종위기에 처한 것은 아니나 이용으로 인한 멸종의 위협을 피하기 위하여 관리, 즉 거래의 통제가 필요한 종으로 약 23,400여종이다. 부속서 II에 수록된 품종은 상거래로 인하여 해당종이 훼손 받지 않는다는 조건이 준수되는 한 거래가 가능하다. 부속서 II에 수록된 품목에는 직접 위협을 받지는 않지만 동일한 그룹에 있는 품종 대부분이 위협을 받거나 위협품종과 비위협품종을 구분하기 어려울 때에는 전체 屬, 科 혹은 目으로 설정되어 있다. 예를 들어 부속서 I에 수록되어 있지 않은 모든 앵무

새류, 고양이류, 악어류, 난초류, 선인장류 등을 부속서 II에 수록하여 관리하고 있다.

■ 국제간의 상거래가 허용

① 원산국 혹은 재수출국의 수출허가서(국가에 따라 수출 허가서 발급을 위하여 수입허가서를 필요로 하는 경우도 있음)

② 수출허가서는 수출이 해당종의 생존에 위협을 주지 않고, 표본이 자국내 야생 동 · 식물 보호법에 따라 합법적으로 획득되었으며, 살아있는 표본의 경우 동 표본에 해를 입히지 않도록 준비되고 선적되어 있음을 확인한 후에 발급

③ 부속서 II에 포함된 종의 표본을 수입하기 위해서는 수출허가서 또는 재수출증명서를 사전에 국경관리담당자에게 제출해야 함

■ 부속서 I에 포함된 표본으로 상업적 목적으로 사육된 동물종이나 상업적 목적으로 인공번식된 식물종은 부속서 II에 포함된 종의 표본으로 간주함

① 사육번식된 종이란 통제된 환경에서 태어나야 하고, 통제된 환경에서 짝짓기가 이루어져야하며, 통제된 환경에서 태어난 부모개제로부터 태어난 개체여야하며, 그 조건에 대하여 별도의 결의문에서 규정하고 있음

② 사육번식된 종의 표본 수출은 동 종이 야생에 서식하지 않는 국가로의 수출이나 원산지국가로 선언된 국가에 서식하지 않아 동 원산지국가로 재수출하는 경우에만 가능함

■ 주요 수록 품목 : 별첨

2. 부속서 III

부속서 III는 거래로 인하여 위협을 받을 가능성이 있는 참가국의 토속품종을 보호하기 위하여 임의로 만든 목록이다. 즉, 최소한 하나의 국가에서 보호되어야 할 종으로 거래를 관리하기 위해 다른 회원국의 협조를 필요로 하는 종이다. 따라서 부속서 III에는 참가국들이 각자 자국 내에서 보호를 받고 있는 토속 품종을 임의로 수록함으로서 자국의 야생 동 · 식물의 거래에 있어 CITES 참가국들의 국제간의 협동을 얻기 위한 목록이 된다.

■ 국제간의 상거래가 허용

① 부속서 III에 포함시킨 국가로부터 수입하는 경우 수출허가서

② 부속서 III에 포함된 종의 표본을 수입하기 위해서는 원산지증명서를 제출

③ 재수출하는 경우에는 재수출증명서 또는 해당 표본이 재수출 국가에서 가공되었음을 알리는 증명서

■ 주요 수록 품목 : 별첨

○ 협약전 표본의 적용

협약의 규정정이 표본에 대하여 적용되기 이전에 해당 표본이 획득된 경우에 대하여는 협약의 내용이 적용되지 않는다. 협약이 표본에 적용되기 시작한 일자는 협약에 가입한 당사국의 경우 해당 당사국에서의 협약 발효 일자를 말하고, 협약 발효 이후에 추가된 표본의 경우 그 표본이 추가된 목록 발효 일자를 말한다. 대부분의 당사국들은 각각 다른 일자에 CITES에 가입하였으므로 각 국가에 따라 상이한 적용일자를 가지므로 해당 표본이 일부 당사국에서는 협약전 표본이라 하더라도 다른 당사국에서는 그렇지 않을 수도 있다. 표본의 획득일자는 살아있거나 죽은 동 · 식물은 서식지로부터 최초로 제거된 시점, 부분 또는 파생물은 최초 소유 시점을 의미한다.

○ CITES 협약의 대상 동식물종 예시

1. 코뿔소

전 세계에 걸쳐 1만여 마리밖에 남아 있지 않아 멸종이 우려되는 종으로 특히 아시아종의 멸종이 가장 우려된다. 아시아에서는 인도코뿔소가 2,000마리 이하, 수마트라코뿔소가 400~500마리, 자바코뿔소가 100마리 이하가 야생한다. 아프리카에서는 흑코뿔소가 2,000마리, 흰코뿔소가 약 5,900마리가 야생하고 있다.

코뿔소 감소의 가장 큰 원인은 밀렵으로 코뿔소 뿔의 가격이 고가로 거래되기 때문이다. 코뿔소 뿔은 동양에서는 한약재 사용되어 犀角地黃湯 등의 처방에 쓰이며, 서아시아와 북아프리카에서는 잠비아스라는 의식용 단검의 손잡이로 이용되고 있다. 이를 코

뿔소의 서식지와 관련하여 보면 아프리카지역은 주로 의식과 관련한 용도로, 동남아시아지역은 한약재와 관련한 용도가 개체수 감소에 영향하고 있음을 추정할 수 있다.

2. 호랑이

호랑이는 원래 아시아의 종으로 인도로부터 동남아시아를 거쳐 러시아까지 분포되어 있다. 호랑이는 전 세계에 5~7천 마리 정도 생존하는 것으로 추정되며, 국제적인 보호조치가 없을 경우 멸종이 우려되며 이미 일부의 종은 멸종되었다. 현재 야생으로 존재하는 호랑이는 시베리아호랑이가 200~250마리, 남지나 혹은 아모이호랑이가 50마리 이하, 인도네시아호랑이는 800~1,200마리, 수마트라호랑이는 250~400마리, 벵갈 혹은 인도호랑이가 2,900~4,500마리로 추산된다.

호랑이의 멸종원인은 호랑이 서식에 필요한 큰 면적의 서식지 감소와 호랑이 가죽이나 부산물(예를 들어 虎骨)에 대한 수요 등이다.

3. 코끼리

코끼리는 아시아코끼리와 아프리카코끼리 2종이 있다. 아시아코끼리는 숫컷만 상아를 가지고 있으며, 인도 · 동남아시아 · 말레이반도 · 스리랑카 · 수마트라 · 보르네오 · 벵갈만의 안다만 군도 등에 서식하며 29,000~44,000마리가 있다. 아프리카코끼리는 암수 모두 상아를 가지고 있으며, 사하라사막 이남의 30여개국에 흩어져 서식하고 있다. 아프리카코끼리는 아시아코끼리보다 개체수는 많지만 1970~1980년대에 뚜렷이 감소하였다.

4. 곰

현재 전 세계적으로 서식하고 있는 곰은 8개종으로 말레이곰, 느림보곰, 반달가슴곰, 아메리카곰, 북극곰, 중국의 바둑곰, 남미 안데안 지방의 안경곰이다. 그 중 아메리카곰과 북극곰을 제외한 6개종에 대하여는 협약에 의거 국제거래가 금지되고 있다.

5. 영양

사이가영양의 서직지는 몽골과 러시아지역으로 羚羊角(사이가영양의 뿔; Saiga

Antelope)이 장기간 한약재로 사용되면서 이 지역에서의 개체수가 감소되어 왔다. 몽골 지역에 서식하는 개체수는 300여 마리로 추산되고 있으며, 홍콩에 있는 TRAFIC(야생동물 거래기록 분석위원회) 조사에 따르면 적어도 30,000여개로 추산되는 뿔이 거래되고 있다.

6. 천산갑

아프리카천산갑은 식용, 문화의식용, 약용으로 무분별한 사냥으로 개체수가 감소하고 있다. 예를 들어 천산갑의 비늘은 보츠와나와 탄자니아에서는 코피에 지혈제로 사용하며, 나이지리아에서는 거담제와 분만시 助力劑로 사용하고, 챠드에서는 말라리아 예방약으로 사용하였으며, 동양에서는 穿山甲이라는 한약재로 下乳와 癰腫에 사용하였다. 천산갑은 무리를 짓지 않는 야행성이므로 상황을 평가하기 어려우나 모든 종이 감소하고 있는 것으로 추정된다.

7. 아프리카벗나무

아프리카벗나무는 사하라사막 이남의 아프리카 전역에 분포하며 카메룬이 최대 수출국이다. 이것은 나무껍질과 나무껍질의 농축액 채취를 목적으로 채취되며, 이의 과도한 채취는 멸종의 우려를 유발한다. 1986년에서 1991년 사이에 프랑스계의 회사는 카메룬에서 11,537톤 상당의 나무껍질을 가공하였으며, 주요 수입국은 이탈리아와 프랑스로 전립선비대와 양성전립선염에 사용된다.

8. 히말라야주목

히말라야주목은 택세인을 함유하고 있는데, 이 택세인은 특정 암치료에 효과있는 기본 구조를 가지고 있다. 따라서 세계적으로 항암제의 수요가 높아짐에 따라 이 종의 벌목도 증가되었다. 미국에서 택솔(Taxol)은 난소암과 유방암 치료제로 승인되었다. 택솔의 적량을 얻기 위해 대량의 잎이 소요되며, 그 과정이 매우 파괴적이다. 1993년 4월 이래 인도의 한 주에서 500,000만톤의 히말라야주목 잎을 채취하였다.

○ CITES 수재 한약재

부속서 I 수재종 - 국제거래 금지

(1) 서각(犀角, Rhinoceros Horn)

- 기원 동물 및 부위 : 인도코뿔소(*Rhinoceros unicornis*), 자바코뿔소(*Rhinoceros sondaicus*), 수마트라코뿔소(*Rhinoceros sumatrensis*)
- 분포 지역 : 방글라데시(멸종), 부탄, 인도, 네팔, 파키스탄(멸종)의 뿔
- 효능 : 凉血止血, 瀉火解毒, 安神定驚
- CITES : 1975.7.1. CITES 부속서 I 수재
  우리나라는 1994년부터 수입 · 판매 및 이를 사용한 의약품의 제조 · 조제 · 판매 · 저장 · 진열 금지

(2) 호골(虎骨, Tiger Bone)

- 기원 동물 및 부위 : 호랑이(*Panthera tigris*)의 뼈
- 분포 지역 : 중국(멸종), 카자흐스탄, 몽고, 폴란드(멸종), 러시아연방공화국, 투르크메니스탄, 우크라이나(멸종), 우즈베키스탄
- 효능 : 祛風定痛, 强筋健骨
- CITES : 1975.7.1. CITES 부속서 I 수재
  우리나라는 1994년부터 수입 · 판매 및 이를 사용한의약품의 제조 · 조제 · 판매 · 저장 · 진열 금지

부속서 I 수재종 - 재배품 거래 가능

(3) 목향(木香, costus Root)

- 기원 식물 및 부위 : 木香*Aucklandia lappa* 의 뿌리
- 분포 지역 : 인도, 파키스탄, 중국(재배)
- 효능 : 行氣止痛, 溫中和胃

•CITES : 1975.7.1. CITES 부속서 II 수재
1985.8.1. CITES 부속서 I으로 상향조정
재배품은 부속서 II에 준하여 거래

부속서 I, II 수재종 - 분포지역에 따라 일부 거래

(4) 웅담(熊膽, Brown bear gall bladder)

•기원 동물 및 부위 : 불곰 *Ursus arctos* 또는 기타 근연동물의 담즙을 말린 것
•분포 지역 : 아프가니스탄, 알바니아, 아르메니아, 오스트리아(멸종), 아제르바이잔, 벨라루스, 벨기에(멸종), 부탄, 보스니아, 불가리아, 캐나다, 중국, 크로아티아, 체코공화국, 덴마크(멸종), 에스토니아, 핀란드, 프랑스, 그루지아, 독일(멸종), 그리스, 헝가리, 인도, 이란, 이라크, 이스라엘(멸종), 이탈리아, 일본, 요르단(멸종), 카자흐스탄, 북한, 키르기스탄, 라트비아, 레바논(멸종), 리에켄스타인(멸종), 리투아니아(멸종), 마케도니아(구유고연방), 멕시코, 몽골, 네팔, 네덜란드(멸종), 노르웨이, 파키스탄, 폴란드, 포르투갈(멸종), 루마니아, 러시아연방공화국, 슬로바키아, 슬로베니아, 스페인, 스웨덴, 스위스(멸종), 시리아(멸종), 타지키스탄, 터키, 투르크메니스탄, 영국(멸종), 미국, 우즈베키스탄, 유고슬라비아
•효능 : 淸熱解毒, 止痙, 明目
•CITES : 1975.7.1. 부속서 I 수재(이탈리아종)
1975.7.1. 부속서 II 수재(북아메리카종)
1983.7.29. 부속서 II로 하향조정(이탈리아종)
1983.7.29. 부속서 II 수재(유럽 분포종)
1990.1.18. 부속서 I 수재(부탄, 중국, 몽고, 멕시코 분포종)
1992.6.11. 부속서 II 수재(나머지 분포종)

(5) 사향(麝香, Musk)

•기원 동물 및 부위 : 난쟁이사향노루 *Moschus berezovskii*, 산사향노루 *Moschus chrysogaster*, 사향노루 *Moschus moschiferus* 수컷의 사향선 분비물

•분포 지역 :

① 사향노루(Siberian Musk Deer) : 중국, 카자흐스탄, 한국(남한, 북한), 몽골, 러시아연방공화국

② 난쟁이사향노루(Chinese Forest Musk Deer; Dwarf Musk Deer; Forest Musk Deer) : 중국, 베트남

③ 산사향노루(Alpine Musk Deer; Himalayan MuskDeer) : 아프가니스탄, 부탄, 중국, 인도, 네팔, 파키스탄

•효능 : 開竅醒神, 活血通經, 消腫止痛

•CITES : 1979.2.16. 부속서 I 수재(사향노루 히말라야 분포종)
부속서 II 사향노루속(I 수재종 제외)
1979.6.28. 부속서 I 수재(산사향노루 아프가니스탄, 인도, 네팔, 파키스탄분 포종)
부속서 II 수재(산사향노루 나머지 지역 분포종과 난쟁이사향노루)
1983.7.29. 부속서 I 수재(사향노루속 아프가니스탄, 인도, 네팔, 미얀마, 파키스탄 분포종)
부속서 II 수재(부속서 I 수재종을 제외한 사향노루속 전체)

부속서 II 수재종 - 수출입시 승인 필요

(6) 구척(狗脊)

•기원 식물 및 부위 : 金毛狗脊*Cibotium barometz*의 뿌리줄기

•분포 지역 : 중국, 홍콩, 인도, 인도네시아, 수마트라, 일본, 말레이시아, 미얀마, 파푸아뉴기니, 필리핀, 대만, 태국, 베트남

•효능 : 補肝腎, 除風濕, 健腰脚, 利關節

•CITES : 2000.7.19. 부속서 II 수재. 중국에서는 수출쿼터량을 정하여 운영하고 있음(2001년 130,000kg, 2002년 130,000kg)

(7) 노회(蘆薈, Aloe)

- 기원 식물 및 부위 : 好望角蘆薈 *Aloe ferox*, *Aloe africana* 또는 *Aloe spicata* 의 잡종의 잎에서 얻은 액즙(液汁)을 건조한 것
- 분포 지역 : 남아프리카
- 효능 : 瀉下, 淸肝, 殺蟲
- CITES : 1975.7.1. 부속서 II 수재(알로에속 전체)

(8) 백급(白芨)

- 기원 식물 및 부위 : 자란 *Bletilla striata* 의 덩이줄기
- 분포 지역 : 중국, 홍콩, 일본, 대한민국
- 효능 : 收斂止血, 消腫生肌
- CITES : 1975.7.1. 부속서 II 수재(난초과 전체)

(9) 사담(蛇膽)

- 기원 동물 및 부위 : 안경사 *Naja naja atra* 의 담낭
  ※ 다른 기원종 : 금환사 *Bungarus fasciatus*, 삼각선사 *Elaphe radiata*, 과수용사 *Ptyas korros*, 오초사 *Zaocys dhumnades* 또는 기타 근연동물
- 분포 지역 : 아프가니스탄, 방글라데시, 부탄, 브루나이, 캄보디아, 중국, 인도, 인도네시아, 이란, 라오스 인민민주공화국, 말레이시아, 미얀마, 네팔, 파키스탄, 필리핀, 싱가포르, 스리랑카, 대만, 타지키스탄, 태국, 투르크메니스탄, 우즈베키스탄, 베트남
- 효능 : 燥濕, 殺蟲, 明目
- CITES : 1984.1.13. 부속서 III 수재(인도 분포종)
  1990.1.18. 부속서 II 수재

(10) 산자고(山慈姑)

- 기원 식물 및 부위 : 약난초 *Cremastra appendiculata* 의 덩이뿌리
- 분포 지역 : 일본, 러시아연방공화국
- 효능 : 淸熱解毒, 消癰散結
- CITES : 1975.7.1. 부속서 II 수재(난초과 전체)

(11) 석곡(石斛)

- 기원 식물 및 부위 : 金釵石斛*Dendrobium nobile* 또는 기타 동속 근연식물의 지상부
- 분포 지역 : 부탄, 중국, 인도, 라오스인민민주공화국, 미얀마, 네팔, 대만, 태국
- 효능 : 益胃生津, 滋陰淸熱
- CITES : 1975.7.1. 부속서 II 수재(난초과 전체)

(12) 어교(魚膠)

- 기원 동물 및 부위 : 철갑상어 *Acipenser sinensis* 의 부레
  ※ 다른 기원종 : 대구 *Gadus macrocephalus* 또는 기타 근연동물
- 분포 지역 : 중국
- 효능 : 補腎益精, 滋養筋脈, 止血, 散瘀, 消腫
- CITES : 1998.4.1. 부속서 II 수재

(13) 영양각(羚羊角, Saiga, Saiga antelope)

- 기원 동물 및 부위 : 高鼻羚羊*Saiga tatarica*의 뿔
  ※ 다른 기원종 : 영양 *Gazella subgutturosa* 또는 기타 근연동물
- 분포 지역 : 중국(멸종), 카자흐스탄, 몽고, 폴란드(멸종), 러시아연방공화국, 투르메니스탄, 우크라이나(멸종), 우즈베키스탄
- 효능 : 平肝息風, 淸肝明目, 淸熱解毒
- CITES : 1995.2.16. 부속서 II 수재

(14) 육종용(肉蓯蓉)

- 기원 식물 및 부위 : 肉종蓉*Cistanche deserticola* 의 육질경(肉質莖)
- 분포 : 중국, 몽고
- 효능 : 補腎益精, 潤燥滑腸
- CITES : 2000.7.19. 부속서 II 수재
  2003.2.13. 각주 개정
  2005.1.13. 각주 개정

(15) 인도사목(印度蛇木, Snake-root devil-pepper)

- 기원 식물 및 부위 : 印度蛇木*Rauwolfia serpentina*의 뿌리
  ※ 다른 기원종 : 기타 동속 근연식물
- 분포 지역 : 방글라데시, 부탄, 인도, 인도네시아, 말레이시아, 미얀마, 네팔, 파키스탄, 스리랑카, 태국, 베트남
- 효능 : 解熱, 治赤痢
- CITES : 1990.1.18. 부속서 II 수재

(16) 자단향(紫檀香, red sandalwood; saunderswood)

- 기원 식물 및 부위 : 紫檀*Pterocarpus santalinus*의 심재
- 분포 지역 : 인도
- 효능 : 消腫, 止血, 止痛
- CITES : 1995.2.16. 부속서 II 수재

(17) 적전(赤箭)

- 기원 식물 및 부위 : 천마 *Gastrodia elata* 의 지상부
- 분포 지역 : 부탄, 중국, 일본, 한국(남한, 북한), 네팔, 러시아연방공화국, 대만
- 효능 : 治熱毒癰腫
- CITES : 1975.7.1. 부속서 II 수재(난초과 전체)

(18) 천마(天麻)

- 기원 식물 및 부위 : 천마 *Gastrodia elata* 의 뿌리줄기
- 분포 지역: 부탄, 중국, 일본, 한국(남한, 북한), 네팔, 러시아연방공화국, 대만
- 효능 : 平肝息風, 定驚止痙
- CITES : 1975.7.1. 부속서 II 수재(난초과 전체)

(19) 천산갑(穿山甲, Chinese Pangolin)

- 기원 동물 및 부위 : 천산갑 *Manis pentadactyla* 또는 기타 동속 근연동물의 인갑(鱗甲)
- 분포 지역 : 방글라데시, 부탄, 캄보디아, 중국, 홍콩, 인도, 라오스인민민주공화국, 미얀마, 네팔, 대만, 태국, 베트남

•효능 : 活血通經, 下乳, 消腫排膿
•CITES : 1975.7.1. 부속서 II 수재
1995.2.16. 부속서 II 수재(능리속 전체), 수출쿼제 실시(2001, 2002년 zero쿼터)

(20) 침향(沈香, agarwood, aloewood, eaglewood)

•기원 식물 및 부위 : 침향나무 *Aquilaria agallocha* 의 수지가 침착된 수간목
•분포 지역 : 방글라데시, 부탄, 인도, 인도네시아, 이란, 말레이시아, 미얀마, 필리핀, 싱가포르, 태국
•효능 : 降氣溫中, 暖腎納氣
•CITES : 1995.2.16 부속서 II 수재
인도네시아에서는 수출쿼터제 실시
(1999년 270,000kg, 2000년 75,000kg)

(21) 파클리탁셀(paclitaxel)

•기원 식물 및 부위 : 주목 *Taxus cuspidata*, *T. chinensis*, *T. fuana*, *T. sumatrana* 및 *T. wallichiana* 의 껍질 또는 잎에서 추출한 성분
•분포 : ① 주목 *T. cuspidata*(Japanese yew) : 중국, 한국, 일본, 러시아연방공화국
② *T. chinensis*(chinese yew): 중국, 베트남
③ *T. fuana*(chinese yew): 중국
④ *T. sumatrana*(chinese yew): 필리핀, 인도네시아
⑤ *T. wallichiana*(Himalayan yew): 아프가니스탄, 부탄, 중국, 인도, 말레이시아, 파키스탄, 베트남
•효능 : 항암제
•CITES : ① *T. wallichiana* 1995.2.16 부속서 II 수재(추출성분 제외), 2005.1.13 각주개정(추출성분 포함)
② *T. cuspidata*, *T. chinensis*, *T. fuana*, *T. sumatrana* 2005.1.13 부속서 II 수재(추출성분 포함)

부속서 II 수재종 - 우리나라는 유보

(22) 해마(海馬, Crowned seahorse)

- •기원 동물 및 부위 : 천문해마 *Hippocampus coronatus* 등의 동물체
- •분포 : 일본, 인도양, 태평양
- •효능 : 補腎壯陽, 調氣活血
- •CITES : 2004.5.15. 부속서 II 수재, 우리나라는 유보

품목	학명	부속서	비고
서 각(犀 角)	Rhinocerotidae	I	수입 및 사용금지
호 골(虎 骨)	Panthera tigris	I	수입 및 사용금지
웅 담(熊 膽)	Ursidae	I · II	
사 향(麝 香)	Moschus moschiferus	I · II	
	Moschus berezovskii	I · II	
	Moschus chrysogaster	I · II	=Saussurea costus
목 향(木 香)	Aucklandia lappa	I	
구 척(狗 脊)	Cibotium barometz	II	
노 회(蘆 薈)	Aloe ferox	II	
	Aloe africana		
	Aloe spicata		
백 급(白 芨)	Bletilla striata	II	
사 담(蛇 膽)	Naja naja atra	II	
산 자 고(山慈姑)	Cremastra appendiculata	II	
석 곡(石 斛)	Dendrobium nobile	II	
어 교(魚 膠)	Acipenser sinensis	II	
영 양 각(羚羊角)	Saiga tatarica	II	
육 종 용(肉蓯蓉)	Cistanche deserticola	II	
인도사목(印度蛇木)	Rauwolfia serpentina	II	
자 단 향(紫檀香)	Pterocarpus santalinus	II	
적 전(赤 箭)	Gastrodia elata	II	
천 마(天 麻)	Gastrodia elata	II	
천 산 갑(穿山甲)	Manis spp.	II	
침 향(沈 香)	Aquilaria agallocha	II	=Aquilaria mataccensis
파 클 리 탁 셀	Taxus chinensis	II	완전의약품 제외
(paclitaxel)	Taxus cuspidata		2005. 1. 13 발효
주 목(朱 木)	Taxus fuana		
	Taxus sumatrana		
	Taxus wallichiana		
해 마(海 馬)	Hippocampus coronatus	II	우리나라는 유보함

제 3 절 국내의 CITES 운용

○ 관련 부처별 소관업무와 관련 법규

관련 부처로 환경부, 해양수산부, 식품의약품안전청, 관세청이 있다.

① 총괄은 환경부 지구환경담당관실에서 담당하며, 주요 업무로는 CITES 사무국 및 협약 당사국과 연락, 협약 취지를 촉진하기 위한 홍보 · 교육의 총괄, 정기보고서 작성(총괄)을 담당한다. 정기보고서는 협약 부속서 해당 동 · 식물에 관한 연례보고서와 CITES 이행을 위한 국내 입법조치 · 규제조치 및 행정조치에 관한 2년마다의 보고서이다.

② 관리당국은 환경부 자연자원과(7개 환경청)와 식품의약품안전청 의약품안전과에서 담당한다. 주요 업무로는 CITES 이행을 위한 국내법 또는 국내조치의 정비 또는 개정, 수출입 · 반입 · 재수출 관련 승인서 및 증명서 발급, 불법 거래에 대한 조치, 식별도감 등 표본 식별 방법 또는 수단의 준비, 정기보고서의 작성(소관업무)이다.

③ 과학당국은 국립환경연구원, 국립수산과학원, 식품의약품안전청 생약규격팀이 담당한다. 주요 업무로는 승인서 및 증명서의 발급과 관련한 의견 제시, 부속서 수재종 표본에 대한 수출승인서와 실제 표본 수출 감시 지원, 부속서 I 및 II의 개정 및 식별에 대한 과학적인 지원이다.

○ 국내의 이행에 따른 법체계

1. CITES 관련 의약품의 법체계

관리당국은 식품의약품안전청(의약품안전과: 주-부서 명칭 변경에 주의)으로 약사법에 법적인 근거를 두고 있다. 1994년 약사법을 개정하여 의약품 등의 용도로 CITES 품목을 수출 · 입하고자 하는 경우 수출(반입)허가증명서 또는 원산지증명서 등의 첨부를 의무화하였다. 다만 곰과 사향노루의 가공품 중 의약품(웅담, 사향)에 대하여 1996년 10월 7일부터 적용하였다. 코뿔소 뿔, 호랑이 뼈의 수입 · 판매와 이를 사용한 의약품의 제조 · 조제 행위 및 제조 또는 조제된 의약품의 판매 · 저장 · 진열 행위를 금지하며 위반시 5년 이하의 징역 또는 2천만원 이하의 벌금에 처한다.

2. CITES 해당 한약재의 수출입 절차

(1) 법적 근거

약사법 제34조의2(멸종위기에 처한 야생 동 · 식물의 국제교역등)와 약사법 시행규칙 제47조(멸종위기에 처한 야생 동 · 식물의 수출 · 허가등), 수입의약품등관리규정 제10조(멸종위기에 처한 야생 동 · 식물) 및 동합공고 제31조 및 제35조(산업자원부고시)에 의한다.

(2) 대상 품목

CITES 부속서 I, II, III에 게재된 동 · 식물 중 의약품으로 사용되는 것이 대상이다.

(3) 수출·입허가에서 신청자가 제출하는 서류

① 수입하는 경우

a. 자격 : 약사법 제 34조 규정에 의한 의약품등 수입자

b. 구비서류

- CITES에 의하여 당해 야생 동 · 식물의 가공품을 수출한 국가에서 발행한 수출증명서 사본
- 대외무역법 제 19조 및 동법시행령 제 25조의 규정에 의하여 확인받고자 하는 수입승인 신청서 5부
- 물품매도확약서 또는 수입계약서 사본

c. 허가사항 통보 : 수입허가서를 교부함

d. 수출증명서, 원산지증명서 원본은 통관시 세관장에게 제출

② 수출하는 경우

a. 자격 : 대외무역법에 의한 무역업신고를 필한 자

b. 구비서류
- 외국산 야생 동·식물을 재수출하는 때에는 CITES에 의하여 당초 야생 동·식물의 가공품을 수출한 국가에서 발행한 수출증명서 사본
- 국내산 야생 동·식물의 가공품을 수출하는 때에는 야생 동·식물의 입수경위서 및 그 근거서류

c. 허가사항 통보 : 수출허가서 및 CITES 수출증명서 교부

③ 반입하는 경우

야생 동·식물의 입수경위서 및 그 근거서류

(4) 허가시 확인 및 검토사항

수출국 수출증명서(또는 재수출증명서)의 진위 여부와 약사법 제34조 및 동법시행규칙 제38조 규정에 의한 의약품등의 수입자, 대외무역법에 의한 무역업신고여부를 확인하며 부속서 수재등급 등의 내용을 검토한다.

○ 단속 관련 기관과 법규

야생 동·식물에 대한 불법거래의 단속 기관은 검찰, 경찰, 환경부, 보건복지부, 산림청, 수산청, 관세청 그리고 각 시·군 등이 있다. 검찰은 최종적인 사건 처리에 대한 권한과 책임을 가지고 CITES 위반 행위를 최종적인 사건처리에 대한 권한과 책임을 가진다.

협약의 위반사항의 단속과 관련한 법규로는 「자연환경보존법」, 「약사법」, 「조수보호 및 수렵에 관한 법률」, 「관세법」에 의하여 제한을 받으며 「형법」에 의하여 거래품을 압수하여 조치하고 있다.

○ CITES 물품 수출입 절차

의의	1993년 10월 7일부터 「멸종위기에 처한 야생동식물의 국제거래에 관한 협약(CITES)」이 발효됨에 따라, 멸종위기에 처한 야생동식물 371개 품목, 야생조수 66개 품목 및 의약품용 동식물을 수출입하려면, 해당 동식물 표본을 식별하기 위한 식별도감(영문)과 CITES협약관련 수출입인허가 업무처리지침에 의거 각종 서류를 세관에 제출하여 확인을 받은 후라야 해당물품의 반출입이 가능함
수출입 인허가 기관별 대상 물품	① 환경부 : 조류 및 포유류를 제외한 양서류, 파충류, 곤충류, 수산 식물 등 371종 ② 산림청 : 조류, 포유류(고래목 제외) 667종 ③ 보건복지부 : 의약품용 동식물, 특히, 한약재로 많이 수입되는 서각, 호골, 사향, 웅담, 구판, 마황, 영양각, 노회, 건사, 녹용, 녹각, 섬서, 우담, 천남성 등 동식물 재료와 이를 약재용으로 정제하여 수출한 것도 수출입 시 세관의 엄격한 통제를 받음.
약사법	제34조의2(멸종위기에 처한 야생동 · 식물의 국제교역등) ①멸종위기에처한 야생동 · 식물의국제거래에관한협약에 의한 동 · 식물의 가공품중 의약품을 수출 · 수입 또는 공해를 통하여 반입하고자 하는 자는 보건복지부령이 정하는 바에 따라 식품의약품안전청장의 허가를 받아야 한다.〈개정 1997.12.13, 1998.2.28〉 ②누구든지 멸종위기에 처한 야생동물을 이용한 가공품인 코뿔소뿔 또는 호랑이뼈에 대하여 다음 각호의 행위를 하여서는 아니된다.〈신설 1994.12.31〉 1. 코뿔소뿔 또는 호랑이뼈를 수입 · 판매하거나 판매의 목적으로 저장 또는 진열하는 행위 2. 코뿔소뿔 또는 호랑이뼈를 사용하여 의약품을 제조 또는 조제하는 행위 3. 코뿔소뿔 또는 호랑이뼈를 사용하여 제조 또는 조제된 의약품을 판매하거나 판매의 목적으로 저장 또는 진열하는 행위[본조신설 1994.1.7] 제74조(벌칙) ①다음 각호의 1에 해당하는 자는 5년 이하의 징역 또는 2천만원 이하의 벌김에 처한다.〈개정 1965.4.3, 1971.1.13, 1991.12.31, 1994.1.7, 1994.12.31〉 1. 제5조제3항 · 제16조제1항 · 제21조제1항 · 제26조제1항 · 제34조제1항 · 제34조의2 · 제35조제1항 · 제45조제1항 · 제55조(제59조 및 제61조에서 준용하는 경우를 각각 포함한다)의 규정에 위반한 자

약사법 시행규칙	第47조(멸종위기에 처한 야생동 · 식물의 수출 · 입 허가등) ①법 제34조의2의 규정에 의하여 멸종위기에 처한 야생동 · 식물(이하 "야생동 · 식물"이라 한다)의 가공품중 의약품을 수출 · 수입 또는 공해를 통하여 반입하기 위하여 허가를 받고자 하는 자는 수출 · 수입 또는 반입시마다 별지 제40호서식에 의한 신청서(전자문서로 된 신청서를 포함한다)에 다음 각호의 1의 서류(전자문서를 포함한다)를 첨부하여 식품의약품안전청장에게 제출하여야 하며, 식품의약품안전청장은 이를 확인하고 수출 또는 반입의 허가시에는 별지 제41호서식에 의한 수출(반입)허가증명서를, 수입허가시에는 제2호 나목의 서류를 확인하여 발급한다.〈개정 96.7.19, 97.5.21, 2000.3.3, 2005.10.7〉 1. 수출하는 경우 가. 외국산 야생동 · 식물의 가공품을 재수출하는 때에는 「멸종위기에 처한 야생동 · 식물의 국제거래에 관한 협약」에 의하여 당초 야생동 · 식물의 가공품을 수출한 국가에서 발행한 수출증명서사본 나. 국내산 야생동 · 식물의 가공품을 수출하는 때에는 야생동 · 식물의 입수경위서 및 그 근거서류 2. 수입하는 경우 가. 「멸종위기에 처한 야생동 · 식물의 국제거래에 관한 협약」에 의하여 당해 야생동 · 식물의 가공품을 수출한 국가에서 발행한 수출증명서 사본 나. 「대외무역법」 제19조 및 동법 시행령 제25조의 규정에 의하여 확인받고자 하는 수입승인신청서 5부 다. 물품매도확약서 또는 수입계약서 사본 3. 반입하는 경우 가. 야생동 · 식물의 입수경위서 및 그 근거서류 ②제1항의 규정에 의하여 야생동 · 식물의 수출 · 수입 또는 반입허가를 신청하는 자는 식품의약품안전청장이 정하여 고시하는 수수료를 납부하여야 한다.〈개정 2002.1.12〉
수입의약품등 관리규정	제10조(멸종위기에 처한 야생동 · 식물) ①약사법제34조의2규정에 의하여 웅담 또는 사향을 수입한 자는 한국의약품수출입협회장이 발부하는 별표2의 서식에 의한 수입인증마크를 판매단위별로 부착하여 판매하여야 한다. ②제1항의 규정에 의한 수입자는 웅담 · 사향의 수입대장과 판매대장을 작성하여 이를 2년간 보존하여야 한다.

제 4 절 기타 자연환경보전 관련 국제협약

그밖의 관련 국제협약으로는 다음이 있다.

1. 생물다양성 협약(Convention on Biological Diversity)

1992년 유엔환경계획(UNEP) 회의에서 채택된 협약으로 한국은 1994년에 가입했다. 생물다양성과 그 구성요소의 보전, 관련기술의 접근 및 이전에 대해 의무규정을 두고 있는 게 특징이다.

2. 람사협약(Ramsar Convention)

1971년 이란의 람사에서 채택된 습지에 관한 최초의 정부간 협약이다. 습지의 보전과 현명한 이용에 관한 내용을 포함하고 있다. 1975년에 효력이 발효됐고 한국(1997년) 등 113개국이 가입했다. 전 세계적으로 957개의 습지가 습지목록에 등재돼 있다.

3. 유네스코 인간과 생물권 계획(Man and Biosphere Programme)

1971년 유네스코가 인간이 생물에 미치는 영향을 연구하고 더 이상의 파괴 방지를 위해 각국에 위원회를 두는 형태로 출범했다. 보존가치가 있는 생태계를 유네스코가 지역단위로 지정한다. 미국의 로키산맥, 그리스의 올림푸스 산, 우리나라의 설악산 등 87개국, 352개 지역이 선정돼 보호받고 있다. 우리나라는 1980년에 가입했다.

제 5 절 CITES 협약문(국문)

(http://www.animalbus.com)

체약 당사국은, 아름답고 다양한 형태의 야생동·식물이 현세대 및 후세대를 위하여 보호받아야 하는 지구 자연계의 대체할 수 없는 부분임을 인정하고, 미적·과학적·문화적·여가적 및 경제적 측면에서 야생동·식물의 점증하는 가치를 의식하며, 국민과 국가가 야생동·식물의 최선의 보호자이고 또한 보호자여야 함을 인정하고, 국제거래을 통한 과도한 이용으로부터 특정 야생동·식물종을 보호하기 위하여는 국제협력이 필수적임을 인정하며, 이러한 목적을 위하여 적절한 조치를 취하여야 할 긴급성을 확신하고, 다음과 같이 합의하였다.

제1조(정의)

이 협약의 목적상, 문맥에서 달리 요구되지 아니하는 한,

가. "종"이라 함은 종, 아종 또는 지리적으로 격리된 개체군을 말한다.

나. "표본"이라 함은 다음을 말한다.

1) 살아있거나 죽은 동·식물

2) 동물의 경우

- 부속서 I 및 II에 포함된 종에 대하여는 쉽게 식별할 수 있는 부분 또는 그 파생물
- 부속서 III에 포함된 종에 대하여는 종과 관련하여 부속서 III에 규정된 쉽게 식별할 수 있는 부분 또는 그 파생물

3) 식물의 경우

- 부속서 I에 포함된 종에 대하여는 쉽게 식별할 수 있는 부분 또는 그 파생물
- 부속서 II 및 III에 포함된 종에 대하여는, 종과 관련하여 부속서 II 및 III에 규정된 쉽게 식별할 수 있는 부분 또는 그 파생물

다. "거래"라 함은 수출·재수출·수입 및 해상으로부터 반입을 말한다.

라. "재수출"이라 함은 이전에 수입되었던 표본의 수출을 말한다.
마. "해상으로부터 반입"이라 함은 어느 국가의 관할권에도 속하지 아니하는 해양 환경에서 획득된 종의 표본을 특정국가로 운반하는 것을 말한다.
바. "과학당국"이라 함은 제9조에 따라 지정된 국가의 과학당국을 말한다.
사. "관리당국"이라 함은 제9조에 따라 지정된 국가의 관리당국을 말한다.
아. "당사국"이라 함은 이 협약이 발효하고 있는 국가를 말한다.

제2조(기본원칙)

1. 부속서 I는 거래로 영향을 받거나 받을 수 있는 멸종위기에 처한 모든 종을 포함한다. 이러한 종의 표본의 거래는 종의 생존이 더 이상 위협을 받지 아니하도록 특별히 엄격한 규제를 받아야 하며, 예외적인 상황에서만 허가 되어야 한다.
2. 부속서 II는 다음 종을 포함한다.
   가. 현재 반드시 멸종위기에 처해 있지는 아니하나 생존을 위협하는 이용을 회피할 목적으로 표본의 거래를 엄격하게 규제하지 아니하면 멸종위기에 처할 수 있는 종
   나. 가호에 규정된 일부 종의 표본의 거래를 효과적으로 통제하기 위하여 규제를 하여야 하는 그밖의 종
3. 부속서 III은 당사국이 이용을 방지 또는 제한할 목적으로 자기 나라의 관할권 안에서 규제 받아야 하는 종으로 확인하고 또한 거래통제를 위하여 다른 당사국의 협력이 필요한 것으로 확인한 종을 포함한다.
4. 당사국은 이 협약의 규정에 따른 경우를 제외하고 부속서 I, II 및 III에 포함된 종의 표본의 거래를 허용하지 아니한다.

제3조(부속서 I에 포함된 종의 표본의 거래에 대한 규제)

1. 부속서 I에 포함된 종의 표본의 거래는 이 조의 규정에 따른다.
2. 부속서 I에 포함된 종의 표본을 수출하기 위하여는 수출허가서를 사전에 발급받아 제출하여야 한다. 수출허가서는 다음과 같은 경우에만 발급한다.
   가. 수출국의 과학당국에서 표본의 수출이 종의 생존에 해롭지 아니하다는 의견을 제시한 경우
   나. 수출국의 관리당국에서 표본이 동식물 보호에 관한 수출국의 법을 위반하지 아니하고 획득되었다고 인정한 경우

다. 수출국의 관리당국에서 살아있는 표본이 상해 · 건강에 대한 피해 또는 학대의 위험이 최소화하도록 준비되어 선적될 것으로 인정한 경우

라. 수출국의 관리당국에서 표본에 대한 수입허가서가 발급되었다고 인정한 경우

3. 부속서 I에 포함된 종의 표본을 수입하기 위하여는 수입허가서와 수출허가서 또는 수입허가서와 재수출증명서를 사전에 발급받아 제출하여야 한다. 수입허가서는 다음과 같은 경우에만 발급된다.

가. 수입국의 과학당국에서 표본의 수입이 관련 종의 생존에 해롭지 아니한 목적을 위한 것이라는 의견을 제시한 경우

나. 수입국의 과학당국에서 살아있는 표본의 수령 예정자가 표본을 수용하고 보호할 적절한 시설을 갖추고 있다고 인정한 경우

다. 수입국의 관리당국에서 표본이 주로 상업적인 목적으로 이용되지 아니할 것이라고 인정한 경우

4. 부속서 I에 포함된 종의 표본을 재수출하기 위하여는 재수출증명서를 사전에 발급받아 제출하여야 한다. 재수출증명서는 다음과 같은 경우에만 발급된다.

가. 재수출국의 관리당국에서 표본이 이 협약의 규정에 따라 재수출국으로 수입되었다고 인정한 경우

나. 재수출국의 관리당국에서 살아있는 표본이 상해 · 건강에 대한 피해 또는 학대의 위험이 최소화되도록 준비되어 선적될 것으로 인정한 경우

다. 재수출국의 관리당국에서 수입허가서가 살아있는 표본에 대하여 발급되었다고 인정한 경우

5. 부속서 I에 포함된 종의 표본을 해상으로부터 반입하기 위하여는 반입국의 관리당국으로부터 증명서를 사전에 발급받아야 한다. 증명서는 다음과 같은 경우에만 발급된다.

가. 반입국의 과학당국에서 반입이 종의 생존에 해롭지 아니하다는 의견을 제시한 경우

나. 반입국의 관리당국에서 살아있는 표본의 수령 예정자가 표본을 수용하고 보호할 적절한 사실을 갖추고 있다고 인정한 경우

다. 반입국의 관리당국에서 표본이 주로 상업적인 목적으로 이용되지 아니할 것이라고 인정한 경우

제4조(부속서 II에 포함된 종의 표본의 거래에 대한 규제)

1. 부속서 II에 포함된 종의 표본의 거래는 이 조의 규정에 따른다.
2. 부속서 II에 포함된 종의 표본을 수출하기 위하여는 수출허가서를 사전에 발급받아 제출하여야 한다. 수출허가서는 다음과 같은 경우에만 발급된다.
   가. 수출국의 과학당국에서 표본의 수출이 종의 생존에 해롭지 아니하다는 의견을 제시한 경우
   나. 수출국의 관리당국에서 표본이 동식물 보호에 관한 수출국의 법을 위반하지 아니하고 획득되었다고 인정한 경우
   다. 수출국의 관리당국에서 살아있는 표본이 상해 · 건강에 대한 피해 또는 학대의 위험이 최소화되도록 준비되어 선적될 것으로 인정한 경우
3. 당사국의 과학당국은 부속서 II에 포함된 종의 표본에 대하여 자기나라가 발급한 수출허가서와 표본의 실제 수출을 감시한다. 이러한 종이 분포지역의 생태계 안에서 역할에 부합하는 수준으로 또한 부속서 I에 포함되는 수준 이상으로 유지되도록 하기 위하여 종의 표본의 수출을 제한하여야 한다고 과학당국에서 결정하는 경우에는 언제든지, 과학당국은 종의 표본에 대한 수출허가서 발급을 제한하기 위하여 취하여야할 적절한 조치를 관리당국에 조언한다.
4. 부속서 II에 포함된 종의 표본을 수입하기 위하여는 수출허가서 또는 재수출증명서를 사전에 제출하여야 한다.
5. 부속서 II에 포함된 종의 표본을 재수출하기 위하여는 재수출증명서를 사전에 발급받아 제출하여야 한다. 재수출증명서는 다음과 같은 경우에만 발급된다.
   가. 재수출국의 관리당국에서 표본이 이 협약의 규정에 따라 재수출국으로 수입되었다고 인정한 경우
   나. 재수출국의 관리당국에서 살아있는 표본이 상해 · 건강에 대해 피해 또는 학대의 위험이 최소화되도록 준비되어 선적될 것으로 인정한 경우
6. 부속서 II에 포함된 종의 표본을 해상으로부터 반입하기 위하여는 반입국의 관리당국으로부터 증명서를 사전에 발급받아야 한다. 증명서는 다음과 같은 경우에만 발급된다.
   가. 반입국의 과학당국에서 반입이 종의 생존에 해롭지 아니하다는 의견을 제시한 경우
   나. 반입국의 관리당국에서 살아있는 표본이 상해 · 건강에 대한 피해 또는 학대의 위험이 최소화되도록 취급될 것으로 인정한 경우

7. 제6항에 규정된 증명서는 국내의 다른 과학기관 또는 적절한 경우 국제적 과학기관과 협의하여 과학당국의 자문에 따라 발급될 수 있다. 다만, 이 경우 전체수의 표본을 반입하는 데 소요되는 기간은 1년을 초과하지 못한다.

제5조(부속서 III에 포함된 종의 표본의 거래에 대한 규제)

1. 부속서 III에 포함된 종의 표본의 거래는 이 조의 규정에 따른다.
2. 부속서 III에 포함된 종의 표본을 종을 부속서 III에 포함시킨 국가로부터 수출하기 위하여는 수출허가서를 사전에 발급받아 제출하여야 한다. 수출허가서는 다음과 같은 경우에만 발급된다.
   가. 수출국의 관리당국에서 표본이 동식물 보호에 관한 수출국의 법을 위반하지 아니하고 획득되었다고 인정한 경우
   나. 수출국의 관리당국에서 살아있는 표본이 상해 · 건강에 대한 피해 또는 학대의 위험이 최소화되도록 준비되어 선적될 것으로 인정한 경우
3. 제4항이 적용되는 경우를 제외하고, 부속서 III에 포함된 종의 표본을 수입하기 위하여는 원산지증명서를 사전에 제출하여야 하며, 종을 부속서 III에 포함시킨 국가로부터 수입하는 경우에는 수출허가서를 사전에 제출하여야 한다.
4. 재수출의 경우 재수출 국가에서 가공되었거나 재수출되는 것이라고 재수출국의 관리당국에서 증명서를 발급하면 수입국은 이를 해당 표본에 관하여 이 협약의 규정이 준수되었다는 증거로 인정한다.

제6조(허가서 및 증명서)

1. 제3조, 제4조 및 제5조의 규정에 따라 발급되는 허가서와 증명서는 이 조의 규정에 따른다.
2. 수출허가서는 부속서IV의 양식에 명시된 사항을 포함하며, 발급된 날부터 6월 안에 수출되는 경우에만 사용할 수 있다.
3. 허가서 또는 증명서에는 이 협약의 명칭, 이러한 서류를 발급하는 관리당국의 명칭 · 날인 및 관리당국이 부여하는 통제번호가 포함된다.
4. 관리당국이 발급하는 허가서 또는 증명서의 사본에는 사본임을 명시하고, 이 사본을 원본에 갈음하여 사용하고자 하는 경우에는 사본에 정해진 범위로 한정한다.
5. 표본의 각 탁송화물에 대하여는 별도의 허가서 또는 증명서를 발급받아야 한다.
6. 표본 수입국의 관리당국은 표본의 수입을 위하여 제출된 수출허가서 또는 재수출

증명서와 이에 상응하는 수입허가서를 실효시킨 후 보관한다.

7. 적절하고 가능한 경우 관리당국은 표본을 용이하게 식별하기 위하여 표본에 표지를 부착할 수 있다. 이러한 목적을 위하여 "표지"라 함은 권한이 없는 자가 모방할 수 없도록 고안된 지워지지 아니하는 압인 · 납인 또는 표본을 확인하기 위한 그 밖의 적절한 수단을 말한다.

제7조(거래 관련 면제 및 그밖의 특별 규정)

1. 표본이 세관의 관할을 받으면서 당사국의 영토를 통과하거나 영토 안에서 경유 또는 환적될 경우에 제3조, 제4조 및 제5조의 규정은 적용되지 아니한다.
2. 수출국 또는 재수출국의 관리당국에서 이 협약의 규정이 표본에 대하여 적용되기 전에 표본이 획득되었음을 인정하고 이러한 취지의 증명서를 발급하는 경우 제3조, 제4조 및 제5조의 규정은 이러한 표본에 적용되지 아니한다.
3. 제3조, 제4조 및 제5조의 규정은 개인 소지품이거나 가재도구인 표본에는 적용되지 아니한다. 이러한 면제는 관리당국에서 이 협약의 규정이 표본에 적용되기 전에 표본이 획득되었다고 인정하지 아니하는 한 다음의 경우에는 적용되지 아니한다.
   가. 부속서 I에 포함된 종의 표본이 소유자의 상주국 밖에서 획득되어 상주국으로 수입된 경우
   나. 부속서 II에 포함된 종의 표본의 경우에
      (1) 소유자가 상주국 밖의 국가에서 야생상태로부터 분리된 표본을 획득한 경우
      (2) 표본이 소유자의 상주국으로 수입된 경우
      (3) 야생상태에서 표본이 분리된 국가에서 표본 수출에 앞서 수출허가서의 사전 발급을 요구하는 경우
4. 부속서 I에 포함된 동물 종의 표본으로서 상업적 목적으로 사육되어 번식된 표본 또는 부속서 I에 포함된 식물 종의 표본으로서 상업적 목적으로 인공번식된 표본은 부속서 II에 포함된 종의 표본으로 간주한다.
5. 수출국의 관리당국에서 동물 종의 표본이 사육 · 번식되었다고 또는 식물 종의 표본이 인공번식 되었다고 또는 이러한 동 · 식물의 부분 또는 파생물이라고 인정하는 경우 이러한 관리당국이 이와 같은 취지로 발급하는 증명서는 제3조, 제4조 또는 제5조의 규정에 따라 요구되는 허가서나 증명서에 갈음하여 수락된다.
6. 제3조, 제4조 및 제5조의 규정은 석엽표본, 보존, 건조 또는 포매된 그밖의 박물관용 표본 및 관리당국이 발급 · 승인한 표지를 부차간 살아있는 식물이 관리당국

에 등록된 과학자 또는 과학기관 사이에 비상업적으로 대여 · 증여 또는 교환되는 경우에는 적용되지 아니한다.

7. 관리당국은 다음의 경우에 제3조, 제4조 및 제5조의 요건을 면제하고 허가서나 증명서 없이 이동동물원 · 곡예단 · 유랑동물원 · 식물전시회 또는 그 밖의 이동전시회를 구성하는 표본의 이동을 허가할 수 있다.
   가. 수출 · 입자가 표본의 상세를 관리당국에 등록하는 경우
   나. 표본이 제2항 또는 제5항에 명시된 범주에 속하는 경우
   다. 관리당국에서 살아있는 표본이 상해 · 건강에 대한 피해 또는 학대의 위험이 최소화되도록 수송되고 보호될 것임을 인정한 경우

제8조(당사국의 조치)

1. 당사국은 이 협약의 규정을 시행하고 이를 위반하는 표본의 거래를 금지하기 위하여 적절한 조치를 취한다. 이러한 조치에는 다음 사항이 포함된다.
   가. 표본의 거래 또는 소지에 대한 처벌 또는 양자 모두에 대한 처벌
   나. 표본의 몰수 또는 수출국으로 반송 규정
2. 제1항에 따른 조치에 추가하여 당사국은 필요하다고 판단하는 경우 이 협약규정의 적용조치를 위반하고 거래된 표본의 몰수 때문에 발생한 비용의 국내적 변상방법을 규정할 수 있다.
3. 당사국은 표본의 거래에 필요한 절차가 가능한 한 신속히 이루어지도록 보장한다. 당사국은 신소간 절차를 촉진하기 위하여 표본이 통관되는 출 · 입국항을 지정할 수 있다. 또한 당사국은 살아있는 표본이 통과 · 보관 또는 선적기간 중에 상해 · 건강에 대한 피해 또는 학대의 위험이 최소화되도록 적절히 보호된 것임을 보장한다.
4. 살아있는 표본이 제1항에 규정된 조치에 따라 몰수될 경우 다음과 같이 조치한다.
   가. 표본은 몰수국의 관리당국에 인도된다.
   나. 관리당국은 수출국과 협의한 후 표본을 수출국의 부담으로 수출국에 반소아거나, 보호센터 또는 관리당국이 이 협약의 목적과 부합하며 적절하다고 인정하는 그밖의 장소로 반송한다.
   다. 관리당국은 보호센터 또는 그 밖의 장소 선택을 포함하여 나호에 따른 결정을 촉진하기 위하여, 과학당국의 자문을 구하거나 또는 바람직하다고 인정하는 경우에는 언제든지 사무국과 협의할 수 있다.
5. 제4항에 규정된 보호센터는 살아있는 표본 특히 몰수된 표본의 건강상태를 보호하

기 위하여 관리당국이 지정한 기관을 말한다.

6. 당사국은 부속서 I, II 및 III에 포함된 종의 표본의 무역과 관련, 다음 사항에 관한 기록을 유지한다.
   가. 수출 · 입자의 성명 및 주소
   나. 발급된 허가서와 증명서의 숫자 및 종류, 거래상대국, 표본의 숫자 또는 양과 종류, 부속서 I, II 및 III에 포함된 종의 명칭, 가능한 경우 해당 표본의 크기 및 성별
7. 당사국은 이 협약의 이행에 관하여 다음과 같은 정기보고서를 준비하여 사무국에 제출한다.
   가. 제6항 나호에 명시된 자료의 개요를 포함하는 연례보고서
   나. 이 협약의 규정을 시행하기 위하여 취한 입법 · 규제 · 행정조치에 관한 격년보고서
8. 제7항에 규정된 자료는 관련 당사국의 국내법과 저촉되지 아니하는 한 공개된다.

제9조(관리당국 및 과학당국)

1. 당사국은 이 협약의 목적상 다음의 당국을 지정한다.
   가. 당사국을 대표하여 허가서 또는 증명서를 발급할 권한을 가진 하나 또는 그 이상의 관리당국
   나. 하나 또는 그 이상의 과학당국
2. 비준서 · 수락서 · 승인서 또는 가입서를 기탁하는 국가는 동시에 다른 당사국 및 사무국과 연락할 권한이 부여된 관리당국의 명칭과 주소를 수탁정부에 통지한다.
3. 이 조의 규정에 따른 지정 또는 권한사항에 변동이 있는 경우 당사국은 이를 모든 다른 당사국에 전달될 수 있도록 사무국에 통보한다.
4. 제2항에 규정된 관리당국은 사무국 또는 그 밖의 당사국의 관리당국으로부터 요청이 있는 경우 허가서 또는 증명서를 인증하기 위하여 사용된 인장 · 관인 또는 그 밖의 도구를 통보한다.

제10조(협약 비당사국과의 거래)

이 협약의 비당사국과 수출 · 재수출 또는 수입이 이루어지는 경우 비당사국의 권한 있는 당국에서 이 협약상 허가서 및 증명서의 요건과 실질적으로 일치되도록 발급한 문서는 당사국이 허가서 및 증명서에 갈음하여 수락할 수 있다.

제11조(당사국 총회)

1. 사무국은 이 협약이 발효한 후 2년 안에 당사국 총회를 소집한다.
2. 사무국은 총회에서 달리 결정하지 아니하는 한 그 후에 최소한 2년에 1회 정기회의를 소집하며, 당사국 3분의 1이상의 서면 요청이 있을 때는 언제든지 임시회의를 소집한다.
3. 당사국은 정기 또는 임시회의에서 이 협약의 이행상황을 검토하며, 다음 사항을 수행할 수 있다.
   가. 사무국의 임무 수행에 필요한 규정의 작성 및 재정규정 채택
   나. 제15조에 따른 부속서 I 및 II에 대한 개정안의 심의 · 채택
   다. 부속서 I, II 및 III에 포함된 종의 회복 · 보전에 관한 진전사항 검토
   라. 사무국 또는 당사국이 제출한 보고서의 접수 · 심의
   마. 적절한 경우 이 협약의 효율성을 증진시키기 위한 권고
4. 당사국은 정기회의에서 제2항의 규정에 따라 개최되는 다음 정기회의의 시기 및 장소를 결정할 수 있다.
5. 당사국은 어느 회의든 회의의 의사규칙을 결정하고 채택할 수 있다.
6. 국제연합 · 국제연합 전문기구 · 국제원자력기구 및 이 협약의 비당사국은 옵서버로 당사국회의에 참석할 수 있으나 투표권은 가지지 아니한다.
7. 야생동식물의 보호 · 보존 · 관리에 관한 전문기술을 가지고 있는 다음의 기관 또는 단체로서 총회의 회의에 옵서버로 참석하고자하는 희망을 사무국에 통지한 기관 또는 단체는 출석한 당사국의 최소한 3분의 1이 반대하지 아니하는 한 옵서버로 참석이 허용된다.
   가. 정부간 또는 비정부간 국제기관 · 단체 및 국내 정부기관 · 단체나, 국내 비정부기관 · 단체로서 그 소재국이 회의참석을 승이난 기관 · 단체 이러한 옵서버의 참석이 허용되는 경우 옵서버는 투표권이 없이 참석한다.

제12조(사무국)

사무총장은 야생동식무의 보호 · 보존 · 관리에 관한 전문기술을 가진 적절한 정부간 · 비정부간의 국제 · 국내기관 및 단체로부터 그가 적절하다고 인정하는 범위 안에서 조력을 받을 수 있다.

1. 사무국의 기능은 다음과 같다.
   가. 당사국회의의 준비 · 지원

나. 이 협약의 제15조 및 제16조의 규정에 따라 위힘된 기능의 수행

다. 살아있는 표본의 적절한 준비 · 선적기준과 표본의 식별방법에 관한 연구를 포함하여 당사국 총회에서 승인된 계획에 따라 이 협약의 이행에 기여하는 과학적 · 기술적 연구의 수행

라. 당사국의 보고서 검토 및 이 협약의 이행보장을 위하여 필요하다고 인정되는 보고서와 관련된 추가 자료의 당사국에 대한 요청

마. 이 협약의 목적과 관련된 사항에 대한 당사국의 주의 환기

바. 부속서 I, II 및 III의 최신 개정판과 부속서에 포함된 종의 표본의 식별을 용이하게 하는 자료의 정기적 발간 및 당사국에 대한 배포

사. 사무국의 활동 및 협약의 이행에 관한 연례보고서와 당사국회의가 요청하는 그 밖의 보고서의 준비

아. 과학적 · 기술적 성격의 자료 교환을 포함하여 이 협약의 목적과 규정을 이행하기 위한 권고

자. 당사국이 위임하는 그 밖의 기능 수행

제13조(국제적 조치)

1. 사무국은 접수된 자료에 비추어 부속서 I 또는 부속서 II에 포함된 종이 종의 표본의 거래 때문에 부정적 영향을 받거나 이 협약의 규정이 효과적으로 이행되지 아니한다고 인정하는 경우 이러한 자료를 관련 당사국의 권한있는 관리당국에 통보한다.
2. 당사국이 제1항에 따라 통보를 받는 경우 당사국은 자기나라의 법이 허용하는 범위 안에서 가능한 한 신속히 관련사시을 사무국에 통지하며, 적절한 경우 시정조치를 제안한다. 당사국이 조사가 바람직하다고 인정하는 경우, 이러한 조사는 당사국이 명시적으로 승인한 하나 또는 그 이상의 자가 수행할 수 있다.
3. 당사국이 제공한 자료 또는 제2항에 규정된 조사결과 자료는 다음 당사국 총회에서 검토되며 당사국 총회는 적절하다고 판단하는 어떠한 권고도 할 수 있다.

제14조(국내입법 및 국제협약에 대한 영향)

1. 이 협약의 규정은 다음과 같은 국내조치를 채택할 당사국의 권리에 영향을 미치지 아니한다.

가. 부속서 I, II 및 III에 포함된 종의 표본의 거래 · 포획채취 · 소지 또는 운송조

건에 관한 더욱 엄격한 국내조치 또는 이의 완전한 금지

나. 부속서 I, II 및 III에 포함되지 아니한 종의 거래 · 포획 · 채취 · 소지 또는 운송을 제하나거나 금지하는 국내조치

2. 이 협약의 규정은 표본의 거래 · 포획채취 · 소지 또는 운송 등 그밖의 측면과 관련되어 있으며, 또한 당사국에 대하여 발효 중이거나 또는 추후 발효하게 될 조약 · 협약 또는 국제협정에 기초한 국내조치의 규정 또는 당사국의 의무에 영향을 미치지 아니하며, 이러한 조치에는 세관 · 공중보건 · 수의학 · 식물검역분야에 관한 조치가 포함된다.
3. 공동대외관세규제를 설립 · 유지하고 관세규제를 철폐하는 관세동맹 또는 역내 무역협정의 당사국 사이에 체결되었거나 체결될 조약 · 협약 또는 국제협정의 규정 또는 이로부터 발생하는 의무가 관세동맹 또는 무역협정 회원국 사이의 거래에 관련되는 경우 이 협약의 규정은 이와 같은 규정 또는 이로부터 발생하는 의무에 영향을 미치지 아니한다.
4. 관련 규정에 따라 부속서 II에 포함된 해양 종에 대하여 보호를 부여하고 있으며, 이 협약의 발효 시점에 발효 중인 조약 · 협약 또는 국제협정의 당사국인 이 협약의 당사국은 자기나라에 등록된 선박이 이러한 조약 · 협약 또는 국제협정의 규정에 따라 포획채취한 부속서 II에 포함된 종의 표본의 거래와 관련하여 이 협약에 따라 부과되는 의무로부터 면제된다.
5. 제3조, 제4조 및 제5조의 규정에 불구하고, 제4항에 따라 포획채취된 표본을 수출하기 위하여는 이 표본이 관련 조약 · 협약 또는 국제협정의 규정에 다라 포획 채취되었다는 취지로 반입국의 관리당국에 발급한 증명서가 있어야 한다.
6. 이 협약의 어떤 규정도 국제연합총회 결의 2750 C(XXV)에 따라 소집국 국제연합 해양법회의의 해양법 법전화 및 발전을 해하지 아니하며, 해양법과 연안국 및 기국 관할권의 성격에 관한 어떤 국가의 현재 또는 장래의 주장 및 법적 견해를 해하지 아니한다.

제15조(부속서 I 및 II의 개정)

1. 당사국 총회 회의에서 부속서 I 및 부속서 II에 대하여 개정을 할 경우에는 다음의 규정을 적용한다.

가. 당사국은 다음 회의에서 심의될 부속서 I 및 부속서 II에 대한 개정안을 제안할 수 있다. 개정안은 최소한 회의개최 150일 전가지 사무국에 통보된다. 사무

국은 제2항 나호 및 다호의 규정에 따라 개정안에 관하여 다른 당사국 및 관련 단체와 협의하고, 늦어도 회의개최 30일 전까지 이에 관한 회신을 모든 당사국에 통보한다.

나. 개정안은 회의에 출석 · 투표한 당사국의 3분의 2 다수결로 채택된다. 이러한 목적을 위하여 "출석 · 투표한 당사국"이라 함은 출석하여 찬성 또는 반대투표를 한 당사국을 말한다. 투표에서 기권한 당사국은 개정안의 채택에 필요한 3분의 2에 계산하지 아니한다.

다. 회의에서 채택된 개정안은 회의 후 90일부터 제3항에 따라 유보한 당사국을 제외한 그 밖의 모든 당사국에 대하여 발효한다.

2. 당사국 총회의 회기와 회기 사이에 부속서 I 및 부속서 II에 대한 개정을 할 경우에는 다음의 규정을 적용한다.

가. 당사국은 당사국 총회의 회기와 회기사이에 검토를 위하여 이 항에 규정된 우편절차에 따라 부속서 I 또는 II에 대한 개정안을 제안할 수 있다.

나. 사무국은 해양 종에 관한 개정안을 접수하는 즉시 이를 당사국에 통보한다. 또한 사무국은 종과 관련된 기능을 수행하는 정부간 단체가 제공할 수 있는 자료를 획득하고 이러한 단체가 실시하는 보존조치를 조정하기 위하여 이러한 단체와 협의한다. 사무국은 이러한 단체가 표명한 견해, 제공한 자료, 사무국 자체의 조차결과 및 권고를 가능한 한 신속히 당사국에 통보한다.

다. 사무국은 해양 종 이외의 종에 관한 개정안을 접수하는 즉시 이를 당사국에 통보하고, 가능한 한 신속히 사무국 자체의 권고를 통보한다.

라. 사무국이 나호 및 다호에 따라 사무국 자체의 권고를 당사국들에게 통보한 후 60일 안에, 당사국은 관련 과학자료, 정보와 함께 개정안에 대한 의견을 사무국에 전달할 수 있다.

마. 사무국은 접수된 회신을 사무국 자체의 권고와 함께 가능한 한 신속히 당사국에 통보한다.

바. 마호의 규정에 따라 회신 및 권고가 통보된 후 사무국이 30일 안에 개정안에 대하여 이의를 접수하지 아니하는 경우 개정안은 제3항에 따라 유보를 한 당사국을 제외한 그 밖의 모든 당사국에 대하여 90일 후에 발효한다.

사. 사무국이 당사국으로부터 이의를 접수하는 경우 개정안은 아호, 자호 및 차호의 규정에 따라 우편투표에 회부된다.

아. 사무국은 이의통고가 접수되었음을 당사국에게 통고한다.

자. 사무국이 아호에 따른 통고 후 60일 안에 최소한 당사국 과반수로부터 찬성·반대 또는 기권투표를 접수하지 못하는 경우 개정안은 추후 검토를 위하여 총회의 다음 회의에 회부된다.

차. 당사국 과반수로부터 투표가 접수된 경우 개정안은 찬성 또는 반대투표를 한 당사국 3분의 2 다수결로 채택된다.

카. 사무국은 투표결과를 모든 당사국에 통고한다.

타. 개정안이 채택된 경우 개정안은 사무국이 개정안이 수락되었음을 통보한 날부터 90일 후에 제3항에 따라 유보를 한 당사국을 제외한 그 밖의 모든 당사국에 대하여 발효한다.

3. 당사국은 제1항 다호 또는 제2항 타호에 규정된 90일 기간동안 수탁정부에 대한 서1면통고로써 개정안에 대하여 유보를 할 수 있다. 유보를 한 당사국은 유보를 철회할 때까지 관련 종의 거래와 관련하여 이 협약의 비당사국으로 취급된다.

제16조(부속서 III 및 그 개정)

1. 당사국은 제2조제3항에 규정된 목적을 위하여 자기나라의 관할권 안에서 규제를 받아야 할 대상으로 확인한 종의 목록을 언제든지 사무국에 제출할 수 있다. 부속서 III은 이에 포함될 종을 제출할 당사국의 명칭, 제출된 종의 학명 및 제1조나호의 목적상 종과 관련하여 명시된 관련 동·식물의 부분 또는 파생물을 포함한다.
2. 사무국은 제1항의 규정에 따라 제출된 각 목록을 가능한 한 신속히 당사국에 통보한다. 이 목록은 통보일부터 90일 후에 부속서 III의 일부로서 발효한다. 당사국은 이 목록이 통보된 후 언제든지 수탁정부에 대한 서면통고로 종·종의 부분 또는 파생물에 대하여 유보를 할 수 있으며, 이러한 유보를 철회할 때가지 관련 종·종의 부분 또는 파생물의 거래와 관련하여 이 협약의 비당사국으로 취급된다.
3. 부속서 III에 포함시킬 종의 목록을 제출한 당사국은 사무국에 대한 통고로 언제든지 종의 포함을 철회할 수 있으며, 사무국은 이를 모든 당사국에 통보한다. 철회는 통보일부터 30일 후에 발한다.
4. 제1항의 규정에 따라 목록을 제출한 당사국은 종의 보호를 위하여 적용되는 모든 국내법규의 사본을, 당사국이 적절하다고 인정하거나 사무국이 요청한 해석과 함께 사무국에 제출한다. 이러한 당사국은 표본이 부속서 III에 포함되어 있는 동안 관련 국내법규의 개정사항 또는 개정법규에 대한 새로운 해석을 제출한다.

제17조(협약의 개정)

1. 최소한 당사국 3분의 1이 서면으로 요청하는 경우, 사무국은 이 협약의 개정안을 검토 · 채택하기 위한 당사국 임시총회를 소집한다. 개정안은 출석 · 투표한 당사국 3분의 2의 다수결로 채택된다. 이러한 목적을 위하여 "출석 · 투표한 당사국"이라 함은 출석하여 찬성 또는 반대투표를 한 당사국을 말한다. 투표에서 기권한 당사국은 개정안의 채택을 위하여 필요한 3분의 2에 계산하지 아니한다.
2. 사무국은 개정안을 최소한 회의개최 90일 전까지 모든 당사국에 통보한다.
3. 개정은 당사국의 3분의 2가 개정수락서를 수탁정부에 기탁한 날부터 60일 후에 이를 수락한 국가에 대하여 발효한다. 그 후 그 밖의 당사국에 대하여 개정은 당사국이 개정수락서를 기탁한 날부터 60일 후에 그 당사국에 대하여 발효한다.

제18조(분쟁의 해결)

1. 이 협약 규정의 해석 또는 적용과 관련하여 둘 또는 그 이상의 당사국 사이에 발생하는 분쟁은 분쟁당사국 사이의 교섭에 따른다.
2. 분쟁이 제1항에 따라 해결되지 아니하는 경우, 당사국은 상호합의로 분쟁을 중재에 회부할 수 있으며 특히 헤이그 상설중재재판소의 중재에 회부할 수 있다. 분쟁을 중재에 회부한 당사국은 중재재판의 결정에 따른다.

제19조(서명)

이 협약은 1973년 4월 30일까지 워싱턴에서 서명을 위하여 개방되며 그 후 1974년 12월 31일까지 베른에서 개방된다.

제20조(비준가수락가승인)

이 협약은 비준 · 수락 또는 승인을 받아야 한다. 비준서 · 수락서 또는 승인서는 수탁정부인 스위스 연방정부에 기탁된다.

제21조(가입)

이 협약은 가입을 위하여 무기한 개방된다. 가입서는 수탁정부에 기탁된다.

제22조(발효)

1. 이 협약은 열번째의 비준서 · 수락서 · 승인서 또는 가입서가 수탁정부에 기탁된 날

부터 90일 후에 발효한다.

2. 열번째의 비준서 · 수락서 · 승인서 또는 가입서가 기탁된 후에 비준 · 수락 · 승인 또는 가입하는 국가에 대하여 이 협약은 이 국가가 비준서 · 수락서 · 승인서 또는 가입서를 기탁한 날부터 90일 후에 발효한다.

제23조(유보)

1. 이 협약의 규정은 일반적 유보의 대상이 되지 아니한다. 개별적 유보는 이 조 제15조 및 제16조의 규정에 따라 행하여질 수 있다.
2. 국가는 비준서 · 수락서 · 승인서 또는 가입서를 기탁할 때 다음에 대하여 개별적 유보를 행할 수 있다.
   가. 부속서 I, II 및 III에 포함된 종
   나. 부속서 III에 포함된 종과 관련하여 부속서 III에 규정된 부분 또는 파생
3. 이 조의 규정에 다라 행한 유보를 철회할 때까지 당사국은 유보에 규정된 특정 종 · 부분 또는 파생물의 거래와 관련하여 이 협약의 비당사국으로 취급된다.

제24조(폐기)

당사국은 언제든지 수탁정부에 대한 서면통고로써 이 협약을 폐기할 수 있다. 폐기는 수탁정부가 통고를 접수한 날부터 12월 후에 발효한다.

제25조(수탁자)

1. 중국어 · 영어 · 불어 · 러시아어 및 서반아어로 된 이 협약의 원본은 동등하게 정본으로 수탁정부에 기탁되며, 수탁정부는 인증등본을 협약에 서명한 국가 또는 가입서를 기탁한 국가에 송부한다.
2. 수탁정부는 서명국, 가입국 및 사무국에 서명, 비준서 · 수락서 · 승인서 또는 가입서의 기탁, 이 협약의 발효, 협약의 개정, 유보의 시행 · 철회 및 폐기 통고를 통지한다.
3. 수탁정부는 이 협약이 발효하는 대로 국제연합헌장 제102조에 따른 등록 및 공표를 위하여 이 인증등본을 국제연합사무국에 송부한다.

이상의 증거로 아래의 전권대표들이 정당하게 권한을 위임받아 이 협약에 서명하였다. 일천구백칠십삼년 삼월 삼일 워싱턴에서 작성되었다.

제 6 장

한약저장학

(Storage Science of Oriental Herbal medicine)

제 1 절 한약재의 저장과 관리의 필요성

1980년대 이후 세계적으로 신약 개발과 물질 특허의 중요성이 부각되면서 천연물에 대한 관심이 높아지고 있다. 그 중에서 한약은 동서양을 막론하고 관심과 활용도가 증대되고 있다. 더구나 생활의 수준이 향상됨에 따라 건강에 대한 관심이 증가함에 따라 한약의 소비도 증가하고 있는 실정이다.

한약의 다양한 방면의 활용 가능성이 밝혀지면서 解表劑나 救荒植物로 여겨지던 葛根은 冠狀動脈疾患이나 高血壓 등에 이용되고, 夏枯草가 혈압을 강하시키고, 五味子가 혈청 transaminase 활성도를 강하시키고 급기야는 肝에 대한 치료약이 나오는가 하면, 生津止渴에 사용했던 瓜蔞根이 抗腫瘍作用이 추가되고, 봉선화의 씨(急性子)가 腸癌에 시험적으로 쓰이는 등 새로운 용도가 추가되고 있다. 한편 해마다 새로운 유효한 생약이 발굴되면서 이제 한약에 대한 임상응용이 그 폭을 넓혀가고 있는 실정이다. 더구나 건강에 대한 관심과 의료의 보급으로 평균 수명이 증가하고 있으며, 이에 따라 노화와 관련한 성인병, 심장질환, 당뇨, 관절염, 골다공증, 치매 등의 이환율이 증가하고 있다. 이러한 질환들의 치료는 현대의학의 수준에서 완치하기 어려운 실정에 당면하는 경우도 많아 한방의학적 치료에 접근하려는 추세가 강하게 일고 있기 때문에 한약에 대한 적극적인 사고방식이 절실히 요구되고 있는 실정이다. 비록 한약의 저장학이 단순한 한약재의 저장이나 보관에만 국한하지 않고 한약재의 우수한 품질을 보존, 개량하고 유용한

식물의 남벌을 막아 品種을 유지하고 또 수확량을 늘리기 위한 재배법이 개선되고, 병충해의 예방으로부터 품질을 유지시키는 일련의 사항들이 중요한 문제로 대두되고 있는 시점에서 유용하게 이용되기를 바란다.

한약을 어떻게 완전하게 저장하는가는 우선 한약의 변질원인을 규명하여 그것에 대처하도록 하는 방법을 알아내는데 있다. 즉, 한약변질의 원인을 밝혀낸다면 貯藏法은 결정된다고 생각해도 좋다. 한약은 대부분의 경우에 일정한 기간동안 보관되었다가 공급된다. 그러므로 잘못 보관되거나 저장되면 품질이 달라지고 또한 질이 떨어지게 된다. 대체로 한약은 저장법이 중요하고 저장법이 나쁘면 30% 이상의 수분을 갖게 된다. 수분이 많이 발생하게 되면 효소의 활동이 좋아지게 되어 곰팡이의 발생을 촉진한다. 따라서 우선 건조상태로 보존하는 것이 선결 문제이다. 광선의 영향, 온도에 따른 변화, 미생물의 침입 등을 고려한 뒤에 꼭 같은 방법이 아니라 해도 가장 좋다고 생각되는 방법이나 수단을 구비해 나가는 것이 필요하다. 뿐만 아니라 한약 자체의 구조적인 형태나 화학적 특성도 알아두는 것이 좋다.

한약은 전초(全草), 잎, 꽃, 열매, 씨 및 뿌리를 쓰는 것이 있다. 이들은 대부분 습기, 온도, 미생물, 병충해 등으로부터 피해를 보호하기 위한 겉껍질로 덮여 있다. 껍질 속에는 식물이 자라는데 필요한 탄수화물 , 단백질, 지방, 미네랄 등과 같은 영양물질이 들어있는 중요한 조직이 있다. 이 조직은 외부로부터 충해가 침해하는 영양조직이며 또한 한약의 유효성분도 이 조직에 있다.

외국에서는 창고 전체를 건조상태로 해서 그 곳에 적당한 용기에 넣어 한약을 보관한다. 가급적 작은 용기를 사용하던가, silicagel 같은 건조제를 넣는 등의 주의가 필요하다. 착색 또는 차광용기에 넣어 光線의 영향을 막는 것도 필요하다. 또한 곰팡이의 胞子나 곤충의 알은 일반적으로 10℃ 이하에서는 발육하지 않는다는 점으로부터 가급적 저온에서 저장하는 것도 필요하다. 약품에 따른 防除法으로는 CS_2, CCl_4, Chloroform 등도 이용되지만 현재 더욱 개발한 약품들을 사용하는 것도 한 방법이다.

○ 품질 低下가 안 되는 보관

한약은 연 1회 수확하는 것이 대부분이고, 또한 이것을 장기간에 걸쳐 사용하지 않으면 안 되는 것이므로 한약의 품질을 저하시키지 않고 안정한 상태로 보관하기 위해서는 다음과 같이 배려한다.

1. 한약을 全形으로 구입해서 보관한다.

한약은 분말이나 잘게 절단한 상태에서는 품질변화가 심하다. 안정한 품질을 유지하기 위해서 생약은 전형(全形)으로 구입하여 보관하고 필요에 따라 음편(飮片)이나 필요한 크기로 절단하여 사용하는 것이 바람직하다.

2. 품질 低下를 일으키지 않는 조건에서의 보관

한약의 품질에 영향을 주는 인자로서 온도, 습도, 빛이 있다. 한약에서는 각각의 적절한 보관 조건이 있다. 이것들을 확인한 후에 보관조건을 설정해야만 한다. 또한 곤충이나 곰팡이에 의해서 질이 더 나빠지는 것에 대해서도 보관 조건을 조절하여 방지할 수 있다. 한약은 보통 低溫, 低濕, 暗所 조건하에서 보관, 관리해야만 한다.

○ 한약재의 관련 법규

대한약전 통칙 39항에서 53항까지의 한약의 저장용기 및 관리에 대한 사항이 규정되어 있고 한약규격집 총칙 14항과 15항에도 한약재의 관리에 관한 사항이 기재되어 있다.

1. 대한약전(大韓藥典) 통칙(通則) (제 7개정)

① 의약품 각 조의 「생약」은 동 · 식물의 약용으로 하는 부분, 세포 내용물, 분비물, 추출물, 또는 광물을 말한다(39항).

② 생약은 보통 전형생약, 절단 생약 또는 가루생약으로 나누어 취급한다. 전형생약은 그 약용으로 하는 부분을 건조하고 또 간단한 가공을 한 것으로서 의약품 각 조에서 규정한다. 절단생약은 전형생약을 작은 조각 혹은 작은 덩어리로 절단, 파쇄한 것 혹은 조절(組切), 중절(中切) 또는 세절(細切)한 것으로 따로 규정이 없는 한 이것을 만드는데 쓰인 전형생약의 규정에 따른다. 가루생약은 전형 혹은 절단생약을 조말, 중말, 세말 또는 미세말로 한 것으로서 보통 세말로 한 것을 의약품

각 조에서 따로 규정한다(40항).

③ 생약은 따로 규정이 없는 한 건조한 것을 쓴다. 건조는 보통 60℃이하에서 한다(41항).

④ 생약은 곰팡이, 곤충 또는 다른 동물에게 유래하는 오손물(汚損物) 또는 혼재물 및 기타의 이물(異物)을 될 수 있는 대로 제거한 것으로 깨끗하고 위생적으로 다루어야 한다(42항).

⑤ 생약의 기원(基原)으로서 「기타 동속식물」 혹은 「기타 동속동물」 또는 「기타 근연식물」 혹은 「기타 근연동물」 등이라 기재된 것은 보통 같은 성분, 약효를 갖는 생약으로 쓰이는 원식물 혹은 원동물을 말한다(43항).

⑥ 생약의 성상항(性狀項)은 그 생약의 대표적인 원식물 혹은 원동물에서 기인한 생약에 대하여 보통 그 판정 기준이 되는 특징적 요소를 기재한 것이다. 다만, 그 항의 수치는 현미경으로 볼 때의 것을 제외하고는 대략의 기준을 나타낸 것이다(44항).

⑦ 가루생약은 이것을 만드는 데 쓴 전형 또는 절단생약 중에 함유되어 있지 않은 조직의 파편, 세포, 세포내용물, 기타의 이물(異物)을 함유하지 않는다(45항).

⑧ 가루생약 중 따로 규정한 것에는 부형제를 넣어 함량 혹은 역가(力價)를 조절할 수 있다(46항).

⑨ 생약은 따로 규정이 없는 한 습기 및 충해를 피하여 보존한다. 충해를 방지하기 위하여 적당한 훈증제(燻蒸劑)를 넣어 저장할 수 있다. 다만, 이 훈증제는 상온(常溫)에서 휘발하기 쉽고 그 생약의 투여량에서 무해(無害)하며, 또 그 생약의 치료효과를 변하게 하거나 시험에 지장을 주지 않는다(47항).

⑩ 생약은 따로 규정이 없는 한 밀폐용기(密閉容器)에 보존한다(48항).

⑪ 「용기」라 함은 의약품을 넣어 두는 것이며 용기(容器)를 막는데 쓰이는 것들도 용기의 일부로 본다(49항).

⑫ 「밀폐용기(密閉容器)」라 함은 일상의 취급 또는 보통 보존상태에서 액상 또는 고형(固形)의 이물이 들어가는 것을 방지하고 내용의약품이 손실되지 않도록 보호할 수 있는 용기를 말한다. 밀폐용기로 규정되어 있는 경우에는 기밀용기도 쓸 수 있다(50항). ※well-closed container

⑬ 「기밀용기(機密容器)」라 함은 일상의 취급 또는 보통 보존상태에서 액상 또는 고형의 이물 또는 수분이 침입하지 않고 내용의약품을 손실, 풍화, 조해 또는 증발로부터 보호할 수 있는 용기를 말한다. 기밀용기(機密容器)로 규정되어 있는 경우에는 밀봉용기도 쓸 수 있다(51항).

⑭ 「밀봉용기(密封容器)」라 함은 일상의 취급 또는 보통 보존상태에서 기체 또는 미생물이 침입할 염려가 없는 용기를 말한다(52항). ※hermetic container

⑮ 「차광용기(遮光容器)」라 함은 광선의 투과를 방지하는 용기 또는 투과를 방지하는 포장을 한 용기를 말한다(53항). ※ light resistance container

천연물인 생약(한약)은 그 특성상 관리에 세심한 주의를 요한다. 한약재는 대부분이 생물체인 식물을 건조한 것이므로 수분함량이 많아 습기와 충해에 약하다. 따라서 통풍장치나 건조기를 써서 수분함량을 낮추고 흡습제를 이용하여 약재가 과습(過濕)하지 않도록 해야하며 충해를 방지하기 위해서 상온에서 휘발하기 쉽고 투약시 無害해야 하며 치료효과를 변화시키지 않는 燻蒸劑나 방충제를 써서 충해를 이지 않도록 하여야 할 것이다.

근래에는 폴리에치렌 등을 쓰고 질소를 충전(充塡)하거나 탈산소제나 흡습제를 약재와 직접 접촉되지 않도록 함께 포장하는 방법과 포장제의 개선에도 노력하고 있다. 그러나 항상 한약재의 저장관리에는 건조, 한냉, 차광, 방충을 염두에 두어야 한다.

○ 한약재 관리 책임자

한약은 한약재 그 자체로 뿐만 아니라 한방 엑스의 품질을 결정하는 것이지만, 그 취급에 있어서는 경험을 필요로 하는 면이 많다. 특히 품질의 감정, 평가에 있어서는 전문지식과 경험이 요구된다.

이 점을 고려해서 종래의 품질관리 책임자와는 별도로 한약의 품질에 대해서 책임을 갖고 관리하는 전문가를 「한약관리 책임자」로서 배치하도록 하는 것이 바람직하다. 한약관리 책임자의 업무는 원료한약의 품질확보에 관한 사항을 실제로 관리하는 것으로서

1) 원료한약의 검체 채취방법에 관한 사항
2) 원료용 한약의 시험검사 가운데 감별(형태학적 품질 포함) 결과의 평가에 관한 사항
3) 원료용 한약의 취급 담당자의 교육 · 훈련의 실시에 관한 사항
4) 기타 원료용 한약의 품질확보에 관한 사항 및 독 · 극약 한약재의 관리
5) 한약재의 보관상태의 점검 즉 병충해, 습기, 온도, 광선 등의 변질요인을 수시로 점검

을 행하는 사람으로 정하는 것이 바람직하며 한약의 품질확보에 관한 업무 전반이 대상으로 될 수 있을 것이다.

한약관리 책임자는 품질관리 책임자와 구체적으로 업무의 어디까지를 한약관리 책임자의 업무범위로 할 것인가에 대해서는 각자의 실정에 따라 정해야 할 것이다.

원료용 한약의 시험 검사 결과의 판정은 한약관리 책임자가 감별결과의 평가에 관해서 적부의 판정을 하고, 원료용 한약 품질의 종합판정은 품질관리 책임자가 행하는 것이 마땅할 것이다.

제 2 절 변질(變質)

한약 변질(change in quality)의 원인은 여러 가지가 있지만 가장 많은 것은 습기, 광선, 온도, 효소 등의 영향과 미생물의 발생 등이 있다.

(1) 습기, 즉 수분의 함량이 많게 되면 성분의 변화가 일어나고 곰팡이의 발생을 촉진한다.

동식물성 한약의 수분 함량이 많게 되면 곰팡이의 발생으로 변질이 발생된다.

(2) 광선에 의해 색이 있는 한약은 변색(變色)한다. 화류생약(花類生藥)은 일광에 닿으면 갈색으로 변하고 digitalis는 일광에 의해 성분이 분해된다.

일반적으로 편광(偏光)은 보통광선보다 큰 영향을 준다고 한다.

다시 말하면 광선은 색(色)만 달라지게 하는 것이 아니라 有效成分까지도 분해한다. 각종 약재는 모두 고유의 색을 지니는데 저장이 적절하지 않으면 약재는 변질되고 색은 변색된다. 변색의 원인은 여러 가지가 있다.

① 약재에 함유된 구성성분 중 페놀수산기는 효소작용에 의하여 산화되어 약재의 색이 진해진다. 예로 黃수산기류, 수산anthraquinone류, tannin질 등의 약재가 변색하기 쉽다.

② 약재의 저장기간이 오래되거나 혹은 좀벌레, 곰팡이가 발생하거나 폭서하에 두었거나 하면 산화변색의 원인이 된다.

③ 약재의 가공 건조 때에 불을 이용하여 말리는 온도가 너무 높으면 변색이 된다.

④ 어떤 살충제는 변색을 일으키는데, 예로 유황연기훈증기, 이산화황이 생성한 후 물을 만나면 환원작용으로 약재를 퇴색시킬 수 있다.

(3) 온도의 직접적인 영향을 받는 것은 정유성분을 함유한 한약이라는 것은 더할 나위없지만 효소는 온도가 45℃ 이상으로 올라가면 그것만으로도 작용이 활발하게 되는 사실을 알아야 한다.

기름을 함유하는 어떤 약재의 저장이 적절하지 않을 때 油성분이 유출하거나, 어떤 약재는 濕에 침입을 받아 변색, 변질 후 표면이 油樣물질로 변화하는데, 이를 "주유(走油)"라 한다. 천문동, 백출, 회우슬 등의 약재가 쉽게 走油가 발생한다. 약재의 走油를 방지하려면 건조하게 하고 공기와 격리시키고 빛을 피한다.

走油의 원인과 쉽게 발생하는 약재는 다음과 같다.

① 온도가 높을 때, 약재에 포함된 油質이 외부에 유출
   (예) 桃仁, 杏仁 등
② 저장이 오래되어 약재의 어떤 성분이 자연적으로 변질되거나 혹 공기에 장기간 노출되어 변색, 변질
   (예) 天門冬 등
③ 약재에 함유된 성분과 관련
   (예) •지방을 함유하는 약재 - 麥門冬, 天門冬, 黨參, 枸杞子 등
   •揮發性 약재 - 當歸, 桂皮 등
   •침착성, 당질류 약재 - 麥門冬, 天門冬, 黨參, 枸杞子 등

(4) 온도와 습도의 영향을 생각하면 한층 더 문제점이 확실하게 나타난다.

예를 들면 9℃에서 1ℓ의 공기를 물로서 포화시키는데 8.7mg이 필요하지만 20℃에서는 약 2배인 17.15mg의 물이 필요하다. 만약 온도가 급격히 20℃에서 9℃`로 변했다고 하면 습기를 포함한 따뜻한 공기가 외부에서 실내로 침입하여 실내는 과포화상태로 되어 약 1/2 정도의 물이 천장이나 벽에 응축해서 물방울로 되어 떨어지게 된다. 그러므로 실내에 저장 중인 한약 또는 그 포장은 축축해진다.

벽이나 바닥으로부터 한약 또는 포장된 한약을 떨어뜨려 놓는 것도 어느 정도 습기를 방지하는 것이 될 수 있다.

(5) 효소에 의해서 성분이 산화되는 경우가 있는데 특히 산화효소(酸化酵素)가 공존할 때에 분해가 일어나기 쉽다.

보통 terpene(송백과의 나무수지)油, 레몬유 등이 수지화되는 것은 산화되어지기

때문이고 송진가루가 석유에텔에 녹기 어렵게 되는 것도 abietic acid($C_{20}H_{30}O_2$)가 변화하기 때문이다.

(6) 생물에 의한 변질 중에 뚜렷한 것은 미생물 중에서 특히 곰팡이에 의한 경우와 곤충에 의한 침해가 있다.

■ 곰팡이(霉)에 의한 변질

대기 중에는 다량의 곰팡이 포자가 있는데, 약재의 표면에 흩어 떨어져 온도와 습도가 적당한 상태에서 즉시 균사를 퍼트려 효소를 분비하여 약재의 내부조직을 용식하고, 유효성분의 변화를 촉진시켜서 약용가치를 잃게 한다. 그러므로 약재의 저장과정 중에 곰팡이는 비교적 심각한 문제가 된다.

보통 곰팡이 발생(發生)은 한약의 종류에 따라 다르기는 하지만 30%이하의 습도에서는 곰팡이가 발생하는 율이 낮다.

곰팡이는 한약재 보관과 관련한 오랜 문제로 많은 학자들에 의해 실험 보고되었다. 松島 등(1958)이 곰팡이에 의한 변질을 관찰한 실험보고는 다음과 같다.

•방법 : 한약 30종을 온도 25℃에서 水分의 함량을 7%, 75%, 84%, 100%로 조절한 desicator속에 넣고 1주일 간격으로 4주일간 곰팡이의 발생을 관찰했다.

•재료 : 한약은 보통 市中에서 많이 판매되고 있는 약재를 택했다.

•결과 : 습도가 70~75%에서는 주로 Aspergillus sp.가 조금 생기기 시작하며, 80~90%에서는 Aspergillus sp.에 Penicillium sp.가 조금 생기기 시작했다. 90% 이상에서는 주로 Aspergillus sp.가 발생하는 것을 볼 수 있다. 4주 후에는 정향(丁香)나무 만 곰팡이가 발생하지 않았으며, 나머지 한약은 多少의 차이는 있으나 전부 곰팡이가 발생한다.

예로부터 경험적으로 곰팡이가 생기기 쉬운 한약은 葛根, 地黃, 芍藥 등으로 알려져 있지만 거의 모든 한약에서 곰팡이는 생기기 쉽다고 생각해도 좋다. 특히 강심배당체가 들어있는 디기탈리스 잎이나 은방울 꽃잎 등은 곰팡이가 자라서 10일쯤 지나면 강심배당체가 절반이나 분해되어 버린다.

■ 좀벌레(蠹蛀)와 곤충에 의한 침해

약재에 좀벌레가 생긴 후에는 좀벌레굴이 형성되고 약재의 성상이 파괴된다. 심하면 약재가 완전히 훼손되어 좀 분말이 형성되기도 한다.

충해의 주된 원인은 약재를 채집하는 과정에의 오염이나, 건조시에 충란의 소멸이 완전하지 못한 상태에서 창고에 저장하거나, 혹 저장하는 창고나 용기 자체가 불결하여 내부에 해충이 붙어있거나, 혹 저장하는 중 해충이 외부로부터 침입하여 발생한다. 해충이 성장 번식하려면 적절한 온도와 습도가 요구되는데, 온도는 16~35℃사이, 상대습도는 60% 이상, 약재 중에 수분함유량은 11% 이상이다.

해충과 곰팡이의 피해는 약재 자체의 성질에 따라 저장조건을 달리하여 분리 보관함으로서 감소시킬 수 있다. 일반적으로 지방을 함유하는 약재(예; 杏仁, 桃仁, 柏子仁, 酸棗仁)와 澱粉이 풍부한 약재(예; 芡仁, 薏苡仁, 白芷, 山藥 등), 단백질이 풍부한 약재(예; 鹿茸, 蜈蚣, 白花蛇 등) 등은 비교적 좀벌레에 손상되기 쉽다. 매운 성분을 함유하는 약재는 일반적으로 좀벌레가 쉽지 않는데 예, 花椒, 胡椒, 蓽撥 등이 있다. 질이 가벼운 약재는 吸濕이 용이한데, 약재가 吸濕한 상태에서는 벌레가 발생하기 쉽다. 질이 단단한 목질부의 약재는 벌레가 발생하기 어려운데 檀香, 蘇木 등이 있다.

이러한 해충은 다양한 종류가 있으며 한약 뿐 아니라 곡류, 건조과실, 목재가구 등 등에 피해를 주어 곡물을 포함한 저장물에 막대한 손실을 초래하는 것으로 집계되고 있다(표 6-1 참조).

■ 진드기의 발생

진드기가 한약의 변질에 직접 관여하는지는 불분명하나 일부 진드기는 인체에 기생하여 위해성을 나타내며, 약재의 상품성에 영향을 초래하므로 진드기도 변질의 하나로 볼 수 있다. 진드기는 甘草가루나 陳皮가루, 當歸, 당근, 담배 등에 잘 묻혀서 번식하는 것이 보고되었으며, 일부 종은 혈액 중에 침입하여 인체에 위해를 주는 것이 보고되어 있다.

■ 기타 변질현상

약재를 저장하는 과정 중에 유효성분이 자연 분해하거나 혹은 화학변화로 인하여 변질한다. 예로 火麻仁, 貫衆, 鷄冠花 등이 있다. 어떤 약재는 저장이 불가능하다. 휘발성의 약재는 저장 과정 중에 산화를 유발시켜 분해하거나 자연 휘발하여 약효가 떨어진다, 예로 樟腦, 龍腦, 麝香 등이 있다. 혹 濕을 과다히 흡수하면 단단한 약재가 액화하거나 성분이 분해한다.

[표 6-1] 해충과 이에 따른 주의 약재

해충	주의 약재
밤나방과 Noctuidae	
– 거세미나방 Agnotis segetum	소엽, 질경이 , 우엉
– 검거세미나방 Agrotis ipsilon	소엽
– 숯검은 밤나방 Agrotis tokionis	소엽
– 파밤나방 Spodoptera exigua	독활, 지황, 상륙
– 담배거세미나방 Spodaptera litura	결명자, 박하
– 왕담배나방 Helicoverpa armigera	구기자, 결명자, 백편두, 황기
진딧물과 Aphididae	
– 목화진딧물 Aphis gossypii	백하수오, 차전초, 익모초, 감초, 일당귀, 황기, 향유, 세신, 하늘타리
달팽이과 Bradylaenidae	
– 명주달패이 Acusta despecka	둥굴레, 머위, 우엉, 독활, 하늘타리, 황기, 접시꽃, 토대황
섬서메뚜기과 Pyrgomorphidae	
– 섬서메뚜기 Atracomorpha lata	금불초, 구기자, 박하, 우엉, 대황, 구절초, 도꼬마리, 산국, 황금, 소엽, 복분자딸기, 인삼
총채벌레과 Thripidae	
– 파총채벌레 Thrips tabaci	당귀, 천궁, 시호, 산부추
풍뎅이과 Scarabaeidae	
– 애풍뎅이(오리나무풍뎅이) Anomala rufocuprea	독활, 산약, 산사, 인삼, 작약
응애과 Tetranychidea	
– 점박이응애붙이 Tetranychus cinnabarinus	더덕, 도라지, 독활, 백지, 방풍, 인동 등
– 점박이응애 Tetranychus urticae Koch	강활, 객완두, 고삼, 백지, 당귀, 더덕, 도라지, 디기탈리스, 방풍, 백미, 삽주, 시호, 익모초, 상륙, 잔대, 천궁, 현삼, 황기, 치커리
– 차응애 Tetranychus kanzawai Kishida	감초, 곽향, 강활, 대황, 백지, 더덕, 방풍, 우엉, 일당귀, 소엽, 황기, 천궁, 황정
뿌리혹선충과 Meloidogynidae	
– 당근뿌리혹선충 Meloidogyne hapla Chitwood	강활, 구기자, 고본, 더덕, 도라지, 독활, 맥문동, 천문동, 용담, 천궁, 황기, 산약, 복분자딸기, 당귀, 곽향, 하수오, 산수유, 오미자, 시호, 지황, 소엽, 작약, 인삼
– 고구마혹선충 Meloidogyne incognita Chitwood	고본, 두충, 방풍, 인삼, 작약

제 3 절 약재의 변질 예방

○ 약재의 좀벌레 예방

1. 청결 위생 유지

해충은 온도와 습기가 서식에 적당한 각종 틈과 어두운 곳, 바람이 통하지 않는 곳, 더러운 곳에서 주로 활동한다. 따라서 해충의 서식 활동이 활발한 곳을 깨끗이 하는 청결 위생을 유지함으로써 해충의 전파와 자생 조건을 불리하게 조성하여 해충을 예방 할 수 있다. 청결 위생은 해충의 예방과 함께 미생물 번식을 억제하여 약재의 위생 기준을 높이는데 중요한 의의가 있다.

창고에 청결위생을 위해서는 약재를 저장하는 장소에 쓰레기와 먼지, 雜藥의 부스러기를 제거하고 각종 포장용기, 공구를 사용 전후에 깨끗이 청소한다. 그리고 주위의 잡초와 배수 통로에 오수가 싸이지 않게 하고 창고 부속 건물, 화장실 및 모든 건축물에 청결 상태를 늘 유지한다. 청결 위생은 창고 뿐 아니라 약재의 수확, 정리, 포장, 수매, 입고, 저장, 운반, 가공, 판매 등 각각의 장소와 접촉하는 곳의 포장, 기자재, 용기, 운반도구, 기기설비 등을 모두 포함하며 이를 통하여 충원을 제거하고 해충의 전파를 억제할 수 있다.

환경 소독은 창고와 주위 환경에 약물을 살포하여 해충을 방충하는 방법으로, 특히 어지럽게 날아다니는 산란기 나방류의 해충에 현저한 방충효과가 있으며, 분무기는 환경 소독에서 비교적 넓은 범위를 소독하는데 유용하다. 정기적인 환경 소독은 건축물, 용기, 용구 등의 틈 사이에 존재하는 충원을 소멸할 수 있다.

환경 소독은 정기적으로 실시하며 매년 초봄에 온도가 15℃ 이상에 이를 때 월동한 해충이 노출하는 시기를 이용하며 창고내의 통로, 담벽 밑, 창고 꼭대기 및 露天화물 등 모든 건축물을 포함하여 기자재, 용구, 벽돌틈, 구석에 철저하게 살충 약물을 살포한다. 이처럼 매년 한 차례 해충을 소멸한 후 매 30일 전후로 정기적인 소독으로 빠진 해충을 소멸한다. 가을에 기온이 15℃ 이하로 떨어지면 월동하기 위한 해충을 다시 소독한다.

2. 密封法

밀봉에 의하여 내부의 산소가 감소하고 이산화탄소의 함량이 증가하여 미생물과 해충의 호흡과 번식이 억제되며, 외부로부터 습기의 침입과 온도를 저하시키는 작용이 있으며, 방법에 따라 빛을 차단하는 작용이 있다. 이는 약재를 곰팡이와 좀으로부터 예방하는데 유리하다.

전래의 밀봉법은 항아리, 단지, 병, 통, 상자 등 용기와 진흙, 테이프 등을 사용하여 밀봉하고 땅굴이나 작은 창고를 밀봉하여 저장하기도 한다.

현재는 약재를 비닐봉지나 비닐 포장을 사용하여 약재를 밀봉하여 쌓는다. 약재는 밀봉 전에 건조시켜 수분을 제거하며, 만약 약재의 수분 제거가 불완전하면 다시 수분을 제거한 이후에 밀봉한다. 밀봉은 기타 방법을 병행하여 조치함으로써 저장 보존을 완전하게 할 수 있다. 밀봉 저장하는 약재는 벌레와 곰팡이가 발생하기 생기기 전에 시행하면 벌레와 곰팡이의 예방에 유리하다. 만약 벌레나 곰팡이가 발생하였으면 적절한 처리 후에 밀봉한다.

3. 驅蟲法

약재를 저장할 때 어떤 특수한 氣味의 약재를 병용하여 약재 혹은 물품의 충해를 예방하는 것이다. 예로 아래와 같은 방법 등이 있다.

① 樟腦 방충 – 樟腦를 사용하는 방법으로 包紙를 이용하여 매포당 10–15g씩 작은 포장으로 하여 약재 상자 속에 넣어 둔다. 예로 鹿茸, 白花蛇, 蜈蚣 등을 방충할 수 있다.
② 山蒼子 방충 – 蓽澄茄에 포함된 방향유를 이용하여 곰팡이의 독소를 제거하고 곰팡이를 막고 벌레를 퇴치하는데 좋은 효과가 있다. 각종 뱀 종류 및 각종 蟲類의 약재에 방충한다.
③ 花椒 방충 – 花椒의 매운 氣味를 이용하여 해충을 방지한다.
④ 마늘 방충 – 鱉甲, 斑蝥, 全蝎 등 蟲類의 약재에 마늘을 사용하여 충해를 방지한다.
⑤ 알콜 방충 – 에탄올 증기의 휘발성을 약재에 이용하면 벌레가 생기기 어렵다. 栝樓, 枸杞子, 龍眼肉, 冬蟲夏草 등에 이용한다.

상술한 방법 외에 吳茱萸 방충이 있으며, 澤瀉와 牧丹皮를 교차로 쌓아 항아리나 나무상자에 밀봉하여 澤瀉의 충해와 牧丹皮의 변색을 방지한다. 陳皮와 良薑皮 등을 같이 두면 충해를 방지할 수 있다.

4. 저온법

벌레는 일반적으로 주위 환경온도가 8~15℃면 활동을 정지하고, -4~8℃일 때는 바로 동면상태에 들어가며, 온도가 -4℃ 이하이면 일정시간이 경과 후 죽는다. 그러므로 벌레가 쉽게 발생하는 약재는 저온 방법을 이용하여 방충할 수 있다.

5. 고온 방치법

벌레는 고온에 대하여 저항력에 차이가 있으나 일반적으로 주위 환경온도가 40~45℃면 해충의 발육 번식이 억제되고, 45~52℃로 높아지면 절대 다수의 해충은 열로 혼수상태에 머물며, 48~52℃에서는 단시간 내에 사망한다. 그러므로 고온을 이용해 약제에 해충을 방제하고 능히 살충효과를 얻을 수 있으며, 아래와 같은 방법이 사용된다.

(1) 暴暑法

태양의 강한 일광을 이용하여 해충을 사멸하는 것이다. 변색하지 않고 쉽게 熔化하지 않으며 쉽게 破裂하지 않는 약재에 이용한다. 방법은 맑은 날에 물기와 오물이 있는 약재를 햇볕에서는 펼쳐 자주 뒤집으면서 약재가 계속 5~6시간이 경과하면 온도가 45~50℃에 이르며, 그 과정에서 해충 및 충란이 죽인다. 체 등을 사용하여 죽은 충 등을 제거하고 남은 열기를 발산시킨 후 포장한다. 당질을 많이 함유한 天門冬, 枸杞子 등은 吸濕이 쉬우므로 暴暑 후에 압박하여 밀봉한다.

(2) 烘烤(불에 말림)

烘은 온도가 비교적 낮고, 烤는 온도가 비교적 높다. 烘烤는 약재가 면적이 크지 않거나, 태양열의 침투가 쉽지 않거나, 기름이 범람하는 약재에 이용한다. 방법은 약재를 건조실 불 위에 올려놓고 화력을 가하여 온도를 45~50℃로 약 5~6시간을 유지한다. 이때 마대로 약재 위를 덮으면 보온을 유지하면서 해충이 도망하는 것을 막을 수 있다. 주의할 사항으로 烘烤할 때 약재의 온도가 50℃가 초과하거나 휘발성인 약재는 품질과 무게에 변화를 초래할 수 있으므로 주의한다. 따라서 烘乾機로 살충 때에 조건은 홍건기 출구의 약재가 일반적으로 50℃ 전후를 유지하도록 하며, 수량이 적은 약재는 烘상자로 말린다. 홍고법을 활용하는 약재는 근 및 근경류로는 黃芪, 黨參, 鬱金, 甘遂, 前胡, 白芷, 沙參, 白蘞, 甘草, 巴戟天, 何首烏, 地楡, 烏藥, 大黃, 川芎, 澤瀉, 山藥, 莪朮, 生薑 등이며, 종자류로는 薏苡仁, 檳榔, 蓮子 등이며, 동물류로는 烏梢蛇, 白花蛇, 蜈蚣, 斑蝥, 桑螵蛸, 蜂房 등이다. 동물을 홍고한 후 세척하면 표피가 손실되는 것을 막을 수 있다.

6. 기타

(1) 식초로 씻는 방법

山茱萸, 五味子에 곰팡이가 발생하면 물로 세척하기가 적절하지 않으므로 식초로 분무하여 씻는다. 약재 500g에 20~30g의 식초를 사용한다. 약재를 얇게 펼친 후에 분무하자마자 뒤집어서 비벼서 전부 균일하게 분무한 후 마대나 덮개를 사용하여 1~2시간 꼭 적신 후 그늘에 펴서 말린다.

(2) 油擦法

물이나 열로 되지 않는 약재는 각종 곰팡이가 발생한 후에는 유찰법을 이용해 곰팡이를 제거한다. 구체적인 방법은 無味의 식물성 식용유를 약재에 뿌려 반복해서 마찰하여 곰팡이 흔적을 지운다.

이상에 소개한 방법이 곰팡이를 없애는 작용으로써 질량상의 손실을 만회할 수는 없다. 그러므로 약재에 곰팡이가 슬면 곰팡이를 느슨하게 하는 방법으로 곰팡이를 정리 제거하는 방법은 불가능하다. 빠른 처치가 좋다.

○ 약재에 기름이 범람하는 것의 예방

1. 泛油하기 쉬운 약재관리

泛油가 쉬운 약재는 저장과 보존에 있어 乾凉건조한 창고를 선택하고 뜨거운 폭서와 직사광선은 좋지 않으며 높고 크게 쌓지 않는다. 예, 胡麻仁, 柏子仁, 枸杞子 등이 해당된다. 泛油하기 쉬운 약재는 곰팡이를 동반하는 경우가 많고, 이때 상호 영향으로 해충의 발생이 용이하며 따라서 약재는 장기 보관에 어려움이 있다. 그러므로 반드시 "예방을 위주"로 관리하는 것이 필요하다. 구체적인 관리방법의 예를 들면 아래와 같다.

(1) Gas 충전법

泛油하기 쉬운 약재에 이용한다. 창고에 많은 품종이 있는 경우에 적절하다. 품종이 적을 경우에는 진공이나 혹은 질소충전(혹 이산화탄소) 방법도 좋은 효과가 있다.

(2) 밀봉법

밀봉의 방법이 적절한 것은 黨參, 懷牛膝, 當歸, 麥門冬, 柏子仁, 胡麻仁, 肉豆蔻, 使君子, 枸杞子 등이다. 필히 밀봉하기 전 먼저 약재에 훈증을 1차 실시하고, 실내에 밀봉하는 기간동안 吸濕설비를 하여 해충의 발생과 습도의 증대를 방지하므로써 약재의 범유를 방지할 뿐 아니라 防濕, 防蟲의 목적도 이룰 수 있다.

黨參, 懷牛膝, 麥門冬, 枸杞子 등은 반드시 건조시켜 안전수분 이하로 유지하고 밀봉전에 먼저 약재를 훈증하여 나무상자나 단지에 넣은 후 밀봉하여 저장한다. 泛油하기 쉬운 동물류 약재는 모두 밀봉하며, 특수한 기미가 있는 마늘, 花椒, 樟腦 등을 적당한 용기에 넣어 함께 저장하면 防蟲의 효과가 있다.

(3) 吸潮法

밀봉실내에 일반적으로 흡습기, 염화칼륨 등으로 取潮한다. 생석회는 懷牛膝, 枸杞子, 肉豆蔻, 天門冬, 麥門冬 및 동물류 약재에 모두 이용할 수 있으며, 이때 생석회 가루가 약재에 붙지 않도록 주의가 필요하다.

(4) 그늘에 말리는 방법

泛油하는 약재가 쉽게 濕氣를 받은 경우에는 곤충류를 제외하고 모두 그늘에 말린다. 그 중 懷牛膝은 陰乾이 적합하고 폭서에는 적합하지 않다. 柏子仁은 강열한 햇볕 아래 2~3시간 방치하였다가 특수하게 식힌 후 재포장한다. 麥門冬은 좋은 날을 택하여 陰乾하는데 얇게 펴서 균등하게 하며, 볕에서는 뒤집지 않는 게 좋다. 건조한 후 열기가 미처 흩어지기 전에 포장을 하는데 포장은 단단하게 막는다.

枸杞子는 열기를 이용하여 상자에 포장하는 방법을 활용하는데 상자에 함유한 수분 함량을 13% 이내, 온도가 24℃ 이하가 되면 즉시 포장한다. 濕의 침입을 방지하려면 비닐에 넣은 후 입구를 단단히 묶은 후 상자에 재포장한다.

(5) 洪烤法

白朮, 天門冬, 榧子, 白果 등이 濕氣를 받은 경우 烘烤法으로 건조하는 데, 그 중 天門冬은 약한 불로 烘烤함으로써 표피층의 파열을 방지한다. 동물류 중 狗腎, 고슴도치 가죽(刺猬皮), 水獺肝(수달간) 외에는 모두 烘烤한다. 곤충류를 烘烤할 때는 뒤집을 때 조심하여 곤충의 몸이 훼손되지 않도록 한다. 필요이상의 강한 화력은 虫體를 烘焦하기 쉬우므로 적합치 않다.

(6) 熱蒸法

黃精, 白果 등은 시루에 蒸熟하여 사용하는데, 특히 黃精을 蒸熟하면 살충의 효과와 함께 滋膩로 인한 助濕의 부작용을 감소하여 약효를 증가시킨다.

(7) 炒炙法

소량의 柏子仁에서 범유의 흔적이 있을 경우 철냄비에 넣고 열을 가하여 약간 炒하거나, 또는 밀기울을 적당량 넣어 炒하면 효과가 좋다. 炒한 후 밀기울은 체로 분리하고 냉각한 후에 저장하면 충해를 막을 수 있다.

(8) 약재 훈증법

범유하기 쉬운 약재는 일반적으로 aluminium phosphide, chloropicrin 등의 약재 훈증을 사용한다. 특히 柏子仁, 使君子, 郁李仁, 杏仁, 桃仁, 胡桃仁, 五味子, 黨參, 懷牛膝, 當歸 등은 aluminium phosphide 약제가 적합하다. 그리고 川牛膝, 黨參, 當歸, 獨活, 桔梗, 防風, 天門冬, 菖蒲, 板藍根, 知母, 沙參, 川芎, 白朮, 前胡, 蒼朮 등은 유황 훈증도 가능하다.

○ 약재 변색의 예방법

1. 변색이 쉬운 약재

변색이 쉬운 약재의 예로는 月季花, 梅花, 款冬花, 紅花, 金銀花, 槐花(米), 蓮鬚, 蓮子肉, 通草, 麻黃 등이 있으며, 특히 月季花, 款冬花, 蓮鬚 등은 변색이 가장 쉬우므로 주의를 요한다.

2. 변색이 쉬운 약재의 보관

(1) 진공포장 또는 질소 충전

변색이 쉬운 약재 중에서 通草, 麻黃, 槐花(米), 紅花 등을 제외하고 모두 적합하다. 색깔을 정상으로 유지해야하는 花類의 약재를 질소gas 충전이나 진공 포장의 방법이 적합하며, 특히 소량의 품종의 보관 저장에 유리하다.

(2) 밀봉법

변색하기 쉬운 花類약재, 紅花, 金銀花, 槐花(米) 이외에 모두 밀봉법으로 저장 보존하여 吸濕에 의한 변색을 방지한다. 대량의 경우에는 창고를 밀봉하여 저장하고 소량의 경우는 상자에 밀봉하여 보관한다. 단, 이때에 수분 함량은 안전수분 이내로 건조시키며, 곰팡이가 발생하기 쉬운 계절 전에 진행하는 것이 가장 적당하다.

(3) 흡조법

花類 중에 薔薇花, 月季花, 槐花, 菊花 등은 흡수 건조의 방법으로 꽃의 색, 향, 味 등을 보존할 수 있다. 흡조 전에 종이 봉지를 이용하며 노끈으로 봉지 입구를 단단히 결박하면(일반적으로 小包로 분량을 정한다) 건조 작업과 상하로 뒤집기가 유리하고, 습도가 균일하여 꽃의 색을 선명하게 유지하고 氣味의 손실이 적게 할 수 있다.

(4) 홍고법

변색이 쉬운 梅花, 紅茶 등이 濕을 받으면 홍고법을 이용하여 건조한다. 홍고는 꽃이나 잎을 넓게 골고루 펴서 작업하며, 화력이 강하지 않게 하여 단시간에 처리한다.

(5) 그늘에 말리는 법

그늘에 말리기 적합한 것은 槐花(米), 蓮子肉, 蓮鬚, 金銀花, 紅花, 款冬花 등이다. 그 중 蓮子肉(녹색), 蓮鬚(황색), 紅花(홍색)는 그늘에서 말릴 때 상면을 다시 깨끗한 마포로 덮어 직사광선에 의한 퇴색을 피하고 또한 바람에 날리는 것을 방지하여 약재의 손질을 막을 수 있다. 佛手散은 그늘에서도 과하게 말리지 않도록 한다.

(6) 약재 훈증법

花類약재의 해충을 방지를 위하여 훈증법을 사용하는 경우 훈증 시간이 짧아야 향기를 잃지 않는다.

○ 특수 약재 보관

1. 독극 약재의 저장

독극성 약재는 양이 비교적 적고 크기도 매우 작다. 그러므로 별도로 보관 저장하며, 각별한 주의가 필요하다.

(1) 광물 및 독극약 제품

독극 약재 중 광물은 砒石, 水銀 2종류로 제품에는 輕粉, 汞粉, 紅升丹, 白降丹 등의 4종이 있으며 그릇에 넣어 관리한다. 일반적으로 밀봉 용기에 넣어 관리한다. 濕을 받지 않도록 주의하며 고온에 의하여 변질되지 않도록 한다. 4종류의 약에 습을 막기 위해서 통풍, 吸濕을 겸하는 저온 등의 방법으로 관리한다.

(2) 동식물 독극약

대체로 수량이 적은 품목은 모두 밀봉법으로 저장한다. 저장 보존은 일정한 수량의 약재를 상자, 통, 항아리, 비닐봉지 등을 사용하여 밀봉관리한다. 만약 약재에 수분 함량이 비교적 높으면 곰팡이가 발생하므로 먼저 暴暑나 烘烤法으로 습기와 곰팡이를 제거한 후에 재밀봉 저장한다.

그 양이 비교적 많은 품목은 밀봉법, 저온법 등으로 관리하고 얇은 비닐을 사용하여 덮은 후 밀폐공간이나 냉동고 등으로 밀봉하고 만약 약재의 수분함량이 비교적 높거나, 이미 곰팡이가 발생하였으면 바로 폭서나 홍건하거나 혹은 강한 흡습시설을 이용한다. 밀폐는 창고에서 성능이 좋은 기계로 흡습하여 공기를 제거한다. 다만 일반적으로 밀봉 성능을 갖춰 흡습제를 사용하여 흡습할 수도 있다.

2. 귀한 약재의 저장

(1) 중요한 귀한 약재

人蔘, 鹿茸, 麝香, 牛黃, 犀角, 羚羊角, 海馬, 海龍, 冬蟲夏草, 猴棗(원숭이 담석), 熊膽, 燕窩(제비집), 三七根, 珍珠 등이 있다. 그들 약재의 기원 은 동물과 식물로 산출량이 적은 등의 성질로 고가로 거래되며 귀한 약재로 불린다. 人蔘, 海馬, 海龍, 哈士蟆油(개구리과에 속한 산개구리*Rana temporaria*의 油質을 모아 건조한 것), 冬蟲夏草, 麝

香, 燕窩 등은 습을 쉽게 받아 충이 생기고 곰팡이가 발생한다. 羚羊角 등은 열을 받으면 심하게 건조되어 균열이 발생한다. 熊膽은 열을 받으면 무게가 감소하거나 熔化한다. 麝香은 용기가 치밀하지 않으면 쉽게 휘발하여 氣味를 잃는다. 鹿茸은 透乾하지 않으면 내면이 쉽게 부패되어 악취가 난다. 黨參은 濕을 받으면 충과 곰팡이의 발생이 쉽다.

(2) 귀한 약재의 저장과 보존

안전하게 창고에 저장하는 것이 필요하며, 전문인을 두어 보관관리 책임과 보호 밀봉하는 작업을 감독하고 도둑과 기타 사고의 발생을 막는다. 人蔘, 猴棗, 牛黃 등은 질이 약해 쉽게 부서지는 약재이므로 조작시 특별한 주의를 필요로 한다. 일반적으로 견고한 상자, 항아리, 단지 등으로 밀봉한 후 건조하고 서늘한 곳에 저장 보존하고, 저장 보존시에 창고 내 온도를 30° 이하, 상대습도를 70% 이상 초과하지 않도록 하여 습이나 열에 의한 피해를 입지 않도록 한다. 또한 정기적 혹은 부정기적으로 검사를 하며, 장마때에는 곰팡이나 충의 발생이 쉬우므로 수시로 검사하고 매번 검사때 마다 상세한 기록을 한다.

해충과 곰팡이의 발생이 쉬운 약재는 다음과 같은 관리방법을 이용한다.

■ 밀봉법

귀한 약재는 모두 밀봉법으로 저장 보존한다. 실시 방법은 수량의 많고 적음과 조건에 따라 달라진다. 鹿茸은 鹿茸 포장에 종이를 사용하여 목상자를 치밀하게 도배하거나 혹은 癒瘡木(책 : 鐵과 木 양층 상자, 주-벌레먹지 않는 나무 상자)으로 밀봉하여 저장 보존한다. 단, 밀봉을 하기 전 鹿茸은 정상수분을 함유하게하고 용기 안에는 종이포장에 적당량의 樟腦紛, 혹은 花椒, 細辛을 한 봉지씩 넣어 밀봉 후 서늘하고 건조한 곳에 저장 보존한다. 이 방법은 충과 곰팡이를 방지하고 風乾으로 鹿茸이 파열하는 것을 막을 뿐 아니라, 약재가 濕을 받아 흑색으로 변색하거나 곰팡이가 생겨 흰 반점이 생기는 것을 막으며 동시에 쥐의 피해를 막을 수 있다. 全形의 鹿茸에서 절단면은 종이로 감아 밀봉하여 鹿茸의 皮毛와 외형을 보존할 수 있다. 麝香은 도자기병이나 두꺼운 유리병에 넣은 후 파라핀으로 입구를 밀봉한 후 서늘한 장송에 보관 저장하고 자주 용기를 한 번 아래로 흔들어 사향이 눌려 덩어리가 되고 변색하는 것을 피한다.

■ 흡습법

장마철에는 濕에 의하여 약재에 곰팡이가 발생하므로 이를 방지하기 위하여 흡습제를 사용한다. 흡습제는 무수염화칼슘, 생석회, 실리카겔 등을 사용한다. 단, 생석회를 사용할 때는 석회와 약재를 분리하여 약재가 오염되지 않도록 주의한다. 생석회는 물과의 접촉하면 발열로 火災의 가능성이 높다. 그 외에 창고 내를 밀봉하거나 혹은 밀봉하여 쌓을 때는 제습기로 습기를 제거한다. 그리고 상품의 관리를 유리하게 유지하기 위해 상대습도의 변화에 주의하여 상대습도를 적절하게 한다.

■ 냉장법

麝香, 人蔘, 燕窩, 蛤士蟆油 등은 장마철 등 습기가 높은 때에는 곰팡이가 발생하기 쉬우므로 냉장의 방법으로 저장한다. 냉장 온도는 일반적으로 5℃ 전후로 하며 포장 밀봉하여 濕氣의 침입을 막는다. 냉장법의 단점은 약물이 저온 상태에서 꺼내면 온도 차이에 의하여 이슬이 맺기 쉬우므로 저장 보존에 한계가 있고 그 변질에 가속을 주어 손실에 이르게까지 한다.

■ 질소 gas 충전법

양이 적으면 비닐봉지로 포장하고 양이 많으면 덮어서 밀폐하거나 혹은 질소 gas 충전법으로 밀폐하여 관리한다. 해충과 곰팡이의 번식과 생존에는 산소를 필요로 하는 경우가 많다. 따라서 약재를 질소 충전하여 공간에 산소함량을 5% 이하로 낮추는 질소 gas 충전법을 사용함으로서 해충과 곰팡이가 단시간 내에 질식 사망하게 된다. 防蟲과 防毒의 목적을 위해서는 산소의 함량을 8% 이하로 억제한다.

제 4 절 이물질(異物質)

한약은 유통 저장에는 한약의 생산 공급과 함께 생산된 한약의 품질 및 순도의 유지 역시 중요한 문제이다. 한약의 품질을 확보하기 위해서는 생산 전반에 걸쳐 주의를 요하고 약용자원, 채취시기 및 방법, 세정, 건조, 수치, 저장법의 모두에서 최선이라고 생각되어지는 것과 방법을 선택할 필요가 있다. 한약을 채취하거나 재배하는 사람은 그 한약에 대한 정확한 지식이 필요하며, 이를 위하여 표본이나 약용식물 種을 정비하고 활용하는 것이 중요하다. 그리고 약재는 이물질이 없는 것이 이상적이지만, 현실적 어려움으로 無害할 정도로 가능한 적어야 한다. 이물질의 재질은 주로 유기성 물질과 무기성 물질로 나눌 수 있다. 유기성 이물질로서는 원식물의 비약용부위, 다른 식물 또는 동물의 조직 등이 혼재되는 것이고, 무기성인 것으로 진흙이나 모래가 주된 것으로 酸에 불용성인 灰分을 측정하여 그 양을 추정할 수 있다. 그러나 산불용성 회분에는 약재 자체의 산불용성(酸不溶性) 회분이 표함되어 있으므로 주의가 필요하다.

○ 이물질(Adulterants)

이물질은 그 역사가 오래될 뿐 아니라 현재에 이르기까지도 다양한 방면에서 여러 가지 방법과 다양한 종류로 이루어지고 있어, 이에 대한 대처와 각별한 주의가 요망된다.

약재에 혼재하는 異物質을 분류하면 다음과 같다.

(1) Sophistication

고의로 가짜나 품질이 나쁜 것을 속일 목적으로 첨가한 것.

예를 들면 天花粉가루에 밀가루를 첨가하고, 매운 맛을 유지하기 위해 고춧가루를 넣거나, 색을 내기 위해서 鬱金가루를 넣은 것(외국의 예)이나 코카인 가루에 저가인 黃柏가루를 넣은 것(일본의 예) 등이 있다.

(2) 혼재물(Admixture)

우연히 혹은 무지나 부주의에 의해 혼재하는 경우.

예를 들면 牛膝 등의 한약재에 부착된 소량의 土砂 등이 있다.

(3) 가짜(Substitution)

원래 물질과 전혀 다른 물질을 사용하는 경우로써, 이 때에도 고의이거나 아닌 경우도 있지만 어느 것으로도 이물질임에 틀림이 없고 보통 고의인 경우가 많다.

예를 들면, 棉實油를 올리브유로서 파는 것 같은 경우이다.

(4) Deterioration

품질이 저하한 것을 원물질에 대신하는 경우.

증류, 추출, 경과, 습기, 온도, 곰팡이, 곤충 기타에 의해서 유효성분이 현저하게 떨어진 것을 한약으로서 사용하는 경우가 있다.

(5) 손상을 현저하게 받는 경우(Spoilage)

곰팡이 등의 발생, 충해를 심하게 받은 것.

이러한 예는 거의 모든 약재에서 발생할 수 있다.

(6) 열등품(Inferiority)

품질이 매우 劣等인 것을 말한다.

○ 한약의 품질시험

우선 확실한 한약을 재배 공급하는 선결 문제와 함께 공급된 한약의 定性과 品質(Quality) 및 순도의 정량을 행하는 것 역시 한약의 관리에 중요한 사항이다.

한약의 품질평가는 다음과 같은 시험에 의하여 이루어진다.

① 외관(外觀) · 관능(官能)시험

② 식물 형태학시험

③ 이화학(理化學)시험

1. 외관 · 관능시험

한약은 특유한 외관, 냄새, 색, 맛을 나타내고 이것을 평가함에 따라 품질을 어느 정도 파악할 수 있다. 이러한 시험은 전근대적이고 정량화가 어려운 단점이 있으나, 한약의 풍부한 지식과 다년간의 경험을 갖는 시험담당자가 행한다면 한약의 품질을 간단하고 빠르데 판단하는 것이 가능하다. 품질 검사를 위하여 검체를 취할 경우에는 약재의 상, 중, 하 여러 곳에서 고루 채취해야 한다.

2. 식물 형태학시험

한약의 기원과 眞僞(진위)의 평가에 가장 유용한 방법으로 활용되고 있다. 이 시험은 광학현미경 및 전자현미경을 사용해서 한약의 外部와 內部의 조직형태를 상세하게 관찰한다. 이 시험을 통하여 약재로 사용된 원래의 식물에 관련된 정보를 정확히 알 수 있다.

3. 이화학 시험

이화학적 특성 시험은 (1)과 (2)의 시험에 첨가하여 약재가 가진 특성을 보다 객관적으로 파악하기 위하여 필요한 시험으로, 이 시험은 한약의 특성에 맞는 다수의 항목에 걸쳐서 상세하게 시험되어진다.

한약의 灰分 시험은 약재를 태울 때 남는 재(灰)의 무게를 백분율로 나타낸 것이다. 회분(灰分) 시험의 목적은 한약을 채취하여 규정대로 가공했는지, 불순물이 얼마나 섞여 있는지를 알아내는 유용한 방법으로 활용한다.

이와 같은 이화학 시험은 한약이 한방 엑스와 한약 제제의 원료 한약으로서의 시험인 것을 고려하면, 성분 정량시험은 엑스 · 제제의 관리를 위한 지표성분(指標成分)을 가진 한약에 있어서는 반드시 실시되어지는 것이 필요하다. 또한 이 경우에 그 시험법은 엑스 · 제제의 지표 성분 정량법과 연동할 수 있는 것으로 하는 것이 바람직하다.

또한 한약은 추출에 적당하도록 飮片으로 만들어 사용하지만 그 절단 한약에 있어서는 粒度의 규정을 설정하고 시험을 실시하지 않으면 안 된다. 이는 한약의 粒度에 따라 원료 한약으로부터 엑스 추출률이 차이를 나타내기 때문이다.

널리 사용되는 한약에 대하여는 대한약전과 대한약전외 한약규격집에 한약의 규격과 시험방법이 규정되어 있으며, 과학기술의 발전과 연구에 맞추어 개정되고 있다. 그러나 공정서에 정해져 있는 규정은 현재 시장의 실태에 기초해서 널리 일반적으로 사용되는 한약의 품질 범위를 정해 놓은 것이므로 새로운 평가방법을 개발하고 한약의 규격치를 엄격히 하여 한약의 품질을 향상시켜야 한다. 특히, 기원식물에 있어서「기타 동속식물」이나「근연식물」이라고 기재되어져 있는 것은 기원 식물간에 함유 성분이나 품질이 상당히 차이를 나타낼 가능성을 고려하여야 한다.

제 5 절 한약재의 창고(倉庫)

한약의 저장에서 한약재를 보관하는 곳과 보관하는 형태는 그 품질에 큰 영향을 미친다. 한약의 보관 형태는 밖에 쌓아 놓는 것, 임시 창고 보관 그리고 시설이 갖추어진 창고에 보관해 두는 것 등으로 나눌 수 있다.

○ 밖에 쌓아 놓는 보관

약재를 임시 보관의 필요에 따라 노적(露積)하여 보관하는 것으로 주로 산지에서 수확한 다음 생산 현장이나 수송도중에 잠시 동안 필요에 따라 임시로 보관하기 위하여 이용되고 있다. 그러나 산지에서 바로 노적(露積)하는 경우 부패나 변질 등으로 인한 품질의 低下나 자연 감소가 심하므로 원칙적으로 사용해서는 안 된다.

임시 보관을 할 경우 노적(露積) 장소는 건조하고 약간 높은 지대가 좋고 주변에 물도랑을 파두어 갑작스러운 비에 대비하는 것이 꼭 필요하다. 그리고 노적(露積)은 그 특성으로 인하여 날씨에 대한 영향을 많이 받고 쥐에 대해서는 거의 무방비 상태라고 해도 지나친 말이 아니므로 날씨 변화(비, 바람, 태풍 등)와 쥐에 대한 준비가 필요하며, 1개월 이상의 노적은 결코 바람직하지 않다.

노적(露積)할 때 약재를 덮게 되는데, 덮어씌울 천이 검은 색깔일 경우 노적(露積)한 약재 내부의 온도가 여름에는 35~40℃까지, 겨울에는 25℃까지도 오르게 되며, 약재의 보관에서 온도 변화가 10~30℃ 범위까지 이르면 품질에 영향을 주게 된다. 따라서 노적할 때 덮어씌울 천은 잿빛천이 검정색 보다 유리하다.

○ 임시 가설 보관소

수매된 한약재를 창고가 갖추어지지 못한 조건에서 소비처에 이송할 때까지 일시적으로 보관할 필요가 있을 때에 이용하는데, 가급적 1개월 이상의 보관은 피해야 한다.

임시 가설 보관소는 약간 높은 지대에 건조한 조건으로 설치하고 창고 바닥에 흙을 다지고 발판으로 쓸 나무는 껍질을 벗겨야 한다. 임시 가설 보관소의 주위로 물도랑을 만들어 비에 대비하며 장마철에는 더 깊이 판다. 그리고 가설 보관소의 옆두리는 천이나 가마니로 둘러치며, 검은색 천은 여름동안 창고 내에 높은 열을 받게 되어 좋지 못하므로 적당하지 않다.

○ 보관창고

보관창고는 한약재를 효율적으로 보관하기 위하여 이용한다. 약재의 효율적인 보관을 위하여 창고가 갖추어야 할 조건은 다음과 같다.

■ 창고가 갖추어야 할 조건들

① 창고의 위치는 지대가 높고 건조한 지역으로 주위 환경이 위생적인 곳으로 통풍이 잘되고 운송작업이 편리한 지역이 좋다. 따라서 주위에 축사나 오물 쌓아두는 곳, 강이나 저수지 등에서 멀리 떨어질수록 좋다. 그리고 공장에서 날아오는 연기나 재가 많이 날아오는 곳이나, 상수도나 하수도관이 지나는 곳 등은 피해야 한다.

② 창고의 건축 자재는 온도 변화와 습기를 막을 수 있는 재료를 이용한다. 재료로는 벽돌, 흙벽돌, 시멘트 등 이외에 단열과 보온의 성능이 개량되고 가벼운 재질의 다양한 자재가 있다.

③ 창고는 지형에 따라 차이가 있지만 일반적으로 남쪽으로 길게 놓이게 한다. 즉 동 · 서쪽으로 향한 벽은 길고 남 · 북쪽으로 향한 벽은 짧게 하는 것이 좋다. 서쪽 벽은 복사열을 적게 받도록 두겹으로 하는 등의 조처해야 한다.

④ 창고 지붕은 비가 새지 않고 외부온도의 영향을 덜 받도록 해야 한다. 바닥은 콘크리트 등으로 만들어 하여 쥐가 들어오지 못하도록 한다. 천장은 볕이 잘 받

는 곳 방향과 볕이 덜드는 방향으로 약 7° 정도로 경사지게 하는 것이 통풍 등에 좋은 효과가 있다.

⑤ 창고 내에는 밀폐한 방을 별도로 설치하여 약재가 충해나 곰팡이 등에 의해 피해를 입었을 때 방제할 수 있도록 해야 한다. 또 항온항습장치가 시설되지 않은 창고에서는 生地黃, 生薑과 같은 신선한 근류약재가 겨울에 얼지 않고 여름에 너무 온도가 오르지 않도록 보관 시설(지하실 등)이 필요하다.

⑥ 창고에 보관하는 약재는 가능한 비슷한 성질의 약재로 구분하여 보관하는 것이 좋다. 예를 들면, 桔梗, 沙參, 白芷(구릿대뿌리), 前胡 등은 충해가 쉬우므로 따로 보관하는 것이다. 또 독 · 극약에 속하는 약재도 일반약재와 구분하여 보관해두어야 한다. 이는 약재 보관 뿐 아니라 약화(藥禍) 사건의 예방을 위하여 바람직하다.

⑦ 약재는 창고 바닥에 직접 쌓는 일이 없어야 한다. 반드시 바닥에 받침목이나 깔판 혹은 팔렛(pallet)을 사용하여 통풍이 밑바닥에서도 이루어지도록 해야 한다. 또한 창고의 벽에 기대어 쌓지 않아야 한다. 벽에 기대어 쌓으면 온도와 습기의 영향을 받게 되기 때문이다.

⑧ 제일 윗쪽은 적어도 천장에서 1m이상 떨어져 쌓는 것이 좋다. 너무 올려 쌓으면 너무 열을 받아 건조가 심해지거나 품질 저하가 발생할 수 있고, 또 무너질 염려가 있어 안전사고에 대한 대비책도 될 수 있다.

⑨ 보관 창고에서의 쌓는 작업이 끝나면 반드시 각 물품마다 산지, 품명, 입고일자 등 규격에 맞는 쪽지를 달아 혼동과 관리의 효율성을 기하고 先入先出의 근거 자료로 활용할 수 있도록 한다.

제 6 절 한약재의 저장관리

한약재의 대부분은 식물성으로 저장방법이 품질에 미치는 영향이 대단히 크고, 변질 또는 충해로 인한 손실의 가능성이 높고 약효와 밀접한 관련성을 가지고 있다. 따라서 저장 방법은 조제와 밀접한 관계가 있고, 제조방법은 성분의 相違를 고려하여야 한다.

제조방법에 있어 고려할 문제는 다음과 같다.

① 한약재의 채취 시기
② 가공상의 選別, 水洗, 切斷, 剝製 등
③ 乾燥 : 陽乾, 陰乾, 風乾, 火乾, 蒸乾 등
④ 殺蟲 : 물리적 방법 – 加熱, 焙焦
　　　　　화학적 방법 – 이황화탄소, chloropicrin 등에 의한 熏蒸法 등

따라서 한약재의 저장에서 주의할 요건으로 특히 包裝, 溫度, 防濕, 防蟲, 防霉, 遮光 등에 관한 사항에 주의를 하여야 한다.

○ 포장(包裝)

포장(packing)은 현재시장(current market)에서 통용하는 특성이 있으므로 현실 표준화, 규격화(規格化), 기계화에 노력해야 한다.

포장의 규격 표준화와 관한 사항으로는 포장의 類型, 규격, 용량, 포장재료, 용기의 형태, 압착력, 밀봉방법, 검사 등을 일련의 통일된 규격으로 packing이 진행할 수 있도록 개선의 필요가 있다. 특히 工具의 특징을 활용한 기계화와 자동화를 통하여 운송의 편리, 포장관리, 쌓는 일, 안전성 보장 등을 기할 수 있음으로써 노동 생산성을 높이고, 운송비용을 절감하고, 위생적 상태 유지가 가능해지는 등 모든 점에서 매우 큰 의미를 갖는다.

포장은 약재의 종류와 성질을 고려하여 적절한 포장 재료와 포장 방법을 선택한다. 형태와 성질에 따른 약재의 예를 보면 다음과 같다.

① 다음과 같이 작은 크기의 약재는 아주 세밀한 마대나 종이 포장 등을 사용하여 운송, 보관 중의 손실을 막을 수 있다.
- 분말 형태의 약재 : 蒲黃, 海金砂 등
- 작은 과립 형태의 약재 : 車前子, 靑箱子 등

② 吸濕性이 강한 약재는 화학 섬유 재질의 포장을 사용하면 흡습이나 이에 따른 용해가 발생하여 손실이나 상품성 등이 떨어지며, 품종에 따라서는 糖이 쉽게 용출되므로 주의를 요한다.
- 吸濕性이 强한 약재 : 芒硝, 乾地黃, 黃精 등

③ 부피가 크고 쉽게 파쇄되는 花類나 葉草類의 약재는 눌리거나 쉽게 부서지지 않게 하며 통풍이 잘 되게 하여 濕에 침습되어 쉽게 변색되지 않도록 하고, 가능한 부피를 줄이는 것이 필요하다. 특히 葉類의 약재는 압력을 가하여 단단히 압착(compact)하여 괴상(塊狀)으로 하거나, 포대(袋), 상자(箱子) 포장 등 각각의 약재의 특징에 따라 선택하여 결정한다.
- 花, 葉草類의 약재 : 金銀花, 淫羊藿, 丁香 등

④ 액상이나 휘발성 약재는 새거나 파손, 직사광선 등에 주의하여 유리병, 도자기, can 등을 이용하여 포장한다.
- 액체 약재 : 꿀, 蘇合香油
- 휘발성 약재 : 麝香, 龍腦, 薄荷腦

⑤ 귀중한 고가 약재 등은 때에 따라 차광, 방습과 열에 닿지 않도록 하는 포장 재료의 선택이 중요하며, 어떤 것은 外포장과 內포장을 함께 사용하며, 防濕紙나 기름종이, vinyl 봉지 등을 사용하여 濕에 대한 침습을 피할 수 있다.

포장은 그 목적에 따라 운송용 포장과 판매용 포장의 두 종류로 나눌 수 있다.

■ 판매용 포장

판매용 포장과 관련하여 규격품에 대하여 「한약재 수급 및 유통관리 규정」에서 밀폐포장을 규격화 한약재의 기본 포장 방법으로 규정하고 있으며 현재 vinyl 포장이 주류를 이루어 사용하고 있다. 그러나 vinyl 포장은 벌레의 침범을 막는 데는 도움이 되지만 건조가 잘못된 경우에는 vinyl 포장 내에서 곰팡이가 발생과 변질이 자주 발생한다.

이러한 단점을 개선하기 위한 방법으로 포장 재질의 개선하는 것도 하나의 방법일 수 있으나, 이외에 포장 단위를 약재의 특성에 따라 다양화하거나, 진공 혹은 제습제 · 산소제거제 등의 보존제를 사용한 포장 등을 적극 활용하여 습기나 충해 등의 변질 · 변패를 방지할 수 있도록 하여야 한다. 규격화 이전에는 최종 소비처에 공급되는 약재의 포장은 종이(紙) 재질을 활용하였으며, 종이는 통풍성이 양호한 특성을 가지고 있어 아직 일부에서는 이를 선호하기도 한다. 판매용 포장은 때로는 내부 포장 후 다시 한층 혹은 겹으로 외부 포장을 병행하여 상품의 품질을 보호하고 손실을 감소하며 외관상 상품의 美麗함도 고려해야 하는 경우도 있다. 따라서 판매용 포장의 문제는 규격화 사업과 함께 약재의 특성에 단점을 개선하는 방향으로 해결하는 것이 필요하다.

규격품의 한약 포장에 기재하여야 하는 사항은 표 6-2에 나타내었다.

원산지, 품명, 포장단위, 사용기간, 효능 · 효과, 용량 · 용법 등, 그리고 취급상의 주의(직사광선을 피하고 되도록 건조한 곳에 보관할 것)와 일반적 주의(반드시 한약 전문가의 지시에 의하여 사용할 것) 두 가지를 기재해야 한다.

[표 6-2] 규격화 대상 한약재의 용기 또는 포장의 필수 기재사항

포장지 기재사항	규격품 제조 목적	
	의약품 제조업소만 사용할 경우	이외의 경우
제조업자(혹은 판매업소)의 상호 · 주소 · 전화번호	○	○
제품명(포제품인 경우 그 내용 추가표기)	○	○
제조번호와 사용기한(판매업자의 경우 포장일)	○	○
중량(g 또는 kg) 또는 용량이나 개수	△	○
용법 · 용량 및 사용상 주의사항(처방 등에 의해 적의사용으로 표기할 수 있음)	△	○
성상(절단생약, 가루생약 등으로 표기하거나 생략할 수 있음)	△	△
효능 · 효과(조제용 또는 제제용으로 표기할 수 있음)	△	○
저장방법	○	○
"규격품"이라는 문자	△	○
원산지명(국가명, 국산의 경우 생산지역명 병기)	△	○

○ : 필수 기재, △ : 필요에 따라 생략 가능

■ 운송(運送)용 포장

운송용 포장은 운송과 저장 그리고 보존의 과정에 있어 안정성을 보장할 수 있게 하는 것이 중요하다. 인건비가 유통에서 차지하는 비중이 증가함에 따라 점차 기계화의 필요성이 높아지고 있어 규격화가 필요하다. 운송용 포장은 창고 보관을 겸하는 경우가 많으므로 防濕, 防蟲 등에 대비하여 포장 방법을 선택하여야 한다.

포장 재료는 마대나 포대 등이 주로 쓰이고 있으며, 마대의 안쪽에 비닐 포대를 삽입하여 방수와 위생 기능을 증가 시킨 라이너 백 등 다양한 방법이 활용되고 있다. 이외에 종이상자, 木板상자, 대나무 광주리, 竹製 포장, can 등이 약재에 따라 이용된다. 예를 들어 鹽附子를 넣어서 운송 또는 보관하는 경우 일부에서 관습적으로 대나무 광주리를 활용하며, 우황이나 사향과 같이 귀중한 약재는 철통이나 can에 넣어서 보관한다.

운송용 포장은 비교적 대량을 포장하므로 재질이 압력에도 견딜 수 있어야 한다. 특히 쌓아둘 때 압력에 견디는 힘은 안전사고와도 관련이 된다.

포장의 마무리 단계에서 묶음은 꼭 필요하다. 일반적으로 十字形, 井字形, 종횡교차(縱橫交叉) 묶음이 있다. 요즘 기계에 의한 포장도 대부분 비슷하지만 포장형태, 무게 등을 고려하여 적절한 묶음 형식을 채택한다.

○ 창고 내의 溫度

창고는 바깥 기온이나 습도의 변화에 따라 내부의 조건이 변하기 쉬우며, 이러한 변화는 약재의 품질에 영향을 준다. 따라서 보관에 적절한 온도와 습도를 유지하기 위하여 항온항습(恒溫恒濕)의 시설이 필요하다.

일반적으로 높은 온도는 지나친 건조가 한약재의 본래의 색깔, 맛, 냄새 등에까지 변화를 줄 수 있다. 그러나 낮은 온도는 곰팡이나 細菌 뿐만 아니라 병충해의 번식을 막을 수 있으며, 10℃ 이하에서는 곰팡이, 세균 및 해충의 번식을 억제할 수 있다. 따라서 저장 온도는 높은 온도에 비하여 저온에서 보관하는 것이 유리하다.

精油를 함유한 약재(當歸, 川芎, 白芷, 吉草根 등)와 휘발성 성분을 함유한 약재(牧丹皮, 木香 등)는 온도의 상승과 함께 그 성분이 揮散한다. 예를 들어 牧丹皮를 병에 보관하면서 관찰하면 목단피로부터 주성분인 paeonol $C_9H_{10}O_3$이 휘산하여 용기에 昇華하는 것을 관찰할 수 있다. 따라서 이러한 약재는 일반적으로 건조하고 서늘한 곳에 저장하는 것이 좋고, 혹은 陶器 등의 용기를 사용하는 것도 한 방법이 된다.

수분함량이 많은 약재(生地黃, 熟地黃, 大棗, 拘杞子, 五味子 등)는 온도가 높아지면서 자체 발열 현상으로 급격히 효소의 작용이 왕성해져서 자체 변화가 심하게 나타난다. 한약재를 보관하는 창고는 가끔 통풍을 하는 것이 필요하다. 통풍은 창고 안의 습도와 온도가 바깥보다도 높은 경우에 하는 것이 좋은데, 그 이유는 창고 안의 온도가 낮고 바깥온도가 높은 경우에는 창고 안의 상대습도가 높다고 통풍을 하면 외부에서 수분을 많이 함유한 공기가 창고 안에 들어와 오히려 상대습도가 높아질 수 있다. 왜냐하면, 더운 공기는 찬 공기보다 절대습도가 높아 많은 수분을 함유하고 있을 가능성이 높기 때문이다. 그러므로 여름철에는 맑은 날, 겨울철에는 오전 중에 맑은 날을 택하여 통풍하는 것이 좋다. 비오는 날이나 비 개인 다음날 또는 습도가 높은 때에는 통풍을 하지 말아야 한다.

특히 봄철에는 통풍에 주의를 필요로 한다. 그 이유는 외부의 따뜻한 공기가 내부로 유입되면서 온도 차이에 의하여 물방울이 발생하여 곰팡이류가 번식할 수 있기 때문이다. 그러므로 보관창고는 除濕劑나 에어컨 같은 기구 등을 이용한 항온항습 시설을 하는 것이 좋다.

○ 防濕

防濕은 乾燥를 충분히 해야 하는 것이 첫째 요건이다. 보통 한약재는 10~20%의 수분을 함유하고 있는데, 장마철 등과 같이 고온 다습한 때에는 곰팡이가 발생하여 발효 부패 등으로 약재의 품질을 저하시키기 쉽다. 일반적으로 저장하는 약재의 수분 함량은 10% 이하로 乾燥하여 보관하는 것이 필요하다. 10% 이하로 건조된 약재는 포장을 하는데, 이때 포장재료 역시 防濕효과가 있는 것을 사용한다. 防濕을 위한 포장 재료로는 비닐 등의 종류 이외에 종이를 사용하기도 한다. 두꺼운 종이는 약간의 防濕性과 함께 通氣性의 특성이 있어 두꺼운 종이로 紙袋를 만들어 보관하기도 한다.

포장된 약재를 보관하는 창고 내의 환경은 항온항습의 환경에서 보관한다. 습도는 장마철과 가을 등과 같이 계절과 기상상태의 변화에 따라 변화가 심하다. 이러한 습도의 변화는 저장 약재의 수분함량 변화를 초래하여 중량의 증감이 발생할 수 있으며 약재의 품질에 영향을 미친다. 창고 내의 습도의 낮추기 위하여 脫水劑(염화석회, 연제석회, 白

陶土 등)를 사용하기도 한다.

습도는 공기 중에 들어있는 습기를 표시하는 지표로 습도에는 절대습도, 최대습도, 상대습도 등의 구분이 있다.

- 절대습도 : 주어진 온도에서 공기 $1m^3$ 속에 들어 있는 수증기의 g수
- 최대습도 : 주어진 온도에서 공기 $1m^3$를 수증기로 포화시키기 위하여 필요한 수증기의 g수
- 상대습도 : 주어진 온도에서 포화상태에 있을 때의 수증기 양을 100%로 표시하고 그와 같은 온도조건에서 $1m^3$의 공기 속에 들어있는 수증기의 양이 얼마나 되는가를 포화수증기 양에 대한 백분율로 나타낸 것. 상대습도는 공기 중 습도의 정도를 쉽게 파악할 수 있다. 즉, 상대습도가 높을수록 다습하고 상대습도가 낮을수록 건조하다는 것을 의미한다.

○ 防霉

한약재는 곰팡이類나 균類가 번식하기 쉬우며, 이것은 품질에 직접적인 영향을 초래한다. 곰팡이나 균류는 약재의 채취 · 가공 · 포장 · 저장 등의 모든 단계에서 토양 · 공기 · 거름 · 사람 · 기구 등의 접촉으로 약재에 胞子가 포함되며, 이 胞子가 수분과 온도조건에 따라 번식하여 발생한다. 약재의 防霉에는 약재의 청결과 건조한 상태를 유지할 뿐 아니라 포장용기와 창고 안의 청결을 유지하는 것도 중요하다.

○ 약재의 바꾸어 쌓기

장기간 보관하는 약재는 바꾸어 쌓는다. 약재를 고정된 위치에서 장기간 쌓아두면 그 안에서 자체적으로 열이 발생하여 변질하거나, 습기 등에 의하여 품질 저하가 발생할 수 있기 때문이다. 일반적으로 위쪽의 것은 아래쪽으로, 안에 있던 것은 겉쪽으로 쌓는다. 특히 밑바닥의 경우 위의 것보다 습기가 더 찰 수가 있는 등 보관 환경을 고려하여 시행한다.

○ 防蟲

防蟲을 위하여 화학약품을 사용할 때는 창고의 공간이 밀폐된 상태에서 실시한다. 그러나 한약재의 수분함량이 20%를 넘는 경우나 대개 채취한지 얼마 되지 않는 경우에는 화학약품을 이용하는 방법을 사용하지 않는다. 살충 방법으로는 薰蒸法으로 이황화탄소를 밀폐된 용기에서 훈증하는 방법이 널리 사용되었으며, 이외에 chloropicrin(trichloronitromethane, CCl_3NO_2)도 사용되고 있다.

약품에 의한 방제법으로는 20ℓ 용량의 can에 CS_2, CCl_4, chloroform 등을 5~6방울 비율로 첨가하여 밀봉하거가 대량의 경우에는 choloropicrin으로 燻蒸하며, methyl bromide(Bromomethane, CH_3Br)를 사용하기도 한다. 약재의 방충에는 충분한 殺蟲을 시행하는 것도 중요하지만, 약재를 사용할 때에 사용된 防蟲劑를 충분히 揮散시킨 후에 사용하는 것을 잊지 말아야 한다.

전통적인 방법으로는 유황을 태우는 방법을 많이 사용하였다. 이 방법은 살충작용 이외에 한약재를 탈색하는 작용을 가지고 있다. 그러나 약재에 따라서는 탈색으로 인한 상품성 저하와 특히 잔류하는 유황 냄새가 단점으로 지적된다.

화학 약제를 사용할 때에는 성분과 특징 등에 대한 숙지가 필요하며, 반드시 방독면이나 물에 적신 마스크 등을 착용하고 담배를 피우거나 불을 가까이에 두지 않도록 세심한 주의를 하고 난 뒤에 행하여야 한다.

알루미늄 포스파이드(Aluminium phosphide 56% 이상 함유) 훈증제가 많이 이용되고 있다. 이는 인화알루미늄이 공기 중의 수분을 흡수(가스 분해)해서 발생하는 인화수소(PH3)가스의 호흡 작용에 의해 해충을 구제하는 훈증제이다.

$$AlP + 3H_2O \rightarrow AL(OH)_3 + PH_3$$

이 훈증제의 대상은 쌀과 같은 곡물류, 담배, 한약재 등과 딱정벌레류(甲蟲類), 나방류, 응애류 등에도 해당된다.

현재 이들 제품은 농약관리법(법률 제5945호 99. 3. 31) 제23조(농약의 안전사용 기준), 농약과리법시행령(대통령령 제16445호 99. 6. 30) 제19조(농약의 안전사용 기준), 제20조(농약의 취급제한 기준) 등에 의해 관리되며 국립농산물검사소(정부관리양곡), 국립식물검역소(수출입 농산물) 및 한국담배인삼공사(엽연초)등 기관에서도 이에 따르고 있다.

○ 遮光

한약은 일반적으로 차광 저장한다. 식물색소를 함유한 거의 모든 한약은 日光에 의한 변색 · 변화를 나타내므로 차광 보관이 필요하다. 차광은 暗處나 갈색초자병(褐色硝子瓶), 또는 道器 등을 이용한다. 通風을 위한 창고의 창문도 차광이 필요하며, 차광을 하지 않는 경우에는 직사광선이 들어오지 못하게 밖으로 遮光板을 설치하여 창고내로 직사광선이 들어오는 것을 방지한다.

○ 쥐 피해 예방

쥐 피해의 예방에는 쥐의 침입을 막는 것과 함께 적극적인 방법으로 쥐덫이나 쥐약을 놓아 驅除하는 것도 중요하다. 인체에 해가 적은 쥐약이나 쥐가 싫어하는 주파수를 이용한 기계 등 다양한 방법이 있으며, 주의를 하여야 한다.

○ 한약재의 보관 관리 일람표

△ : 밀폐 ○ : 건조처 □ : 통풍처 × : 열을 피하는 곳 ×× : 차광 ※ : 기밀

1	검 인	△	○	□		27	괄 루 인	△	○	□	
2	감 국	△	○	□		28	괴 화	△	○	□	
3	감 수	△	○			29	노 근	△	○		
4	감 초	△	○	□		30	녹 각	△	○		
5	강 황	△	○	□		31	녹 각 상	△	○		
6	강 활	△	○	×		32	녹 용	※	××		
7	갈 근	△	○	□		33	나 복 자	△	○	□	
8	겨 자	△	○	□		34	낭 탕 근	△	○	□	
9	결 명 자	△	○	□		35	낭 독	△	○	□	
10	고 본	△	○	□	×	36	남 과 인	△	○	□	
11	길 경	△	○	□		37	대두황건	※	○	□	
12	곤 포	△	○			38	등 심	△	○	□	
13	골 쇄 보	△	○			39	다 루 라	△	○	□	
14	관 동 화	△	○	□		40	단 삼	△	○	□	
15	구 기 자	△	○	□	×	41	대 극	△	○	□	
16	구 척	△	○	□		42	대 황	△	○	□	× ××
17	견 우 자	△	○	□		43	대 청 엽		○	□	
18	구 판	△	○	□		44	대 조	△	○	□	
19	고 삼	△	○			45	동 과 자	△	○	□	
20	건 강	△	○	×		46	두 충	△	○	□	
21	건 지 황		○	□		47	디기탈리스	※	○		
22	고 목	△	○			48	독 활	△	○	□	
23	관 중	△	○	□	×	49	대 산	△	○		
24	금 은 화	△	○	□		50	도 인	△	○	□	
25	구 맥	△	○	□		50	도 인	△	○	□	
26	괄 루 근	△	○	□		51	동 규 자	△	○		

△ : 밀폐 ○ : 건조처 □ : 통풍처 × : 열을 피하는 곳 ×× : 차광 ※ : 기밀											
52	담 죽 엽	△	○	□		78	박 하	△	○	×	
53	당 귀	△	○	□	×	79	반 묘	※	○		
54	모 려	△	○			80	배 초 향	△	○	×	
55	만 삼	△	○	□		81	백 강 잠	△	○		
56	목 방 기	△		□		82	백 급	△	○		
57	맹 충	△	○			83	백 미	△	○		
58	마 편 초	△	○	□		84	백 복 령	△	○		
59	마 황	△	○	□		85	백 부	△	○		
60	맥 문 동	△	○	□		86	백 선 피	△	○		
61	면 마	△	○	□	×	87	보 골 지	△	○		
62	목 향	△	○	□		88	복 용 간	△	○		
63	목 단 피	△	○	×		89	복 분 자	△	○		
64	목 과	△	○	□		90	봉 선 자 급 성 자	△	○		
65	맥 아	△	○	□		91	부 자	△	○		
66	마 자 인	△	○	□		92	비 자	△	○		
67	목 적	△	○	□		93	방 풍	△	○		
68	만 형 자	△	○	□	×	94	백 수 오	△	○		
69	목 통	△	○	□		95	백 삼	△	○		※
70	마 두 령	△	○	□		96	백 작 약	△	○		
71	백 렴	△	○	□		97	백 자 인	△	○		×
72	방 풍	△	○	□		98	백 부 자	△	○		
73	백 지	△	○	□	×	99	시 체	△	○		
74	백 편 두	△	○	□		100	선 복 화 (금불초)	△	○		
75	반 하	△	○	□		101	승 마	△	○	□	
76	백 합	△	○			102	당 삼	△	○	□	
77	백 질 려	△	○			103	산 약	△	○	□	

△ : 밀폐 ○ : 건조처 □ : 통풍처 × : 열을 피하는 곳 ×× : 차광 ※ : 기밀

104	선 태	△	○			131	상 백 피	△	○	□	
105	산 조 인	△	○	□	×	132	음 양 곽	△	○	□	
106	사 상 자	△	○			133	안 식 향	※			
107	사 간	△	○	□		134	애 엽	△	○	□	
108	사 향	※	××			135	연 실	△	○	□	
109	산 수 유	△	○	□		136	용 담	△	○	□	
110	석 결 명	△	○			137	우 황	※	○		
111	속 단	△	○	□		138	울 금	△	○	□	
112	석 위	△	○	□		139	원 지	△	○	□	
113	석 창 포	△	○	□	×	140	우 슬	△	○	□	×
114	시 라 자	△	○	×		141	의 이 인	△	○	□	
115	속 수 자	△	○	□		142	영 란	△	○	□	※
116	송 지	△	○	□		143	위 령 선	△	○	□	
117	시 호	△	○	□	×	144	욱 리 인	△	○	□	
118	상 륙	△	○	□		145	익 모 초	△	○	□	
119	세 신	△	○			146	인 동 등	△	○		
120	숙 지 황	△	○			147	오 공	△	○	□	※
121	산 사 자	△	○	□		148	우 방 자	△	○	□	
122	소 엽	△	○	□	×	149	영 실	△	○	□	
123	소 자	△	○	□		150	원 화	△	○	□	
124	연 교	△	○			150	원 화	△	○	□	
125	웅 담	△	○	□	×	151	전근백피	△	○	□	
126	오 령 지	△	○			152	자 원	△	○	□	
127	유근백피	△	○	□		153	제 니	△	○	□	
128	인 진 호	△	○	□		154	지 골 피	△	○	□	
129	옥 죽	△	○	□		154	지 골 피	△	○	□	
130	오 배 자	△	○	□		155	제 조	△	○	×	

△ : 밀폐 ○ : 건조처 □ : 통풍처 × : 열을 피하는 곳 ×× : 차광 ※ : 기밀											
156	진 피	△	○	□	×	183	하 수 오	△	○	□	
157	지 부 자	△	○	□		184	포 공 영	△	○	□	
158	적 작 약	△	○	□		185	포 황	△	○	□	
159	지 유	△	○	□		186	패 모	△	○	□	
160	저 령	△	○	□		187	황 련	△	○	□	
161	전 호	△	○	□	×	188	하 고 초	△	○	□	
162	조 각 자	△	○			189	황 정	△	○	□	
163	조 협	△	○	□		190	향 유	△	○	×	
164	지 룡	△	○	□		191	황 기	△	○	□	
165	자 초 근	△	○	□		192	학 슬	△	○		
166	진 교	△	○	□		193	형 삼 릉	△	○	□	
167	지 각	△	○	□		194	향 부 자	△	○	□	
168	자 단 향	△	○	×		195	호 장 근	△	○	□	
169	청 호	△	○	□		196	행 인	△	○	□	
170	천 궁	△	○	×		197	황 금	△	○	□	
171	차 전 자	△	○			198	해 금 사	△	○		
172	창 이 자	△	○	□		199	해 동 피	△	○	□	
173	청 상 자	△	○			200	홍 화	△	○	□	
174	초 오	△	○	□		201	현 초	△	○	□	
175	천 남 성	△	○	□		202	희 첨	△	○	□	
176	천 마	△	○	□		203	현 호 색	△	○	□	
177	천 문 동	△	○	□		204	형 개 수	△	○	×	
178	택 란	△	○	□		205	회 향	△	○	×	
179	토 사 자	△	○	□		206	후 박	△	○	□	
180	토 복 령	△	○			207	현 삼	△	○	□	
181	패 란	△	○	□		208	황 백	△	○	□	
182	편 축	△	○	□							

○ 저장상 유의할 한약재 일람표

한약의 96종 중 특히 주의를 필요로 하는 것을 표시한 것으로

○ : 충해

● : 충해가 특히 현저한 것

△ : 해를 입기 쉬운 것

× : 차광 또는 음처(陰處) 저장

1. 근 및 근경류

한약명	주의 부호	한약명	주의 부호	한약명	주의 부호
우슬	○△	포공영	●△	천남성	●
방풍	●	대황	○	지황	●△
지모	○	사삼	●	위유	○△
향부자	○	감수	●△	패모	○
낭탕근	○△	황정	○△	노근	●
원지	○	자초근	○	택사	○△
죽절인삼	○	토청목향	○△	길경근	●
맥문동	○	백두옹	○	시호	○
천골	○△	창출	○△	독활	●
괄루근	○	천문동	●△	사간	●
길초근	○	갈근	○△	백부근	○
감초	●△	오두	○△	생강	○
아출	●△	산약	○	천궁	●△
백지	●	현호색	○	작약	○△
당귀	●△	인삼	●△		

2. 피류

한약명	주의 부호	한약명	주의 부호
등피	●△	진피	●△
하피	●△		

3. 엽류

한약명	주의 부호	한약명	주의 부호
박하엽	×	남엽	×
다엽	×	비파엽	×
소엽	×○	인동	×

4. 화류

한약명	주의 부호	한약명	주의 부호
매괴화	●×	목근화	●
홍화	●×	원화	○
괴화	○×	금은화	○
백도화	●	포황	●△

5. 과실류

한약명	주의 부호	한약명	주의 부호
사군자	○	구기자	○×
후박실	○	목과	○
지실	●△	목천료	○△
번초	×	오수유	○
두송실	○△	조협	○
대조	●△	산수유	●
영실	○	고련피	●
산치자	△		

6. 종자류

한약명	주의 부호	한약명	주의 부호
의이인	●△	빈랑자	○
동과자	●△	남과인	○
소철실	△	앵속자	○
행인	○△	도인	○△
산조인	○△		

7. 초류

한약명	주의 부호	한약명	주의 부호
음양곽	×	즙채	○
향유	●	형개	×
차전자	×	육종용	●
마황	×	익모초	×
우편초	×	당약	×

○ 중국약전 수재약재 저장법

방조(防潮) : 습기를 먹는 것을 방지
방주(防蛀) : 좀 먹는 것을 방지

1. 陰凉乾燥處 : 단향, 박하, 학슬, 만형자, 뇌환, 자소엽, 영양각, 익지, 고량강, 계지, 강황, 사인, 초과, 형개, 세신, 청호, 청피, 신이, 목단피, 오수유, 노회, 창출, 애엽, 파두, 팔각회향, 정향, 소회향
2. 陰凉處 : 봉밀
3. 陰凉乾燥處, 防潮 : 자원, 인진, 맥문동, 우슬, 오매
4. 陰凉乾燥處, 防蛀 : 도인, 향부자, 필발, 지실, 지각, 강활, 방풍, 육두구, 백지, 백출, 동충하초, 오약, 천궁, 건강, 삼칠근, 삼백초
5. 陰凉乾燥處, 防潮, 防蛀 : 귤홍, 산조인, 비자, 합개, 구기자, 금은화, 홍화, 당귀, 고본, 화마인, 용안육
6. 陰凉乾燥處, 조습처(燥濕處) : 생강(防凍, 埋入濕沙內)
7. 陰凉乾燥處, 방매(防霉), 방주(防蛀) : 전호, 괄루근, 괄루자
8. 陰凉乾燥處, 밀폐보존(密閉保存) : 호초, 염부자, 아위 아교, 육계
9. 陰凉乾燥處, 밀폐보존(密閉保存), 방매(防霉), 방주(防蛀) - 국화, 인삼(防蛀)
10. 陰凉乾燥處, 밀폐(密閉), 차광(遮光), 방조(防潮), 방주(防蛀) - 사향, 우황(防壓)
11. 陰凉乾燥處, 밀폐(密閉) 방주(防蛀) - 녹용
12. 通風乾燥處 - 구맥, 희첨, 쇄양, 음양곽, 저령, 황련, 토사자, 후박, 치자, 적작약, 화초, 두충, 원지, 백미, 전호, 승마, 우방자
13. 通風乾燥處, 방매(防霉), 방주(防蛀) - 황정, 사군자, 원화, 파극천, 천문동, 옥죽, 지룡, 건지황
14. 通風乾燥處, 방매(防霉) - 오미자
15. 通風乾燥處, 방조(防潮) - 마황, 황백, 황금, 지모, 고련피, 겨자, 백부, 석곡, 차전자
16. 通風乾燥處, 방주(防蛀) - 의이인, 병랑, 괴각, 갈근, 반묘, 당삼, 시호, 내복자, 길경, 초오, 사삼, 맥아, 지유, 지황, 반하, 감수, 감초, 산사자, 산약, 대황, 삼릉, 대계, 산수유, 천패모, 천오, 지유
17. 通風乾燥處, 방조(防潮), 방주(防蛀) - 포황, 포공영, 황기, 상백피

18. 通風乾燥處, 방압(防壓) - 오배자
19. 通風陰凉乾燥處, 차광(遮光), 밀폐보존(密閉保存), 방조(防潮), 방압(防壓) - 우황
20. 乾燥處 - 복분자, 담죽엽, 녹각, 상엽, 사상자, 익모초, 사간, 하고초, 위령선, 흑축, 고삼, 청풍등(방기), 가자, 조각자, 연교, 용담, 단삼, 목적, 마전자, 마두령
21. 乾燥處, 방조(防潮) - 섬수, 선복화, 복령, 부자(흑순편), 목향, 목과
22. 乾燥處, 방주(防蛀) - 별갑, 강잠, 속단, 상기생, 절패모, 아출, 련자, 택사, 대극, 울금, 하수오, 전갈, 현호색, 백편두, 백작약, 천마, 천화분, 산수유, 대추
23. 乾燥處, 방매(防霉) - 질려, 석창포
24. 乾燥處, 방매(防霉), 방주(防蛀) - 오공, 괴화, 관동화, 상육, 독활, 호장근, 방기, 죽여, 현삼, 오가피, 천남성, 방풍
25. 乾燥處, 방압(防壓) - 선퇴
26. 乾燥處, 밀폐(密閉) - Digitalis

제 7 절 한약 저장의 필요성

한약은 대부분 천연에서 채취, 재배, 수집되는 과정에서 시기와 지역에 따른 한계성을 가지고 있다. 따라서 한약을 지속적으로 넓은 지역에서 거래하고 사용하기 위하여 저장이라는 단계가 필수적으로 동반된다. 저장은 한약의 약효를 보존하고 변질과 부패 등을 방지하여 상품성을 제고하기 위한 과정이라 할 수 있다. 한약 저장이 필요한 이유는 다음과 같다.

■ 계절적 특성

한약은 채취 시기에 따라 약효에 차이를 나타내므로 약효가 좋은 일정한 시기에 채취 수확하므로 계절적인 영향을 받는다. 이러한 시기적인 제한성으로 저장이 필요하다.

■ 지역적 특성

한약은 천연물이므로 지리적 혹은 기후적 차이에 의하여 생산에 지역적인 차이를 나타낸다. 따라서 지역의 이동이 필수적이며, 이를 위한 저장의 과정이 필요하다.

■ 생물적 특성

동 · 식물성 한약은 채취나 수집과정에서 조직이 약할 뿐 아니라 생물체로서 생리활동이 지속되어 약효나 품질의 저하가 쉽게 일어난다. 따라서 약효나 품질을 보존하는 방법으로 저장작업을 하게 된다.

■ 상품적 특성

한약은 같은 명칭의 한약이라 하더라도 품질, 크기, 채취, 가공 등에 따라 氣味에 차이를 나타내며, 공산품과 달리 규격화가 어렵다. 따라서 각각의 약재에 따른 적절한 취급이 요구된다.

■ 안전성의 요구

한약은 치료와 건강의 증진을 위하여 사용하며, 유통 과정에서 변질의 우려가 많다. 따라서 생산에서 소비까지 안전하게 보존 저장하여야 한다.

제 8 절 한약 저장법

○ 한약 저장법의 종류

한약의 저장을 위하여 널리 쓰이고 있는 저장법을 간단히 보면 다음과 같다.

(1) 건조탈수저장법

채취 수집한 동 · 식물성 한약은 생물체로 약효나 품질의 저하가 쉽게 일어난다. 그러므로 보존 저장을 위한 방법으로 건조하여 보존하는 방법을 가장 널리 활용하고 있다.

■ 자연건조

양지나 음지에서 통풍으로 건조하는 방법으로 晾乾, 暴乾, 陰乾 등이 이에 속한다. 옛적부터 널리 이용한 방법으로 조작이 간단하고 설비가 간단하고 경제적이다. 그러나 대규모의 용량을 처리하기에 어려우며, 기후 변화에 영향이 크고, 건조의 품질을 조절하는데 불리하다. 또한 건조과정에서 산소에 의한 산화나 일광에 의한 광변, 고온에 의한 열변성, 건조의 지연으로 인한 변질의 단점이 있다.

■ 인공건조

① 열풍건조 : 가열한 공기를 보내어 건조하는 방법으로 인공건조 중 가장 많이 활용한다. 약전에서는 일반적으로 한약재의 건조온도를 60℃ 이하에서 건조하도록 하고 있으므로 주의를 요한다.

② 고온건조 : 한약을 60℃ 이상의 고온에서 건조하는 방법이다.

③ 焙乾 : 한약을 화력으로 건조하는 방법으로 열의 이용률은 좋으나 유효성분이 변화하기 쉽다. 香附子는 채취할 때 잔털제거와 건조를 목적으로 이용하며, 그 밖에 紫河車, 海狗腎 등에 사용한다.

④ 감압건조 : 저온에서 감압하여 건조하는 방법으로 산소가 적고 온도가 낮으므로 성분의 변화가 적다.

⑤ 냉동건조 : 냉동시켜 저온에서 건조하는 방법이다.
⑥ 증발건조 : 액체의 한약을 농축시켜 저장성을 높게 하는 방법이다.
⑦ 분무건조 : 액체를 霧狀으로 분무하여 열풍으로 건조하는 방법이다.
⑧ 고주파건조 : 고주파를 조사하면 내부로부터 열이 발생하여 균일하게 건조된다. 증발되는 수분은 표면으로 압출시키는 작용이 있어 수분의 확산이 곤란한 재료나 급속 건조가 필요할 때 이용하며, 타지 않는 것이 특징이다.
⑨ 적외선 건조 : 적외선을 한약에 조사하여 표면의 온도를 상승시켜 건조하는 방법이다. 조사원은 석영광형전구 및 적외선 건조용 전구 등을 사용한다.
⑩ 기타 : 포말건조 등

■ 냉각저장법

보관 환경의 온도를 낮게 하여 저장성을 높이는 방법이다. 일반적인 곰팡이의 최적 발육 온도는 20~35℃이며 최고 발육 온도는 48℃, 최저 발육 온도는 0℃이다. 그리고 일반적으로 효모류는 최적 온도는 25~32℃, 최고 온도는 40℃, 최저 온도는 약 5℃이다. 따라서 대다수의 미생물은 20℃ 이하에서 번식이 억제되고 -5℃ 이하에서는 대부분 번식을 하지 못한다.

냉각저장의 방법으로는 움이나 냉장, 냉장의 방법이 있다. 특히 움저장은 신선한 한약(鮮地黃, 生薑 등)을 저장하기 위하여 예로부터 사용하였다.

■ 가열저장법

열을 이용하여 미생물을 살균하거나 멸균하는 방법이다. 특히 1858년 Pasteur는 60℃에서 30분간 가열로써 유해균의 살균이 가능하다는 것을 알게 되었으며, 이러한 저온살균을 pasteurization이라 하기도 한다.

■ 염장저장법

소금의 염도를 이용한 저장방법이다. 염장법을 사용하는 한약으로 附子나 菊花, 全蝎을 저장할 때 이용한다.

■ 당장저장법

설탕이나 전화당을 첨가하여 저장성을 높이는 방법이다. 당장법은 瓊玉膏나 牛黃淸心元 등에서 粘稠度와 저장성을 높이기 위하여 사용하며, 예로부터 많이 사용하는 방법의 하나이다.

[표 6-3] 미생물의 가열살균 조건

종 류		가열온도(℃)	가열시간(분)	비 고
곰팡이	균사	60	5~10	
	포자	60~70	5~10	건열에서 120℃ 30분에 죽지 않는 것도 있음
효 모	영양세포	50~58 55~65	10~15 2~3	
	포자	60	10~15	
세 균	*Salmonella*	60	4.3	
	E. coli	57	20~30	대장균
	Staphylococcus aureus	60	19	화농균
	Bacillus subtilis	100	15~20	고초균
	Flat sour bacteria	100 135	70 –	통조림에서 발생
	Clostridium botulinum	100	330	
	Cl. caloritolerans	100	520	

■ 산장저장법

pH가 낮은 초산 등을 이용하여 저장하는 방법으로 柴胡, 玄胡索 등에 약효와 저장성을 높이기 위하여 사용한다.

■ 훈연저장법

수지가 적은 벚나무·떡갈나무·참나무 등을 불완전하게 연소시킨 연기 속을 훈연하여 살균력 있는 물질을 한약내로 스며들게 하여 저장하는 방법이다. 이 훈연하면 살균과 함께 건조, 풍미를 증가시키는 부수적인 효과도 있다. 이 방법을 사용하는 한약으로는 烏梅가 있다.

■ 조사살균저장법

최근에 사용률이 높아지고 있는 방법으로 자외선이나 방사선을 조사하여 미생물과 세균을 살균하여 저장성을 높이는 방법이다. 이것은 살균시에 발열이 극히 적어 냉온살균이라고도 한다. 그러나 성분과 효능의 변화나 안전성에 미치는 영향과 관련하여 신중한 접근이 필요하다.

■ 가스저장법

주로 식품에 사용하는 방법으로 신선한 계란, 사과 등의 호흡하는 성질을 이용하여 CO_2 · O_2의 가스 속에 보존하는 것이다.

○ 韓藥材의 採集과 貯藏

1. 韓藥材의 採集

藥材의 採集季節은 藥材의 種類 및 治療效果와 밀접한 관계가 있다. 植物의 根, 莖, 葉, 花, 果實, 種子, 全草 등 藥用部位가 각기 다르며, 各 成熟時期에 따라 藥效成分含量이 季節마다 큰 差異가 있다. 그래서 韓藥資源植物의 藥用部位에 藥效成分의 含量이 가장 많을 때에 採集하여야 品質이 좋은 藥材를 얻을 수 있다.

(1) 根과 根莖類 藥材

根과 根莖類에 속하는 藥材는 일반적으로 植物의 休眠期에 採集한다. 늦가을이나 겨울 혹은 이른 봄에 植物이 發芽하기 前에 採集한다. 이때에는 植物의 養分이 대부분 根과 根莖에 貯藏되므로 藥材의 有效成分含量이 많고 藥材의 生産量도 많다. 또한 根 및 根莖의 藥材는 보통 2~5년이 되어야 藥性이 생긴다. 즉, 白灼藥, 黨參은 3~4년생, 人蔘은 5~7년생이 적당하며, 生長年數가 오래될수록 品質이 向上된다.

(2) 莖, 葉 및 全草類 藥材

植物生長의 全盛期와 花蕾가 開花하려 할 때나 꽃이 활짝 피었을 때 採集한다. 仙鶴草, 紫蘇葉, 益母草, 釣鉤藤 등이 해당된다. 그러나 桑葉은 서리가 내린 후에 採集하고, 枇杷葉은 가을에, 茵蔯은 봄에 採集하면 品質이 좋은 藥材를 얻을 수 있다.

(3) 花와 花粉類 藥材

花는 보통 아직 開花되지 않은 상태 및 처음에 開花되었을 때 採集해야 한다. 꽃을

採集할 때는 맑은 날 이른 아침이 가장 좋으며, 採集 後에는 신속히 서늘한 곳에서 陰乾하여야 한다.

(4) 樹皮와 根皮類 藥材

보통 여름의 4~5월이나 봄에 채집하는데, 이때에는 植物體內 汁液이 많으며, 有效成分이 많고 皮尺과 木質部의 剝離가 용이하다. 그러나 根皮는 가을 이후에 채집하는 것이 적당하다. 例로서 牧丹皮는 가을에 粉成이 풍부하고 品質이 좋다.

(5) 果實과 種子類 藥材

靑皮, 梔子, 枳實 등은 未熟果를 채집하지만 大部分의 果實類 藥材들은 成熟果를 채집한다. 그러나 果實의 特性에 따라 成熟期 前後를 조금씩 조절하여 적당한 時期에 採集하여야 한다.

(6) 動物類 藥材

곤충류 藥材는 蟲의 孵化 發育이 정해져 있기 때문에 계절을 잘 맞추어 採集하여야 한다. 예로서 桑螵蛸는 청명 후 45~60일(5월 중순~7월 상순)에 채집하고, 驢皮는 껍질이 두껍고 多脂한 겨울에 採集하는 것이 좋다. 이상은 一般藥材의 採集原則이며, 特殊藥材는 구체적인 藥材의 理論에 따라서 採集하여야 한다.

2. 韓藥材의 貯藏

藥材를 採集한 後 저장 상태는 品質의 損失 및 害蟲의 번식을 防止하는데 중요하다. 일반적인 處理 및 貯藏法은 다음과 같다.

(1) 貯藏 前의 處理

貯藏하기 前에 蟲卵을 없애고 건조 상태가 良好해야 한다. 藥材를 60℃의 온도에서 燻蒸하고 난 後 저장한다. 花, 葉, 全草類와 揮發性 成分이 含有된 藥材는 20~30℃의 온도에서 건조시키고, 根莖, 根, 樹皮 등의 藥材는 30~60℃의 온도가 적당하다.

(2) 低溫貯藏

가장 이상적인 貯藏法으로 -5℃에서 저장함으로써 害蟲의 生成을 억제시킬 수 있으며, 藥材의 變色을 防止하는데 기여할 수 있다. 蟲害를 많이 받는 人蔘, 黨參, 白芷, 當歸, 郁李仁, 胡桃仁 등은 陰凉하고 通風이 잘 되는 곳에 저장해야 한다. 일반 창고에서도 25℃ 이하에서 通風이 잘 되어야 하고, 水分含量은 보통 12% 이하, 습도는 2% 이하를 유지하여야 한다.

(3) 避光貯藏

특히 花, 葉類의 藥材들은 직사광선을 쪼이면 변색되고 藥性이 소멸되므로 직사광선을 피하여야 한다.

(4) 密閉貯藏

蟲害 및 芳香性 成分의 揮發을 방지하기 위하여 용기 內에 밀폐시켜 저장하는 方法이다. 주로 熟地黃, 人蔘, 黃精, 枸杞子, 麝香, 硼砂, 胎盤 등이 이용된다.

(5) 經驗貯藏

① 澤瀉와 牧丹皮를 동일한 곳에 저장함으로써 澤瀉의 蟲害 및 牧丹皮의 退色이 방지된다.

② 花草는 腥味揮發性 物質이 含有되어 있어서 海龍, 海馬 等의 變質을 막을 수 있다.

③ 毒性藥材는 毒性이 없는 藥材와 서로 다른 장소에 저장해야 한다. 例로서 馬錢子, 生烏頭, 生半夏, 蔓駝羅 등이다.

④ 芳香性인 薄荷, 荊芥, 丁香, 肉桂, 金銀花 등의 藥材는 일반 藥材와 분리 보관해야 휘발성 성분의 손실을 방지할 수 있다.

⑤ 粉性, 肉質, 香味濃, 甘味가 많은 藥材인 黨參, 貝母, 黃芪, 當歸, 白芷 등은 蟲이 잘 생기므로 4월말에서 9월말까지 2~3回 정도 防蟲作業을 하여야 한다.

⑥ 신선한 藥材인 生地黃, 鮮蘆根, 鮮石斛, 生薑 등은 햇볕이 들지 않고 濕氣가 있는 모래 속에 저장해야 신선도가 유지된다.

제 9 절 팔렛화(palletization)

팔렛(pallet)은 다수의 소형 화물을 일정한 수량 단위로 모아 보관, 이동, 하역에 쓰이는 목제 또는 금속제의 받침대이다. 원래 팔렛은 생산 공장에서 공장 내 운반용으로 이용되었으나, 그 편의성으로 창고 보관용 기구로 발전되었으며, 이어 수송용 기구로 사용하게 됨으로써 포장 간소화의 유효한 수단으로서 포장 재료의 일종으로 취급받게 되었다. 이러한 팔렛을 화물의 보관, 수송, 하역의 기본 단위로 팔렛화(palletization 또는 pallet system)하여 관리 체계에 이용하기도 한다.

장 점	단 점
① 작업능률의 향상과 노동력 절감	① 작업이 間歇的
② 포장의 간소화와 포장비의 절감	② 넓은 통로가 필요
③ 화물의 파손, 오손 및 분실 방지	③ 노면이 좋아야 함
④ 화물의 검수와 점검에 간편	④ 설비가 필요
⑤ 공간의 효율적 이용 : 포개 쌓기	⑤ 不用 팔렛의 관리 필요(인력과 공간)

제 7 장

한약의 포장

(Packing of Oriental Herbal medicine)

제 1 절 한약재 포장의 필요성

○ 포장의 목적과 정의

포장은 단순한 계량과 판매의 편리성 뿐 아니라 이물질의 혼입을 방지하는 위생적 이점과 장기간의 유통 저장을 가능하게 한다. 따라서 한약 포장의 정의는 한약의 유통과 보관 과정에서 한약의 보존성과 위생적인 안전성을 높이고, 편의성과 보호성을 부여할 뿐 아니라 판매를 촉진하기 위하여 알맞는 재료나 용기를 사용하여 한약에 적절한 처리를 하는 기술이나 또는 그렇게 한 상태로 정의할 수 있다.

일반적으로 포장은 내용물의 보호기능, 편리기능, 판매의 촉진기능의 3대 기능을 목적으로 생산으로부터 저장, 수송, 판매 및 소비에 이르기까지 여러 과정에서 활용하고 있다. 한약을 포장함으로서 얻는 일반적인 효과를 살펴보면 다음과 같다.

① 한약의 보존성 제고

한약의 품질을 유지하여 일정 기간 보관이 가능하도록 한다.

② 한약의 위생적인 안전성 제고

한약에 미생물이나 이물질, 유해물 등이 혼입하지 않도록 한다.

③ 제품의 편의성 부여

한약을 운반, 판매 및 소비를 하는데 간편하고 편리하도록 한다.

④ 제품의 보호성 부여

한약의 수송 및 취급과정에서 충격이나 진동, 또는 가압 등에 의하여 손상받지 않도록 한다.

⑤ 제품의 판매 촉진

제품의 외관을 아름답고 내용물을 명확히 표시하여 상품적 가치를 높인다.

특히 한약은 그 특수성에 비추어 소비에 있어 신뢰성이 중요한 요소로 대두되고 있어 다음의 각 기능도 아울러 가지도록 설계되어야 한다.

■ 정보제공의 기능

포장 자체가 내용물의 품질, 생산지, 제조년월일, 가격 등을 알기 쉽게 정확히 표시하는 등 한약재의 신뢰성을 부여하여 판매를 촉진할 뿐 아니라 사용자에게 정보를 전달하는 매개체로의 역할이 필요하다.

■ 품질보증의 기능

수비자의 신뢰성을 높이기 위하여 과대포장이나 기만하는 포장을 해서는 안 될 뿐 아니라 포장 표시의 내용에 대하여 사회적 법률적 책임을 져야 한다. 즉 포장 표시의 내용과 실제의 품질이 같다는 것을 사용자에게 인식시킬 수 있도록 하여야 한다.

■ 폐기물 처리의 간편화 기능

환경과 관련한 사회적 공감대가 커짐에 따라 포장에 있어서도 포장재료의 처리와 환경오염과 관련성을 고려하여야 한다. 따라서 환경오염이 적은 재료의 사용 뿐 아니라, 사용량을 고려한 실질적인 포장으로 전환하여야 한다.

이상과 관련한 "한약재 품질 및 유통관리 규정"의 조항을 보면 다음과 같다.

제23조(규격품대상한약)

① 약사법시행규칙 제57조 제1항 제10호의 규정에 의하여 대한약전 또는 보건복지부장관이 고시한 한약(생약)규격집에 규정되어 있는 한약은 이를 규격품대상한약으로 지정한다.

② 제1항의 규정에 의한 규격품은 제28조 내지 제33조의 규정에 적합하여야 한다.

③ 삭제

④ 규격품중 제조업소에서만 제조할 수 있는 품목은 별표 2와 같다.

제24조 내지 제27조 (삭제)

제28조(규격품의 기준)

규격품은 대한약전 및 한약(생약)규격집의 기준에 적합하여야 한다.

제29조(포장방법 등)

① 규격품의 포장단위는 자율로 하되, 소비자보호 또는 유통체계 확립을 위해 필요한 경우에는 제조업자 단체나 판매업자단체에서 포장단위를 정하여 운용할 수 있다.

② 규격품은 따로 규정한 경우를 제외하고는 밀폐포장하여야 한다.

③ 규격품은 한약재의 종류 또는 특성과 품질기준 등을 고려하여 정상적인 유통 및 보관상태에서 사용기한 내에 그 품질이 보존될 수 있도록 포장하여야 하며, 습기나 충해 등 변질 · 변패를 방지할 수 있도록 진공으로 하거나 적당한 제습제, 산소제거제 등 보존제를 넣어 포장할 수 있다. 다만, 보존제는 그 한약재의 물리적 · 화학적 성질에 나쁜 영향을 미치지 말아야 하며 따로 분리포장하는 등 한약재와 직접 섞이지 않도록 하여야 한다.

제30조(용기 또는 포장의 기재사항)

① 약사법 제50조, 약사법시행규칙 제71조 제1항의 규정에 의하여 규격품의 용기나 포장에는 다음 각호의 사항을 기재하여야 한다.

1. 제조업자(판매업자의 경우 판매원)의 상호 · 주소 · 전화번호(위탁제조하는 경우 수탁업소명 병기)
2. 제품명(필요시 학명 · 종속명 병기, 수치한 경우 그 내용 추가표기)
3. 삭제
4. 제조번호와 사용기한(판매업자의 경우 포장일자 명기)
5. 중량(그람 또는 킬로그람) 또는 용량이나 개수
6. 삭제
7. 용법 · 용량 및 사용상 주의사항 : 처방등에 의해 적의사용으로 표기할 수 있다.
8. 삭제
9. 성상(필요한 경우 절단생약, 가루생약 등으로 표기하거나 생략할 수 있다)
10. 효능 · 효과 : 조제용 또는 제제용으로 표기할 수 있다.
11. 저장방법포장의 목적과 정의
12. "규격품"이라는 문자
13. 원산지명(국가명, 국산의 경우 생산지역명 병기)

② 제1항의 규정에 불구하고 약사법 제50조 제1항 단서 및 약사법시행규칙 제71조

제4항의 규정에 의하여 의약품등 제조업소에서만 사용할 목적으로 제조된 규격품의 용기나 포장에는 제1항 제1호 및 제2호, 제4호, 제11호의 기재사항 외의 기재사항을 생략할 수 있다.

제31조(외부포장의 기재사항)

약사법 제51조의 규정에 의하여 규격품의 직접의 용기 또는 직접의 포장에 기재된 제30조 제1항 각호 또는 제2항의 사항이 외부의 용기나 포장에 의하여 보이지 아니할 경우에는 그 외부의 용기나 포장에도 같은 사항을 기재하여야 한다.

제32조(첨부문서의 기재사항)

① 약사법 제52조 및 약사법시행규칙 제72조 제1항의 규정에 의하여 규격품에 첨부하는 문서에는 다음 각호의 사항을 기재하여야 한다.

1. 제30조 제1항 각호중 제4호, 제6호, 제13호 외의 사항
2. 사용기한이 경과되었거나 위 · 변조, 변질 · 변패 · 오염 또는 손상된 제품은 바꾸어 준다는 내용과 교환방법

② 제1항의 규정에 의한 문서를 따로 첨부하지 아니하는 규격품의 용기나 포장에는 제1항 제2호의 사항을 추가하여 기재하여야 한다.

제33조(기재상의 주의사항)

① 약사법 제53조의 규정에 의하여 규격품의 용기나 포장 또는 첨부문서에 기재하는 사항은 다른 문자 · 기사 · 도화 또는 도안보다 쉽게 볼 수 있는 장소에 기재하여야 하며 또한 그 사항은 약사법시행규칙 제73조의 규정으로 정한 다음 각호의 규정에 의하여 읽기 쉽고 이해하기 쉬운 용어로 정확히 기재하여야 한다.

1. 제조업자의 주소(법인인 경우에는 그 주된 사무소의 소재지)는 시 · 도명만을 기재할 수 있되, 용기 또는 포장이나 첨부문서 중 어느 하나에는 그 주소와 전화번호를 명기하여야 한다.
2. 중량 또는 용량은 용기나 포장자체의 무게가 포함되지 아니한 양을 기재하여야 한다.
3. 제품의 특징은 허가된 범위 안에서 충분히 객관성 있는 내용만을 기재하여야 한다.
4. 사용상의 주의사항은 알아보기 쉽도록 명확하게 기재하여야 한다.
5. 예외적인 자료 등을 일반적 사실인 것처럼 표현하여서는 아니 된다.

② 약사법시행규칙 제80조의 규정에 의하여 기재사항은 한글로 기재하되, 한글과 같은 크기의 한자 또는 외국어를 함께 기재할 수 있다. 다만, 수출용 규격품의 경

우에는 그 수출대상국의 언어로 기재할 수 있다.

제34조(규격품 유통질서확립 등을 위한 준수사항)

① 의약품도매상 · 약국개설자 및 한약업사는 규격품이 아닌 것을 판매하거나 판매의 목적으로 저장 · 진열하여서는 아니 된다.

② 규격품은 제조업자가 아니면 이를 제조할 수 없다. 다만, 한약판매업자가 농민이 자체 생산하여 단순 가공 · 포장한 한약재나 제23조제4항의 규정에 의한 한약재 이외의 수입한약재를 제29조 내지 제33조의 규정에 적합하게 단순 가공 포장한 경우에는 이를 판매하거나 판매의 목적으로 저장 · 진열할 수 있다.

③ 삭제

④ 삭제

⑤ 한약판매업자나 그 종사자는 한약재에 수치 · 법제등 화학적 변화를 가하거나 2가지 이상의 한약재를 혼합하여 포장하여서는 아니 된다. 다만, 한약조제약사나 한약업사가 보건복지부장관이 정한 규정에 의해 한약을 조제 또는 혼합 판매할 경우에는 그러하지 아니하다.

⑥ 제23조제4항의 규정에 의한 한약재를 수입한 수입자는 당해 품목의 제조품목허가를 받은 의약품제조업자외의 자에게 이를 판매하거나 유통시켜서는 아니 된다.

○ 한약재의 포장조건

한약의 약효는 품질과 밀접한 관련성을 가지므로 품질의 유지가 다른 어떤 것 보다 중요하다. 따라서 한약의 포장을 선택함에 있어서 다음과 같은 사항에 유의하여 그 포장방법을 결정하여야 한다.

① 보관 한약의 수명 : 일반적으로 한약재의 수명은 당년생을 기준으로 하고 있으나, 六陳(狼毒, 枳實, 橘皮, 半夏, 麻黃, 吳茱萸)에서와 같이 다년간 저장 가능한 한약재와 八新(蘇葉, 薄荷, 甘菊, 赤小豆, 桃花, 澤蘭, 槐花, 款冬花)과 같이 신선한 것이 우수한 한약재가 있으므로 이를 고려하여야 한다.

•陳久한 것이 良品 : 六陳

이밖에 大黃, 木賊, 荊芥, 神麯, 芫花 등

•新鮮한 것이 良品 : 八新

이밖에 紅花, 白芷, 當歸, 蔓參, 沙參, 獨活, 防風 등

② 유통 및 저장의 환경 조건 : 유통 및 저장 환경의 온도, 습도, 차광 등을 고려하여야 한다.

③ 한약의 상태 : 내용의 한약이 액체 상태, 건조 혹은 수분을 많이 함유한 상태 등을 고려하여야 한다. 鮮地黃을 모래에 묻어서 저장하는 것이 그 예이다.

④ 한약의 성분 조성 : 내용의 한약의 성분이나 방향성 등의 특성을 고려하여야 한다.

⑤ 한약의 충해 및 發霉 특성

제 2 절 포장재료

○ 포장재료의 조건

한약의 포장재료는 한약의 특성과 약효를 유지하고 발휘할 수 있는 모든 성능을 갖추고 있는 것이 가장 바람직하다. 그러나 한 재료가 다양한 요구 성능을 모두 갖추고 있을 수 없으므로 각 포장재료가 지니는 성능을 잘 검토하여 내용의 한약에 적절한 재료를 선택하는 것이 필요하다.

일반적으로 포장재료가 갖추어야 할 조건으로는 다음과 같은 것이 있다.

① 위생성 : 무해, 무독, 무미, 무취하여야 한다.

② 보호성 : 저장 환경과 조건에 따라 일정한 물리적 강도와 차단성, 안정성이 필요하다.

- 물리적 강도 : 인장강도, 신장도, 파열강도. 충격강도, 완충성, 耐磨性, 引裂强度 등
- 차단성 : 방습, 방수, 방충, 차광성, 단열성, 기체 및 냄새의 차단, 保香性
- 안정성 : 耐水性, 耐光性, 耐油性, 耐寒性 등

③ 작업성 : 포장작업이나 기계화가 용이하여야 한다.

④ 편리성 : 개봉 및 휴대와 운반이 용이하여야 한다.

⑤ 상품성 : 투명하여 내용물을 볼 수 있거나, 인쇄 등으로 상품의 신뢰와 가치를 향상시킨다.

⑥ 경제성 : 포장에 소요되는 비용과 운송, 보관, 관리에 경제적이어야 한다.

○ 포장재료의 종류

포장재료는 주재료와 부재료로 나눌 수 있다. 주재료는 종이, 플라스틱 필름, 유리병, 양편판 등과 같이 직접 한약을 싸거나 담는 재료를 말하며 단순포장재료와 복합가공포장재료가 사용된다. 부재료는 접착제, 테이프, 끈, 잉크 등과 같이 포장을 하는데 보조적으로 쓰이는 재료를 말한다.

1. 단순포장재료

비교적 주위에서 쉽게 접할 수 있는 재료를 이용하는 방법으로 자연으로부터 얻는 전통적이 재료로부터 화학섬유 등의 많은 종류가 있다. 단순 포장재료는 비교적 쉽게 구할 수 있으며 사용방법이 비교적 간단한 장점이 있으나, 재질의 특성에 따라 단점을 가지고 있어 활용할 때 이를 고려하여야 한다.

① 종이, 板紙 및 그 제품 : 종이, 가공지, 판지, 종이 포대, 골판지 상자 등
② 유연포장재료 : 셀로판, 폴리에틸렌 필름 등과 같은 플라스틱 필름, 알루미늄 박, 금박 등
③ 금속용기 : 양천관, 드럼, 압출식 튜브 등
④ 유리용기 : 각종 유리병 및 유리 용기
⑤ 마개 : 각종 용기류의 마개
⑥ 剛性 및 半剛性 플라스틱 용기 : 플라스틱병, 용기 등
⑦ 木製 용기 : 나무상자 등
⑧ 竹製 용기 : 대바구니 등의 죽제품
⑨ 포백 제품 : 綿裝, 麻裝, 합섬 포대 등
⑩ 완충제 : 플라스티스틱 발포제, 골판지, 짚 등
⑪ 볏짚 제품 : 가마니, 거적 등
⑫ 其他 : Aerosol 용기, 동물의 腸膜(우담남성) 등

2. 복합가공포장재료

최근에는 포장 재료에 요구되는 성능이 다양하여지고 고도화되어 감에 따라 단순포장재료의 성능만으로는 포장의 기능을 충족시키기 어려운 경우가 많다. 따라서 각각 특

성 있는 몇 가지 포장 재료를 복합적으로 사용하여 각 재료가 가지는 결점을 보완하고 새로운 포장기능을 가지는 복합가공방법을 사용하기도 하였다. 전통적인 방법으로는 종이에 기름을 도포하여 방습과 내수성을 증가시키거나, 목재나 종이에 옻칠을 하여 방충과 방습 기능을 증가시킨 것이 그 예이다. 현재는 천연의 재료 이외에 다양한 재료를 이용한 복합가공 재료가 다양하게 개발되어 있으며 그 사용의 비중이 높아지고 있다.

복합가공 방법은 몇 가지 單體 필름을 겹쳐 붙이는 복합가공과 基材에 적당한 물질을 도포하는 도포가공이 있다. 이때 사용되는 單體 필름이나 基材로는 셀로판, 종이, 알루미늄박(Al), polyethylene(PE), polypropylene(PP, 無延伸*PP는 CPP, 2軸延伸†은 OPP), polyvinylidene chloride(PVDC), polyvinyl alcohol(PVA), ethylene-vinyl acetate 共重合體(EVA), polyester(PET), nylon(N), polyvinyl chloride(PVC), polycarbonate(PC) 등이 복합필름으로 사용되며, 식품 포장의 70~80%를 차지하고 있다. 이는 식품 뿐 아니라 한약액의 포장에도 유리 용기의 대체 용기로 한약추출액의 포장에 널리 사용되고 있다.

---

* 延伸 : 플라스틱필름을 만든 후 다시 일정 온도 조건에서 재가공하여 플라스틱분자를 필름면에 평행으로 배열하여 인장강도 等의 성질을 개선시키는 것

† 2軸延伸 : 가로 세로 방향으로 延伸한 것으로 가로축과 세로축의 강도비가 조화된 것을 balanced type, 안된 것을 un-balanced type이라 한다.

[표 7-1] 복합필름용 基材의 물성

필름의 종류	차단성			강도				기능적 성질				
	방습성	기체 차단성	耐油性	일반적 강도	硬彈性	耐寒性	耐熱性	투명성	기계 적합성	熱成形性	熱接着性	인쇄 적합성
PE(저밀도)	○	×	×	○	×	○	×	○	×	◎	◎	○
PE(중밀도)	○	×	○	○	×	○	○	○	×	◎	◎	○
PE(고밀도)	○	×	○	○	○	○	◎	○	×	◎	◎	○
ionomer film	○	×	◎	◎	×	◎	○	◎	×	◎	◎	◎
CPP	○	×	○	○	○	×	◎	◎	×	◎	○	○
OPP(unbalanced)	○	×	○	◎	○	○	○	◎	○	○	×	○
OPP(balanced)	○	×	○	◎	○	○	○	◎	○	×	×	○
PVC(경질)	○	○	○	○	◎	×	○	◎	○	○	○	◎
PVC(연질)	×	×	○	○	×	○	×	◎	×	○	○	◎
PVDC	◎	◎	◎	○	×	○	◎	○	×	○	○	○
PET	○	○	◎	◎	◎	◎	◎	◎	○	○	×	◎
PVDC coated PET	◎	◎	◎	◎	◎	◎	◎	◎	○	○	○	◎
nylon	×	○	◎	◎	○	○	◎	○	○	◎	○	◎
polyurethane	×	×	◎	◎	×	◎	○	○	×	◎	○	×
PVA	×	◎	◎	○	×	○	○	○	×	◎	○	○
방습셀로판(PVDC coated)	◎	◎	◎	○	◎	×	○	◎		×	○	○
EVA	○	×	○	○	×	◎	×	○	×	◎	○	◎
polystyrene(延伸)	×	×	○	○	◎	○	○	◎	○	○	×	○

* ◎ 우수, ○ 良好, ×불량

참고문헌 : 食品包裝學 (박영호 著)

[표 7-2] 필름 基材의 화학적 안전성

* First letter of each pair applies to conditions at 20℃; the second to those at 50℃.

基材 종류 / 화학 물질	PE		PP	N	PC	PVC	PS
	저밀도	고밀도					
Acetic acid, 5%	EE	EE	EE	FN	NN	EE	EG
Acetic acid, 50%	EE	EE	EE	NN	EG	EG	GG
Acetic Anhydride	EE	EE	EE	NN	EG	NN	NN
Amino Acids	EE	EE	EE	EG	EE	EE	EE
Calcium Hydroxide, Conc.	EE	EE	EE	NN	NN	EE	GG
Cinnamon Oil	NN	FN	NN	GF	GF	NN	NN
Citric Acid, 10%	EE	EE	EE	NN	EG	GG	EG
Ethanol, Absolute	EG	EE	EG	NN	EG	EE	FN
Ethanol, 40%	EG	EE	EG	NN	EG	EE	GF
Fatty Acids	EG	EE	EG	EE	GF	EE	EF
Formic Acid, 3%	EG	EE	EG	NN	EG	GF	EG
Formic Acid, 50%	EG	EE	EG	NN	EG	GF	FF
Formic Acid, 98-100%	EG	EE	EG	NN	EF	FN	FF
Hydrochloric Acid, 1-5%	EE	EE	EE	NN	EE	EE	EE
Hydrochloric Acid, 20%	EE	EE	EE	NN	GF	EG	EE
Hydrochloric Acid, 35%	EE	EE	EG	NN	NN	GF	FF
Lactic Acid, 3%	EG	EE	EG	NN	EG	GF	GG
Lactic Acid, 85%	EE	EE	EG	NN	EG	GF	GG
Nitric Acid, 1-10%	EE	EE	EE	NN	EG	EG	GN
Nitric Acid, 50%	GG	GN	FN	NN	GF	GF	NN
Nitric Acid, 70%	FN	GN	NN	NN	NN	FN	NN
Phosphoric Acid, 1-5%	EE	EE	EE	NN	EE	EE	GG
Phosphoric Acid, 85%	EE	EE	EG	NN	EG	EG	EG
Sulfuric Acid, 1-6%	EE	EE	EE	NN	EE	EG	EG
Sulfuric Acid, 20%	EE	EE	EG	NN	EG	EG	EG
Sulfuric Acid, 60%	EG	EE	EG	NN	GF	EG	GN
Sulfuric Acid, 98%	GG	GG	FN	NN	NN	GN	NN
Urea	EE	EE	EE	EE	NN	GN	EG

E - 30 days of constant exposure causes no damage. Plastic may even tolerate for years.

G - Little or no damage after 30 days of constant exposure to the reagent.

F - Some effect after 7 days of constant exposure to the reagent. Depending on the plastic, the effect may be crazing, cracking, loss of strength or discoloration. Solvents may cause softening, swelling and permeation losses with PE, PP. The solvent effects on these resins are normally reversible; the part will usually return to its normal condition after evaporation.

N - Not recommended for continuous use. Immediate damage may occur. Depending on the plastic, the effect will be a more severe crazing, cracking, loss of strength, discoloration, deformation, dissolution or permeation loss.

제 3 절 방습포장

○ 방습포장의 필요성

한약의 포장에는 수송, 하역 및 보관 중에 습기에 의한 변화로부터 보호하기 위하여 포장 재료 뿐 아니라 포장에 건조제를 사용하여 건조상태를 유지하는 것이 바람직하다. 습도에 의해서 나타나는 한약의 피해로는 다음과 같다.

① 潮解와 膨潤 : 수분에 의한 성상의 변화
예 - 阿膠, 氷片, 薄荷腦, 鹿角膠, 蘆薈

② 흡습 : 건조 한약 및 한약제제의 변질 가능성이 높아지고 상품성을 저하

③ 發霉 : 습도의 증가로 곰팡이 발생

④ 기타 : 鮮品의 경우 탈습에 의한 신선도 변화
예 - 生地黃, 生薑

○ 방습포장 방법

한약 포장의 방습에는 수송 및 보관 기간, 환경 조건, 포장 물품의 성질을 고려하여야 한다. 방습 포장의 방법은 다음과 같다.

① 포장 내용물은 건조상태로 한다.

② 방습 포장재료는 투습도*가 작고, 포장에 적합한 것을 사용하여 완전히 밀봉한다.

③ 포장의 표면적은 작을수록 유리하다.

④ 포장 내의 흡습성 포장재료(종이, 목재 등)는 건조시켜서 사용한다.

⑤ 건조제를 함께 사용한다.

---

* 단위 면적에서 습기를 투과하는 정도를 나타내는 것으로 KS규격에서는 $g/m^2/24h$의 단위로 나타낸다. 즉, 24시간에 $1m^2$당 통과한 수분의 무게(g)를 말한다.

○ 건조제(흡습제)

건조제는 포장 내부의 습도 증가를 막기 위한 목적으로 사용한다. 따라서 건조제는 수분함량이 많은 한약의 보관에는 별로 의미가 없고, 수분에 의하여 품질 변화를 초래하는 한약에 사용하는 것이 바람직하다. 건조제를 사용하는 목적은 다음과 같다.

① 습도 상승이나 결로의 예방 - 급격한 온도 변화(저하)에 의한 포장내의 습도 상승이나 결로 예방

② 포장 내의 건조상태 유지 - 포장 용기내의 공기와 내용물의 수분을 흡수

③ 보관수명을 증가

건조제는 흡습성과 함께 화학적으로 안정하고, 또한 潮解性이 없어야 한다. 건조제의 종류로는 염화칼슘이나 실리카 젤 등이 있으며, 현재는 주로 실리카겔을 사용한다.

실리카겔의 필요량을 계산할 때에는 다음과 같은 식을 이용한다. 즉, 포장 내용물 무게 D를 포장재(투습도가 R, 표면적이 A)로 포장내의 습도를 M개월간 50% 이하로 유지하려고 할 때 포장 내부에 넣을 건조제의 필요량(W)을 나타내었다.

$$W = \frac{A \times R \times M}{K} + \frac{D}{2}$$

W : 건조제(실리카겔)의 양(kg)
A : 포장 용기의 표면적(m^2)
M : 보관기간(월)
D : 포장재의 흡습성인 포장재료의 양(kg)
R : 포장재의 투습도($g/m^2/24h$)
K : 보관 중에 예상되는 외기 조건 계수

실리카 젤의 장점

① 사용양이 염화칼슘보다 적다.
② 온도에 따른 흡습성의 변동이 적다.
➡ 포장을 투과하는 수분을 흡수하여 포장 내부의 습도 상승을 감소
온도 변화에 의한 습도의 급격한 변동을 방지
③ 고온에서 紙裝에 침출하여 내용물을 손상(염화칼슘의 단점)하지 않는다.

[표 7-3] 외기 조건에 따른 *K*값

외기 조건	K 값	비 고
극히 고온, 다습	12	평균 기온 35℃, 평균습도 90% 정도
고온, 다습	20	평균 기온 30℃, 평균습도 90% 정도
비교적 고온, 다습	30	평균 기온 25℃, 평균습도 80% 정도
일반적인 온도, 습도	60	평균 기온 20℃, 평균습도 70% 정도

참고문헌 : 食品包裝學 (박영호 著)

제 4 절 진공 및 가스충전 포장

○ 진공 포장

진공 포장은 포장 내부의 산소를 포함한 공기를 제거함으로써 내용물의 산화로 인한 산패를 억제하여 보존성을 증가시킨다. 또한 포장물의 부피가 감소하여 보관과 수송 등에 유리하다. 그러나 부스러지기 쉽거나 너무 유연한 한약은 수축변형이나 파손 등이 일어날 수 있으므로 부적당하다.

포장재료인 플라스틱 필름은 기체 투과성을 지니고 있으며, 한약에 함유된 공기의 완전 제거가 어려운 등의 이유로 진공도는 포장 내부를 완전한 진공이나 고진공의 상태보다는 감압한 상태로 만들어 준다. 진공 포장의 진공도는 포장재료의 성능, 한약의 특성 등을 고려하여 결정하며 일반적으로 10~30torr*가 사용된다.

진공 포장에 사용하는 포장 재료의 기체 차단성은 일반적으로 산소투과도로 표시하여 1cc/100in^2, 24hr, atm 이하이고 투습도는 한약 자체에 함유되는 고유 수분을 유지시키기 위하여 1g/100in^2, 24hr 이하의 것을 많이 사용한다. 일반적으로 알루미늄箔(Al), polyethylene(PE) 복합필름, polyester(PET), nylon(N) 등의 기체 차단성이 우수한 필름에 polyvinylidene chloride(PVDC)를 함께 사용한 재료가 사용된다.

진공 포장기는 배기방식에 따라 nozzle로 공기를 제거한 다음 밀봉하는 nozzle식과 chamber에서 탈기와 동시에 밀봉하는 chamber식이 있으며, 사용방식에 따라 수동식과 자동식이 있어 처리 규모에 따라 알맞은 기종을 선택해야 한다.

* 1torr는 1수은주 밀리미터, 곧 1/760 기압임

○ 가스충전 포장

가스충전 포장은 포장 내부의 공기를 제거하고 대신 질소(N_2)나 이산화탄소(CO_2) 등의 불활성 가스를 충전하여 밀봉함으로써 내용물의 변질, 변패를 방지하는 방법이다. 가스 충전에 의한 포장 내부의 잔존 산소는 1~2% 이하의 농도로 진공 포장과 같이 내용물의 산화에 기인하는 변패를 억제할 수 있다. 뿐만 아니라 가스충전 포장은 진공 포장의 수축 변형을 해결할 수 있다.

탄산가스는 방향성을 가지는 한약은 사용하지 않는 것이 좋다. 그러나 탄산가스는 수분을 가지는 제품에서는 거의 흡수되어 포장 내부가 부분적인 진공을 형성하여 외관상 진공 포장과 같은 밀착효과(snugging effect)를 나타낸다. 肉製品에 이를 이용하면 탄산가스가 제품에 흡수되어 pH를 떨어뜨려 미생물의 발육을 억제하는 수도 있지만 slice인 경우는 적합하지 않다.

가스충전포장은 처음 가스 치환율이 높다 하더라도 포장재료의 기체 차단성에 따라 가스 충전 후 시간 경과에 따라 가스 치환율이 점차 감소하여 포장 효과가 저하된다. 따라서 기체 투과성이 적은 포장재료를 사용하는 것이 바람직하다.

가스충전 포장에 사용하는 포장 재료는 일반적으로 산소투과도가 5cc/100in^2, 24hr, atm 이하이고 투습도는 1g/100in^2, 24hr 이하의 것을 사용한다. 또한 물리적 강도가 있고 heating seal성이 좋은 것이 바람직하다. 일반적으로 알루미늄(Al), polyethylene(PE) 복합필름, polyester(PET), nylon(N) 등의 기체 차단성이 우수한 필름에 polyvinylidene chloride(PVDC)를 함께 사용한 재료가 사용된다.

진공 포장기는 nozzle로 공기를 치환하여 밀봉하는 nozzle식과 chamber에서 하는 chamber식, 이를 절충한 nozzle-chamber식이 있다. nozzle식은 가스 치환율은 좋지 않지만 가스의 손실은 적으며, chamber식과 nozzle-chamber식이 가스의 손실은 많으나 높은 치환율로 제조하는데 알맞은 방식이다. 사용방식에 따라 수동식과 자동식이 있어 처리 규모에 따라 알맞은 기종을 선택해야 한다.

○ 산소제거제 첨가 포장

한약의 보관 저장에 있어 천연물이라는 특성으로 변질의 가능성이 높다. 특히 공기 중의 산소는 변색, 갈변, 산패 등의 주요한 원인으로 이를 제거함으로서 한약에 함유된 불포화지방산, 비타민, 색소 등의 산화방지, 효소적 갈변의 억제, 호기성 곰팡이와 박테리아의 억제 등으로 저장기간을 연장하고 품질향상에 기여할 수 있다. 대부분의 세균 및 곰팡이는 산소 존재에 의해 성장하게 되는데 공기 중 산소는 20.9% 존재한다. 따라서 포장 내의 산소농도를 0.10% 이하로 감소시켜 세균, 해충 및 곰팡이의 번식과 한약의 산화를 예방하여 보존성을 증가시킨다. 특히 산소흡수제는 柏子仁, 胡桃肉 등과 같이 지방을 많이 함유한 한약에서 지방의 산화 방지에 질소충전이나 진공 포장보다도 더 효과적이다. 산소제거제를 사용하는 방법은 포장 내부의 산소를 제거하는 것은 진공포장이나 가스충전 포장과 유사하지만, 비교적 사용방법이 간단하여 주목받고 있다.

산소제거제는 철의 산화반응을 이용한 철系 흡수제와 glucose oxidase 등을 이용한 有機系 흡수제 등이 있다. 일반적으로 작은 sachet로 포장 내부에 넣어 밀봉한다. 산소제거제는 내용물의 성질에 맞게 선택하여야 하며, 포장재료도 기체 차단성이 좋은 재료를 사용한다. 일반적인 표장 재료로는 polyester(PET), nylon(N) 등의 기체 차단성이 우수한 필름에 polyvinylidene chloride(PVDC)를 도포한 것을 사용하며, 더욱 기체 차단성이 요구될 때에는 위의 基材에 알루미늄箔(Al)을 laminate 하여 사용한다.

제 8 장

도량형(度量衡)

제 1 절 도량형의 개요

○ 도량형의 의미

길이 · 넓이 · 무게 따위의 단위를 재는 단위법과 길이를 재는 자, 부피를 재는 되와 말, 무게를 다는 저울과 같은 측정기구(測定器具, measuring instrument)를 통틀어 도량형(度量衡, weights and measures)이라고 한다. 도량형의 글자를 나누어 살펴보면 도(度)는 길이 또는 길이를 측정하기 위한 도구(자), 양(量)은 부피 및 부피를 측정하기 위한 도구(되), 형(衡)은 무게 및 도구(저울)를 말한다. 그러나 도량형은 비단 길이나 부피 및 무게에 국한되지 않고 모든 물체나 상태의 양을 헤아리는 행위와 이를 헤아리기 위하여 사용되는 모든 수단이나 기준량으로서의 단위(單位)도 포함하고 있어서, 오늘날에는 계량(計量)이나 계측(計測)과 똑같은 뜻을 가지고 사용한다.

○ 도량형의 역사와 변천

도량형은 동서양을 막론하고 생활의 합리화를 위하여 수의 셈법과 물량의 계량법으로 수량의 개념은 문화의 척도(尺度)로 문화의 발달과 더불어 발전되어 왔다. 인류가 식

생활을 위하여 곡물을 생산 비축하고 의식주를 해결하기 위하여 물물교환을 시작할 때부터 수량의 개념과 더불어 간단한 도량형의 형태가 최초로 생겨나게 되었다. 최초의 도량형은 대부분 사람의 몸의 일부분을 기준으로 사용하였다. 예를 들면, 길이로서는 손가락의 길이나 손바닥의 길이로 한 뼘 · 두 뼘 등, 부피로서는 양 손바닥으로 가득히 담을 수 있는 양으로서의 한 줌 · 두 줌 등으로 시작되었다. 이후 인류문명의 발달과 더불어 조세 · 공납(貢納) 또는 건축 · 토목공사에 소요되는 곡식 등의 공출이나 물자의 조달 등의 필요에 따라 도량형 제도는 집단생활인 국가의 형성과 더불어 초기에 형성된 경제의 기초제도로 법률적인 체계를 갖추게 되었다. BC 5000~BC 4000년의 이집트는 당시 천문역수(天文曆數)를 비롯한 토목 건축술의 발달과 더불어 도량형 제도가 매우 발달된 형태를 이미 갖추었던 것으로 추정된다.

이와 같은 도량형 제도는 동서양을 막론하고 통치자들은 중앙집권의 강화를 위한 방법의 하나로 통일된 도량형의 표준원기(標準原器)를 정밀하게 만들어 보관하고, 그 표준과 똑같게 만든 표준부원기(標準副原器)들을 각처에 보급하여 경제활동의 기준으로 삼았다. 도량형은 각 나라마다 각기 다른 형태로 발전되었으며, 크게 나누면 중국을 중심으로 한 아시아권역의 척관법(尺貫法), 중근동에서 원류되어 서유럽으로 확대되어 오늘날까지 영국이나 미국 등지에서 사용되고 있는 야드-파운드법, 그 후 1840년경에 프랑스의 과학자들에 의하여 가장 과학적으로 만들어졌다는 미터법은 오늘날까지 계속해서 사용하고 있는 도량형 제도의 대표적인 예이다.

도량형은 각 나라나 국력, 역사적 배경 등에 따라 차이를 나타내고 있어 서로 다른 길이나 부피 및 무게 등을 일일이 익히고 환산하여 사용한다는 것은 오늘날과 같이 세계적인 교역이 발달된 상태에서는 매우 불편하고 번잡하였다. 이에 1875년 세계 각국의 대표가 프랑스 파리에 모여서 전 세계가 공통으로 사용할 수 있는 통일된 도량형 제도를 채택하게 된 것이 미터법이며, 이를 위하여 체결된 것이 미터협약이다. 그 후 세계 각국은 도량형 통일의 중요성을 인식하여 법으로 이의 추진을 서둘러서 오늘에 와서는 미국과 일부 국가를 제외하고는 거의 대부분의 국가가 미터법을 사용하게 되었다.

그리고 도량형의 분야도 최초에는 길이 · 부피 및 무게의 3가지였으나 문화의 발달과 더불어 물질이나 상태의 다양한 양을 헤아릴 필요에 따라 그 분야도 점차적으로 확대되어 길이 · 질량 · 시간 · 온도 · 전류 · 광도 및 물질량의 기본분야를 비롯하여 평면각 · 입체각과 넓이 · 부피 · 속도 · 가속도 · 힘 · 압력 · 일량 · 공률 · 열량 · 각속도 · 각가속도 · 유량(流量) · 질량유량 · 점성도 · 동점도 · 밀도 · 농도 · 주파수 · 전력량 · 전력 · 전기량 · 전압 · 기전력 · 전기장 · 전기저항 · 정전용량 · 인덕턴스 · 자속(磁束) · 자속밀도 ·

기자력(起磁力) · 자기장 · 무효전력 · 무효전력량 · 피상전력(皮相電力) · 피상전력량 · 광속 · 휘도 · 조도(照度) · 방사능 · 중성자방출률 · 조사선량(照射線量) · 소음 · 인장강도 · 압축강도 · 흡수선량 · 에너지플루언스 · 조사선량률 · 흡수선량률 · 에너지속밀도 · 입자플루언스 · 방사능표면밀도 · 입자속밀도 · 방사능 농도 · 섬도(纖度) · 입도(粒度) · 렌즈의 굴절도 · 습도 · 비중 · 역률 · 경도 · 내화도 · 파수 · 방사강도 · 열전도율 · 엔트로피 등 그 분야가 과학의 발달과 더불어 확대되었다. 뿐만 아니라 그 측정기술과 도량형 기구도 과거에는 길이에서 한 자, 1mm 단위에서 그 이하를 측정할 수 있는 도량형 기술이 계속 발전하고 있다.

제 2 절 우리나라와 서양의 도량형

○ 우리나라의 도량형

1. 특징

일찍부터 우리나라가 도량형제도를 사용하고 있었음은 삼국사기와 삼국유사 등의 기록에 나타난다. 이들 기록에 치(寸), 척(尺), 장(丈), 필(匹), 이(里), 근(斤), 섬(石) 등과 같은 단위는 삼국이 똑같이 사용하였는데, 그러한 단위명들은 중국에서 사용되었던 단위에 영향을 받은 것으로 우리나라의 옛 도량형제도가 중국의 도량형제도와 밀접한 관련이 있음을 시사하고 있다. 기록에 의하면 고려시대의 태조는 통일신라의 도량형제도와 조세제도를, 조선시대의 태조는 고려의 도량형제도와 조세제도를 각각 그대로 계승하였으며, 세종은 문란한 도량형제도를 정비하고 통일하면서 옛 것을 기준으로 표준화시켰다. 따라서 조선시대의 세종 때의 도량형이 통일신라시대와 비슷하거나 유사할 것으로 추정되며, 세종 때 통일된 영조척(營造尺)을 통하여 상고의 제도까지도 규명할 수 있다.

역사적으로 도량형은 각 시대의 교역이나 생활, 정치적 목적 등으로 통일을 위한 여러 노력이 있었으나 도량형은 지역이나 시대, 사용자에 따라 차이가 있었으며 그 종류 또한 다양하다.

1875년에 국제미터협약이 체결되어 전세계적으로 미터법만을 사용하게 됨에 따라 광무 6년(1902년)에 도량형기의 정식 검정기관인 평식원(平式院)을 설치하고, 도량형 규칙이 제정되어 서구식의 도량형제를 도입하면서 우리나라의 전통 도량형은 많은 변화를 가져왔다. 1905년 조선 고종 때 대한제국 법률 제1호로 도량형 규칙을 제정 공포하여 척관법을 미터법과 서양에서 사용하는 야드-파운드법과 혼용하도록 하였다. 이 때 비로소 척관법의 기본단위가 되는 길이의 단위인 척은 0.303m로, 무게의 단위인 관은 3.75 kg으로 정의하였으며, 그 영향은 현재 일상생활에서 사용하는 전통도량형의 환산기준으로 가장 널리 적용하고 있다. 그 후 1961년 5월 10일 구(舊)도량형 관계법이 폐지되고 새로운 형태의 계량법이 제정되면서 국제적인 추세에 따라 우리나라도 미터법만을 사용하도록 법이 제정되고, 이에 따라 1964년 1월 1일부터는 토지 건물이나 수출입, 무기 · 항공 · 선박 및 연구 분야의 특수한 경우를 제외하고는 척관법이나 야드-파운드법은 거래상 또는 증명상의 계량에서 그 사용이 금지되었다. 1983년 1월 1일부터는 토지 건물에 사용되는 평의 단위도 사용이 금지되었다. 그럼에도 불구하고 아직까지 전통도량형은 아직도 재래시장이나 일반 상거래, 일상생활에서 옛 도량형의 단위나 도량형기들을 사용하고 있거나 전통 도량형에 영향한 포장단위로 사용되고 있다.

2. 단위

(1) 길이

한국에서 사용된 것으로 추정되는 자 중에서 가장 오래된 것으로 기전척(箕田尺)이 있다. 이것은 기자(箕子)가 중국의 은(殷)나라의 토지제도를 따라 정전제(井田制)를 실시하면서 평양성 밖에 기전(箕田)을 구획하면서 사용되었다고 하여 붙여진 이름이다. 기전은 은에서 토지를 측량할 때와 유사하게 1자(尺)의 길이를 35.5cm로 하고, 6자 4치(寸)를 1간(竿: 칸)으로 하여 사방 80칸의 정형으로 계획하여 구획정리하였다고 전해진다. 자(尺)의 전통은 똑같은 길이로 되어있는 고구려척(高句麗尺)으로 이어져, 고구려 · 신라 · 고려시대까지 사용되었다. 우리나라에서는 불국사 다보탑이 이것으로 건조되었음이 밝혀졌다. 또한 일본에 전해져 호류사(法隆寺)를 건축하는데 사용되었으며, 이것과 같은 것으로 추정되는 자가 중국 산둥성(山東省)의 은전측량에서 발견되었다.

도량형은 통일신라시대 이후 중국과의 교류가 빈번해지면서 중국식 도량형제로 바뀌었다. 이러한 도량형제는 고려시대 이후 조선시대까지 전해져 기록에 의하면 고려 태조는 통일신라의 도량형을 조선 태조는 고려의 도량형을 그대로 계승하였으며 조선 세종은 문란해진 도량형을 정돈 · 통일하였는데 이때 표준량을 옛 것에 따랐다고 한다.

조선시대의 도량형을 살펴보면 태종 때 허조는 오례제정에 필요한 정확한 표준자로써 조례기척을 만들었으며, 세종 때 박연은 황해도 해주에서 나는 검은 기장을 써서 《한서(漢書)》「율력지(律曆志)」의 내용대로 황종관(黃鐘管)을 만들어 황종척(黃鐘尺)을 만들었다. 이렇게 만들어진 황종척을 바탕으로 공조(工曹)에서는 주척(周尺) · 영조척(營造尺) · 예기척(禮器尺) · 포백척(布帛尺)을 만들어 각 관아와 지방 관서에서 사용하였고, 일부는 명산(名山)과 사고(史庫)에 보관하였다. 성종은 《경국대전(經國大典)》을 반포하면서 「공전(工典)」 가운데 「도량형」조를 규정하여 우리나라 최초로 도량형제도를 법전에 규정하였다. 이에 따르면 길이(尺)는 10리(里: 리)를 1분(分: 푼), 10분을 1촌(寸: 치), 10촌을 1척(尺: 자), 10척(尺)을 1장(丈: 길*)으로 하는 10진법을 사용하며 이러한 기본 골격은 현재까지 사용하고 있다. 다섯 가지 표준 척도간의 비율은 황종척의 길이를 1로 하였을 때 주척은 0.606, 영조척은 0.899, 예기척은 0.823, 포백척은 1.348로 규정하였다.

이들의 용도와 길이를 미터로 환산하여 보면 주척(周尺)은 천문의기, 측우기, 사대부가의 사당 신주(神主) 제작, 활터의 표적거리와 토지측량, 시체를 검시할 때 기본이 된 자로 미터법으로 환산하면 대략 20cm가 조금 넘는다. 황종척(黃鐘尺)은 악기 제조와 음률을 맞추는데 쓰는 자로서 미터법으로 환산하면 34cm가 조금 넘는다. 영조척(營造尺)은 가옥과 성벽, 봉화, 사직단(社稷壇)의 단, 산능(山陵)이나 능실(陵室)의 건축, 기용(器用)제조, 되와 말 등의 양기(量器) 제조에 사용하는 표준 척도로 미터법으로 환산하면 30cm가 조금 넘는다. 조례기척(造禮器尺)은 예기척(禮器尺)이라고도 하는데 왕궁에서 쓰는 옥책(玉冊), 금책(金冊), 금보(金寶) 옥보(玉寶) 등의 제조와 종묘 및 문묘에서 여러 가지 예기(禮器)의 제조, 제사를 올릴 때 제물의 높이를 재는데 사용하며 미터법으로 환산하면 28cm가 조금 넘는다. 포백척(布帛尺)은 침척(針尺)이라고도 하는데 포목, 피혁 등의 거래와 의복 제조에 사용하는 자로 가정에서 가장 많이 사용하는 자였다. 이 자는 미터법으로 환산하면 대략 49cm가 조금 넘는다. 2001년에 문화재청에서 현존하는 자(영조 16년(1740년)경 제작, 덕수궁 궁중유물전시관 소장)에 새겨진 주척(周尺)·영조척(營造尺)·예기척(禮器尺)·황종척(黃鍾尺)·포백척(布帛尺)의 길이를 미터법으로 측정하였는데, 그 길이를 1척(尺)으로 환산하면 주척(周尺)이 207.00mm, 예기척(禮器尺) 274.38mm, 영조척(營造尺) 308.76mm, 황종척(黃鍾尺) 346.08mm, 포백척(布帛尺) 492.36mm로 측정되었다.

그러나 도량형의 규격이 시대나 지역에 따라 차이를 차이가 있어 광무 6년(1902년)에 도량형기의 정식 검정기관으로 평식원(平式院)을 설치하면서 도량형 규칙을 정할 때 일본의 곡척(曲尺: 길이 30.303cm)을 영조척(營造尺)을 대신하여 척도의 표준으로 하였다. 이 후 현재는 일반적으로 1자를 0.303m로 환산하여 계산하고 있다.

(2) 부피

농업을 근간으로 하는 우리의 전통사회에서는 토지에서 생산되는 곡물을 세금으로

* 1길은 10자 혹은 8자로 계산하기도 함

거두는 조세는 국가경제의 가장 중요한 일이었다. 또한 부피는 곡식, 술, 간장 등의 양을 측정하는 중요한 방법으로 민간의 상업적 거래에 사용되어 국가의 사회 · 경제제도를 유지하는 근간이 되었다. 따라서 국가적 차원에서 부피의 양에 대한 공정성을 위하여 도량형은 매우 중요하였다.

부피의 기준이 되는 되나 말의 기준 역시 황종관으로부터 시작되었다. 그 기준을 보면 황종관에 검은 기장알 1200개를 채우고 우물물로써 수평됨을 기준으로 하여 황종관과 일치하는 양을 1홉으로 하고, 10홉을 1되, 10되를 1말로 정하였다.

일반적으로 사용하는 부피의 단위는 작(勺: 작), 홉(合: 홉), 되(升: 되), 말(斗: 말), 섬(石: 섬)으로 10진법의 단위로 사용하며, 측정할 때는 굴렁대로 깎아서 계량하는 방법과 수북이 쌓아 계량하는 방법이 있다.

작(勺)은 술을 뜨는 작은 국자의 1회량으로부터 유래한 단위이다. 홉은 중국의 상고 때의 장년남자의 손으로 한줌의 양을 의미하는 것에서 유래한 것으로 현재는 10작의 분량으로 계산한다. 되는 중국의 상고 때의 장년남자의 두 손을 모아 거기에 담기는 곡물의 양을 1승(升)이라고 한 것에서 유래한 것으로 당시 1되는 약 313.6cm^3 정도였으나, 현재는 10홉의 분량으로 계산한다. 말은 곡식 · 액체 · 가루 종류의 물질의 분량을 측정하는 그릇, 또는 계량단위의 하나로 1말은 10되로 계산한다. 그밖에 우리나라는 예로부터 곡식량의 실용단위로 섬(石: 섬)을 사용하였는데, 지역과 시대에 따라 차이가 있으나 일반적으로 1섬은 10말로 계산한다. 미터법으로 이들의 계량할 때 1홉은 180.39ml로 환산하여 계산한다.

(3) 무게

무게를 재는 전통적인 저울(칭秤)은 저울막대 위에 푼(分: 푼), 돈(錢: 돈), 냥(兩: 냥), 근(斤: 근)을 새긴 형(衡)과 끈으로 추와 접시를 매단 준(準)으로 되어 있다. 저울의 추는 권(權)이라고 하며 요즘에는 칭이라고도 한다.

무게를 재는 단위로는 푼(分: 푼), 돈(錢: 돈), 냥(兩: 냥), 근(斤: 근), 관(貫: 관) 등이 있었는데 한약재, 곡물, 육류, 과일, 채소 등을 잴 때 사용된다. 이 도량형은 1902년에 미터법 등 새로운 도량형이 도입되어 크게 변화되었으나, 오랫동안 사용 되어 왔던 고유의 도량형은 아직도 일상생활에서 통용되고 있다. 한약재는 일반적으로 600g을 1근으로 포장 및 거래가 이루어지고 있으며, 최근 미터법에 의하여 500g의 포장단위로 유통되기도 한다. 다만 이런 경우에도 통상적으로 1근이라 부르고 있는데, 이는 근이 오랜 동안 한약재 시장의 일반 포장단위로 사용되면서 한약재의 무게와 함께 포장의 개수에 대한 의미를 내포하게 된 것에서 유래한 것으로 추정된다.

푼과 돈, 냥은 한약재 처방전과 처방서의 기본단위로 전통적으로 사용되고 있다. 1돈은 10푼에 해당하며, 1냥은 10돈으로 계산한다. 일부 극독성의 약재의 경우 리(厘)의 단위로 사용하기도 하는데, 1푼은 10리에 해당한다. 1돈은 미터법에서 3.75g을 기준으로 계산하여 적용한다.

근은 거래되는 물품의 종류나 지역에 따라 무게가 다르게 적용되고 있어 1근을 16냥인 600g으로 계산하는 경우와 100돈인 375g으로 계산하는 경우가 있다. 미터법 통일로 법률상 상거래 등에 사용하는 것을 금지하고 있으나 관습적 관행적으로 유지되고 있다. 역사적으로 근은 시대와 지역에 따라 차이가 있으나 대략 송(宋)나라 이후 16냥이 600g 전후로 정립되어 현재 유지되고 있다.

한약재의 경우 일반적으로 1근을 16냥인 600g으로 계산한다. 그러나 백삼은 일반적으로 1근이라 할 때 300g을 적용하여 거래되고 있는데, 이는 원래 백삼의 포장 단위인 갑(1갑은 300g)에서 유래한 것으로 추정된다. 참고로 수삼의 경우 채(혹은 차)라는 단위가 사용되는데, 1채는 750g에 해당한다. 통상적으로 신선한 야채와 과일은 1근을 10냥인 375g을 기준으로 계산하여 적용한다.

관은 옛날 중국에서 곡식의 일종인 기장의 일정한 무게를 기본 질량단위로 1돈의 1,000배를 1관으로 정한 것에서 유래하였으며, 주로 신선한 야채나 과일의 무게에 관습적으로 사용하고 있다. 미터법으로 환산하면 3.75kg이다.

이 밖에 한약재 시장에서 한약재의 대용량 단위로 짝 혹은 가마라는 명칭을 사용하고 있다. 짝은 짐짝의 줄인 말로 단순한 짐의 포장 단위를 의미하지만 일제시대 이후 대용량 포장의 대표적이고 흔한 단위인 양곡의 단위인 가마와 관련하여 혼합된 개념으로 사용되고 있다. 가마는 일제의 영향으로 일본의 가마니(일본어:かます)가 곡물의 포장 편의성과 정책적인 편리성에 따라 당시 사용하던 전통 곡식의 부피 단위인 섬을 대체하게 되었다. 일반적으로 쌀의 가마 무게는 80kg으로 환산하여 계산하는데, 이의 영향으로 한약재 시장에서도 한약재 1짝 혹은 1가마를 80kg으로 통용하고 있으나, 지역과 한약재 종류 및 상황에 따라 부피가 다른 경우가 발생하여 현재는 단순한 무게를 표시하는 경우가 많다.

(4) 넓이

현재는 미터법으로 사용하게 되어 있지만 모든 일상에서는 경작지나 토지의 넓이에 평(坪)을 비롯한 전통적인 단위를 사용하고 있다. 평의 아래 단위로 홉(合: 홉)과 작(勺:

작)이 있는데, 1평은 10홉이고 1홉은 10작이 된다. 1평은 한 변의 길이가 6자로 이루어진 격자의 넓이로 미터법으로 환산하여 약 3.3058m^2로 일반적으로 3.3m^2로 계산한다. 임야의 경우 넓이의 기본 단위로 보(步: 보)를 사용하는데, 평(坪: 평)과 같은 면적으로 일반적으로 혼용하거나 평으로 사용하고 있다. 보(步)보다 넓은 단위로 무(畝) · 단(段) · 정(町)이 있어 무 혹은 '무보(畝步)' · 단 혹은 '단보(段步)' · 정 혹은 '정보(町步)'라고 부르는데, 1무보는 30평이고 1단보는 300평이고 1정보는 10단보로 계산한다. 논과 밭의 경우 '마지기'를 사용하기도 하는데, 마지기의 의미가 씨앗 1말을 뿌릴 수 있는 면적을 뜻하므로 지역에 따라 면적에 차이가 있지만 일반적으로 논은 200평, 밭은 300평으로 계산한다.

○ 국외의 도량형

우리나라를 비롯한 대부분의 국가는 국제적인 도량형단위계로 미터(m) 및 킬로그램(kg)을 기본으로 하는 미터법을 사용하고 있다. 미터의 어원은 그리스어의 '재다'라는 뜻에서 유래하였는데, 미터법은 18세기 말에 프랑스의 C. 탈레랑의 제안에 의해 파리과학아카데미가 정부의 위탁으로 만든 것으로 지구 자오선 길이의 1/40,000,000을 1m, 각 모서리의 길이가 1/10m인 정육면체와 같은 부피의 4℃ 물의 질량을 1kg, 그 부피를 1ℓ로 하였다. 현재는 1m의 기준을 1983년 제17차 CGPM에서 '진공에서 빛이 약 3억분의 1초 동안 간 거리'라고 정의하고 있다.

미터법은 초기에는 각국의 고유한 도량형으로 보급이 순조롭지 않았으나 사용기준의 통일화 등의 사회 · 경제 · 정치적 필요에 따라 프랑스는 1840년 강제 시행하였으며, 1875년 5월 20일 국제적인 미터조약이 성립되었다. 미터조약은 미터법에 의한 도량형 표준의 국제적 통일 및 그 완성을 목적으로 하여 1875년 5월 20일 파리에서 체결된 조약으로 14개조의 본문과 22개조의 부칙 및 6개조의 통과규정으로 되어 있다. 주요조항은 ① 도량형 만국중앙국(국제도량형국)의 설립, ② 중앙국은 원기의 비교 · 보관 · 검사를 한다. ③ 중앙국의 비용은 가입국이 인구에 비례하여 부담한다. ④ 어느 나라나 가입할 수 있다. ⑤ 원기를 각국에 나누어 준다 등이며, 이밖에 국제도량형위원회 · 국제도량형총회 기타가 규정되어 있다. 이어 1889년 국제원기가 제정되었으며, 이후 단위의 길이표준 개정 등 각 분야 척도의 표준화 작업이 계속 진행되었다. 1967년에는 미터법을 국법으로 채용한 나라가 70개국을 넘어섰고, 학술적 단위의 기준이 대부분 미터법을 기반으로 채용하고 있다.

우리나라는 1959년에 미터조약에 가입하였으며, 이후 계량법 제11조에 의해 1963년 5월 31일부터 거래 · 증명(證明)에 미터법 외에는 쓰지 못하도록 규정하고 있으며, 1963년 12월 31일을 유예기한으로 하여 미터법의 완전실시(건물 · 토지 제외)가 되고 있으며, 1983년 1월 1일 시행령 부칙 제2조에 의해 건물 · 토지까지도 미터법을 사용하고 있다. 그러나 전통 도량형은 생활에서 쉽게 접할 수 있을 정도로 일상생활과 관습적으로 통용되고 있다.

영국과 미국을 중심으로 사용하는 도량형 단위계로 길이에 yd(야드), 질량에 lb(파운드), 시간에 s(초), 그리고 온도에는 화씨(℉)를 기본단위로 삼는다. 길이에는 ft(피트) · in(인치) · mile(마일), 부피에는 gal(갤런), 질량에는 oz(온스) 등의 보조단위가 있다. 그러나 영국과 미국의 단위값이 차이가 있어 혼란이 있었으나 1959년 7월 1일 이들을 통일하여 1국제야드=0.9144m, 1국제파운드=0.453592437kg으로 협정하였다. 이 도량형은 미터법과는 달리 십진법으로 되어 있지 않은 것이 특징이다.

현재 중국에서 사용하는 도량형은 모택동시대에 확립이 되어 보급되었다. 모택동은 미터법을 기본으로 하여 길이 단위의 m를 공척(公尺), km를 공리(公里)로 표기하고 있다. 부피의 ℓ는 공승(公升)으로 표기하며, 무게의 kg과 g을 각각 공근(公斤)과 극(克)으로 표기하고 있다.

[표 8-1] 센티미터, 미터, 인치, 피트, 야드, 마일, 자, 간, 정, 리의 비교

단위	센티미터	미터	인치	피트	야드	마일	자	간	정	리
1cm	1	0.01	0.3937	0.0328	0.0109	–	0.033	0.0055	0.00009	–
1m	100	1	39.37	3.2808	1.0936	0.0006	3.3	0.55	0.00917	0.00025
1in	2.54	0.0254	1	0.0833	0.0278	–	0.0838	0.0140	0.0002	–
1ft	30.48	0.3048	12	1	0.3333	0.00019	1.0058	0.1676	0.0028	–
1yd	91.438	0.9144	36	3	1	0.0006	3.0175	0.5029	0.0083	0.0002
1mi	160930	1609.3	63360	5280	1760	1	5310.8	885.12	14.752	0.4098
1尺	30.303	0.303	11.93	0.9942	0.3314	0.0002	1	0.1667	0.0028	0.00008
1間	181.818	1.818	71.582	5.965	1.9884	0.0011	6	1	0.0167	0.0005
1町	10909	109.091	4294.9	357.91	129.304	0.0678	360	60	1	0.0278
1里	392727	3927.27	154619	12885	4295	2.4403	12960	2160	36	1

[표 8-2] 평, 단보, 정보, 평방미터, 아르, 평방피트, 평방야드, 에이커의 비교

단위	평	단보	정보	평방미터	아르	평방피트	평방야드	에이커
1坪	1	0.00333	0.00033	3.3058	0.03305	35.583	3.9537	0.00081
1段步	300	1	0.1	991.74	9.9174	10674.9	1186.1	0.24506
1町步	3000	10	1	9917.4	99.174	106794	11861	2.4506
$1m^3$	0.3025	0.001008	0.0001	1	0.01	10.764	1.1958	0.00023
1a	30.25	0.10083	0.01008	100	1	1076.4	119.58	0.02471
$1ft^2$	0.0281	0.00009	0.000009	0.092903	0.000929	1	0.1111	0.000022
$1yd^2$	0.25293	0.00084	0.00008	0.83613	0.00836	9	1	0.000207
1 acre	1224.2	4.0806	0.40806	4046.8	40.468	43560	4840	1

[표 8-3] 홉, 되, 말, ml, 입방미터, 리터, 입방인치, 입방피트, 겔론, 입방야드의 비교

단위	홉	되	말	ml(cc)	입방미터	리터	입방인치	입방피트	겔론	입방야드
1合	1	0.1	0.01	180.39	0.00018	0.18039	11.0041	0.0066		0.00023
1升	10	1	0.1	1803.9	0.00180	1.8039	110.041	0.0637		0.00234
1斗	100	10	1	18039	0.01803	18.039	1100.41	0.63707		0.02359
1cm^3	0.00554	0.00055	0.00005	1	0.00001	0.001	0.06102	0.00003		0.00001
1m^3	5543.52	554.325	55.4352	1000000	1	1000	61027	35.3165		1.30820
1ℓ	5.54352	0.55435	0.05543	1000	0.001	1	61.027	0.03531		0.00130
1in^3	0.09083	0.00908	0.00091	16.386	0.00001	0.01638	1	0.00057		0.00002
1ft^3	156.966	15.6666	1.56966	28316.8	0.02831	28.3169	1728	1		0.03703
1gal									1	
1yd^3	4238.09	423.809	42.3809	764511	0.76451	764.511	46656	27		1

[표 8-4] 그램, 킬로그램, 톤, 그레온, 온스, 파운드, 돈, 근, 관의 비교

단위	그램	킬로그램	톤	그레인	온스	파운드	돈	근	관
1g	1	0.001	0.000001	15.432	0.03527	0.002	0.26666	0.00166	0.000266
1kg	1000	1	0.001	15432	35.273	2.20450	266.666	1.6666	0.26666
1t	1000000	1000	1	–	35273	2204.50	266666	1666.6	266.666
1grain	0.06479	0.00006	–	1	0.00228	0.00014	0.01728	0.00108	0.000017
1oz	28.3495	0.02835	0.000028	437.4	1	0.0625	7.56	0.0473	0.00756
1lb	453.592	0.45359	0.00045	7000	16	1	120.96	0.756	0.12096
1錢	3.75	0.00375	0.000004	57.872	0.1323	0.00827	1	0.00625	0.001
1斤	600	0.6	0.0006	9259.556	21.1647	1.32279	160	1	0.16
1貫	3750	3.75	0.00375	57872	132.28	8.2672	1000	6.25	1

제 3 절 첩제와 열량풀이

○ 첩제(貼劑)

한약을 조제한 개수를 표현하는 전통적 단위로 첩(貼)과 제(劑)가 있다. 첩은 음편(飮片)으로 조제한 1개의 소포장 단위이다. 제는 일반적으로 20첩으로 구성되며, 10첩을 반제(半劑)라고 한다. 일반적으로 1제의 복용 기간이 10일, 반제의 복용 기간이 5일 분량임을 볼 때 우리나라는 전통적으로 치료투여과정(療程)의 기본 단위를 특수한 경우가 아니면 5일 혹은 10일로 하였던 것으로 유추할 수 있다.

○ 열량풀이

전통 도량형을 이용하여 한약재 도매시장에서 단순한 첩제를 제조하는 경우의 계산법이 있는데, 이를 시장에서는 '열량풀이'라고 부른다. 열량풀이는 한약 처방 구성하는데 소요되는 한약재의 가격을 계산하는 방법으로 포장 약재를 유통하는 업무 이외에 부수적으로 처방에 의하여 소량의 약재를 사용하여 첩약을 제조하는 경우에 적용되기도 한다. 열량풀이는 업소의 경우 주업무인 포장 단위 한약재 도소매 이외에 부수적인 수입을 얻을 수 있으며, 고객 관리에 유리하며, 한약재 관리에 추가적인 노력이 필요하지 않은 장점을 가진다.

또한 이용자의 경우 한약재 재고 관리에 별도의 노력이 필요하지 않으며, 한약장이나 한약재 보관 장소의 구비 비용이나 소요 면적을 절감할 수 있다. 그러나 이 방법은 과거에 시장에서 사용한 방법으로 무면허 의료나 독성 한약재의 오남용 등의 위험성을 가지고 있어 적법 여부에 대한 법률적인 검토가 필요하며, 한약사의 처방의 확인 검증과정과 처방 구성자의 면허여부 등을 통한 정당한 처방전 요건을 확인 과정이 필요하며, 이를 통하여 부작용이나 한약재의 오남용을 방지하는 것이 필요하다.

1. 정의

열냥풀이란 무엇인가? "냥풀이" 혹은 "량풀이" 다같은 말인데, "냥풀이"라는 말은 조선시대 중인에 해당하는 역관과 의생집단에서 사용했다고 한다. 현대에 와서는 주로 약령시 주위에서 쉽게 들을 수 있어나, 그것도 일반인에게는 생소한 단어일 것이다. 주로 한약업에 종사하는 전문인들 중에 개업을 해서 점포를 소유하고 있는 사람들과 점포가 없이 이 업에 종사를 하는 중개상인들 사이에는 잘 알고 있는 내용일 것이다.

(1) 兩의 정의

무게의 단위를 근(斤) · 관(貫)으로 재는 도량형제도로서 척근법이라고도 하며 1근은 16냥으로 1냥의 무게는 37.5g이다. "량풀이"의 1兩(량)은 37.5g을 말한다. 1斤(근)은 600g이고, 1斤(근)을 37.5g으로 나누어 보면 16兩(량)이 된다. 1錢은 3.75g이고 1兩(량)은 37.5g이며, 1斤(근)은 16兩(량)이 된다.

1錢(전)=3.75g이고, 1兩(량)=37.5g이고, 1斤(근)=600g=37.5g×16兩(량)이 된다.

(2) 兩에 대한 역사적 근거

척관법(尺貫法)은 길이의 단위로 척(尺), 무게의 단위로 관(貫) 따위를 쓰는 도량형의 한 종류로써 당초 중국에서 발달하여 중국 · 우리나라 및 일본에 널리 보급되어 수천년간 사용되어 발달한 도량형제도(度量衡制度)인 것이다.

우리 나라는 고구려 · 백제 · 신라의 삼국시대에 이미 과세제도(課稅制度)와 도량형제도가 제정되었으며, 삼국시대 초기부터 중국식 척관법(尺貫法)에 따라 무게를 측정하였는데 백제에서는 도시부(都市部), 신라에서는 시전(市典)이라는 도량형 제도 감독관청을 두었으며 고려 명종 때는 평두량도감(平斗量都監)을 두었고 조선시대의 정약용(丁若鏞)도 《경세유표(1810)》에서 도량형에 대한 개선책을 내놓았다. 1905년(고종 42)에는 대한제국 법률 제1호로 <도량형법>이 제정, 공포되었다.

이러한 시대적상황과 연계하여 귀금속이나 약재의 무게를 측량하는 약저울이 사용되었는데 분칭(分秤) · 약형(藥衡) · 약칭(藥秤)이라고도 한다. 냥의 무게가 성립되기전 관에 대한 유래를 이해해야 한다.

관(貫)은 중국 동전을 꿴 무게에서 연유한 것으로 1관은 3.75kg이다.

이 단위는 옛날 중국에서 곡식의 일종인 기장의 일정한 무게를 기본 질량단위로 1천(泉: 돈쭝)의 1,000배를 1관으로 정한 데서 유래했다고 한다. 그 후 당나라 고조(高祖)가 621년에 주조한 개원통보(開元通寶)의 질량이 실용상 질량의 기준인 관으로 정립되었다. 중국에서 척관법이 사용되기 시작한 것은 전국시대 진(秦)나라의 상앙 이후로 알려져 있고 그 표준은 시대에 따라 크게 변해 왔다. 최근까지 아시아지역에서 통용된 척관법은 대체로 수(隋)나라와 당(唐)나라의 제도를 기본으로 삼아왔다. 한국의 경우 기록이나 자료에 의하면 무게의 표준에 한 근이 사용된 것은 신라 중엽 이후이며, 근의 표준은 681년(문무왕 21) 당나라제도에 가깝게 개정되었다. 이후 척관법 중 한 근의 표준량은 세종 때 통일되어 조선 말기까지 이어져 내려왔으나 개혁되었다. 그러나 1875년 국제미터협약이 체결되어 세계적으로 미터법만을 사용하게 됨에 따라 한국도 1902년 도량형규칙을 제정하고 평식원(平式院)을 설치하였다. 1905년 대한제국 법률 제1호로 도량형규칙을 제정, 공포하여 무게의 단위인 관은 3.75kg으로 정하였고, 오늘날까지 사용하고 있으나, 척관법은 1964년 1월 1일부터 계량법에 의하여 거래나 증명용으로의 사용이 금지되었다.

근(斤)의 유래는 고대 중국에서 생긴 것으로, 한대(漢代)에는 약 223g, 당(唐)나라에서는 이것의 약 3배였으며, 송(宋)나라 이후 16냥이 600g으로 정립되어 오늘에 이르렀다. "냥"은 1돈의 10배로, 10돈을 1냥으로 하고 16냥이 1근(斤), 1돈쭝은 3.7301 g이다. 한(漢)나라 때는 수수[黍] 1,200립(粒)을 12수(銖)로 하고, 24수를 1냥으로 하였으며, 3돈 8푼 정도이다. 당(唐)나라 때는 이것의 3배를 대냥(大兩)으로 하는 제도가 생겼으며, 10돈에 해당되었다. 또한 냥은 약재 양목(量目) 단위로, 1냥은 4돈(약 15g)이 표준으로, 약재에 따라서 4돈 4푼부터 5돈까지 여러 가지이다.

2. 열냥풀이의 계산법

열냥풀이로 계산을 하게 되면 소비자입장에서도 그 마진율이 투명하게 보이고 판매자 입장에서도 일정한 비율이 나타나므로 계산에서도 편리성을 추구할 수 있다.

열량풀이 시에는 1斤(근)을 10兩(량)으로 가정하고 계산하는 방법이다.

예) 백출1斤(근)에 10.000원의 시세라 하고,

1斤(근)=16량×37.5g(1량)=600g=10.000원이다.

원래 백출37.5g(1량)의 가격은 625원이다.

한데, 량풀이를 할 때에는 1斤(근)을 10량으로 보고 1량의 가격을 1,000원을 받는다.

1斤(근)=600g=10,000원=10兩(량); 1兩(량)=1,000원

예를 보기에 많은 폭리를 취하는 것 같아 보이지만 실재로는 그렇지가 않고 아주 합리적인 계산이 나온다. 아래에 설명을 더하자면, 점포를 가진 한약업자가 건재 백출 1근

을 매입 후 잡질을 골라내고, 절단 가공 수치법제 한 후 완성된 약재로 태어나면 대략 2~3할 정도의 손실이 발생하게 된다. 처음 매입시의 약재는 16냥으로 이었지만 완성후의 약재는 13~14냥 정도로 된다. 그래서 판매자가 량풀이로 계산했을 때 실재로 1斤(근)의 한약재를 판매 했을 때에 이윤은 2~3냥이 남는 계산법이다. 일반적으로 한약재의 경우 1斤(근)단위로 판매가 되고, 약재를 구매한 판매자는 약을 가공하는 것 이외에도 판매가 될 때까지 보관도 해야 하며, 한약재의 특성상 보관과정에서 수분의 유실에 의한 감량이나 우기시에는 곰팡이나 한약의 특성상 벌레가 생겨서 감량이 나는 것 등의 문제이외에도 점포세나 유지 관리비등의 문제를 모두 감안해야 되기 때문이다. 열냥풀이가 나오게 된 것은 도매가 아닌 소매 판매에서 그 기준을 만들기 위해 나온 것으로 생각 된다.

3. 열냥풀이의 장단점

(1) 장점은 소매상의 경우 좋은 물건을 구비하고 그에 마땅한 가격을 받을 수 있으므로 소매상의 경우도 이익이고 소비자의 경우도 좋은 약재를 필요한 시기에 적정한 가격에 대량이 아닌 필요량만큼을 구매할 수 있으므로 모두 이익이 된다.

(2) 단점은 품질은 그대로인데 가격만 높게 책정하는 경우가 있게 된다. 한근 600g의 가격이 너무 낮게 되면 그만큼 이윤이 적게 되므로 전반적으로 높은 가격이 형성되게 되기도 한다. 그러나 이러한 단점에도 불구하고 좋은 약재를 취급할 수 있고 약재를 믿고 판매할 수 있는 장점과 좋은 약재를 가지고 좋은 약을 만들 수 있으며 또한 그것이 국민건강과 직결되고 약재가격의 투명화에도 기여하기 때문에 한약분업화에서 선결조건이 될 수도 있다.

한약건재는 일반적으로는 1근 단위로 판매하나 1근이 필요하지 아니한 사람이나 금전적 여유 등 기타 등등의 이유로 소량의 약재를 원하는 경우 판매의 기준이 되는 암묵적 기준으로 냥풀이를 적용한다. 구입자가 구매하고자 하는 약제의 가지 수가 많아지면, 사용하고 남은 약재의 재고부담도 그 만큼 커지는 것이다. 재고가 생긴다는 것은 그것을 보관할 장소도 동시에 필요한 것이므로 재고의 부담에서 벗어나고자 한다면 2~3할 비싼 냥풀이를 선호하는 것은 어떤 면에서는 아주 합리적인 선택이 아닐까 한다. 냥풀이는 한약업계의 전문용어 이지만, 다른 전문적 직종에도 대부분 말만 다르지 비슷한 개념이 유·무형으로 존재하는 것 같다. 냥풀이를 이용하는 부류는 특별히 정해져 있는 것이 아니다 이해관계가 합리적이면 모두 이용가능한 방법이다.

제 4 절 의약품 등의 안전성 · 유효성심사에 관한 규정에서의 도량형

식품의약품안전청 고시에서

약사법 제26조 제6항 및 제34조 제4항, 같은 법 시행규칙 제23조 제1항 제1호 라목, 제27조 제1항, 마약류관리에 관한 법률 제18조, 제21조 및 같은 법 시행규칙 제32조, 제33조의 규정에 의한 "의약품등의안전성 · 유효성심사에 관한 규정)"을 살펴보면 아래와 같은 내용이 있다. [별표 4]의 유의사항 1, 2,3을 살펴보면 아래와 같다.

[별표 4] 생약 · 한약제제 및 천연물신약 등의 제출자료
(제2조 제1항 제1호, 제2호, 제12호 및 제5조제1항 내지 제10항 관련)

▪ 유의사항 1

① 복합제의 경우 4 및 5의 자료는 새로운 생약(주성분)에 대한 자료를 원칙으로 하며, "4-가, 나 및 아"와 "5-가"의 자료는 식품의약품안전청장이 정한 "의약품등의 독성시험기준" 중 복합제의 제제별 독성시험방법에 의한 독성에 관한 자료와 복합제의 약리작용에 관한 자료를 추가 제출하여야 한다.

② 의약품재평가기준에 의하여 재평가가 결과가 공시된 품목은 4, 5 및 6의 자료를 면제할 수 있다.

▪ 유의사항 2. 한약제제의 주성분 및 함량 검토기준

① 생약 · 한약제제의 주성분 및 함량 기재요령

생약 · 한약제제의 주성분 및 함량은 다음 각호에 적합하여야 한다.

1. 근거가 되는 한약서의 처방에 용법 · 용량이 명확히 기재된 경우에는 기재된 바에 따라 환산한다.

2. 한약서의 처방에 용법 · 용량이 불명확하거나 따로 근거가 없을 때에는 그 처방별로 외용하는 경우 처방의 총량을 고려하여 환산하고 내복하는 경우 다음 각목에 따라 환산한 1일량을 1일 1~3회 복용하는 것을 원칙으로 한다.
   가. 액상 또는 산으로 복용하는 경우
      처방된 량을 1일량으로 봄.
   나. 환으로 복용하는 경우
      처방된 주성분의 비율과 1일 평균 복용하는 환의 수를 근거로 ③도량형 등 환산 기준에 따라 1일량을 환산함.
3. 한약서에 처방을 가감할 수 있는 근거가 명시된 경우에는 제1호 또는 제2호의 규정에 준하여 이를 인정한다.
4. 제1호 내지 제3호의 규정에 불구하고 납(외용제 제외), 비소 또는 수은을 주요성분으로 하는 생약이나 호골, 서각이 포함된 처방은 이를 인정하지 아니한다.
5. 환제의 경우 그 크기는 한약서의 기재내용에 따르는 것을 원칙으로 하되, 한약서의 기재내용을 따르지 않는 경우 주성분의 1회 복용량이 동일하고 제제학적으로 기피해야 할 사유가 없는 한 그 타당성을 인정할 수 있다.

② 도량형 등 환산 기준
한약서("한약조제지침서" 제외)에 기재된 도량형 등의 환산 기준은 다음 각호와 같다.

1. 중량의 환산

1모(毛)	= 3.75밀리그람	1전(錢)(돈)	= 3.75그람
1결(銔)	= 16밀리그람	1자(字)	= 9.375그람
1분(分)	= 375밀리그람	1치(錙)	= 12.5그람
생강 1편(片)	= 500밀리그람	1작(勺)	= 20그람
1규(圭)	= 0.998그람	1량(兩)	= 37.5그람
대추 1매(枚)	= 1.0그람	1합(合)	= 200그람
1매(枚)	= 1.0그람	1근(斤)	= 600그람
1주(銖)	= 1.563그람	1관(貫)	= 3,750그람
1촬(撮)	= 2그람		

2. 환의 중량

맥대 1환 = 49밀리그람	마인대 1환 = 335밀리그람
마자대 1환 = 54밀리그람	오자대 1환 = 375밀리그람
녹두대 1환 = 94밀리그람	조자대 1환 = 1.25그람
율미대 1환 = 155밀리그람	연자대 1환 = 1.487그람
소두대 1환 = 188밀리그람	대조대 1환 = 2.083그람
오미자대 1환 = 205밀리그람	오매대 1환 = 3.373그람
산조인대 1환 = 211밀리그람	탄자대 1환 = 3.75그람
완두대 1환 = 250밀리그람	난자황(난자)대 1환 = 18그람
감실대 1환 = 289밀리그람	

3. 길이의 단위

1리(厘) = 0.303mm	1치(寸) = 3.03cm
1푼(分) = 3.03mm	1자(尺) = = 30.3cm
1촌(寸) = 2.25cm	

4. 용량의 단위

1시(匙) = 10밀리리터	1승[(升)=되] = 2리터
1합(合) = 100밀리리터	1두[(斗)=말] = 10리터
1홉 = 200밀리리터	1석[(石)=섬] = 100리터
1승(升) = 1리터	

주1) 기재된 도량형 등의 환산기준에 한약서에 명시되지 않은 경우에는 실측하여 평균값으로 한다(환의 중량은 각 열매의 체적과 동일한 환을 제조하여 실측하고 중량표기가 되지 않은 생약은 그 중량을 실측한다).

주2) 별도의 부형제가 사용된 경우에는 그 부형제의 양을 고려하여 주성분의 양 등을 환산하되 명확한 근거가 없는 경우에는 주성분(생약)의 총량 : 부형제의 량 = 1 : 1로 환산하는 것을 원칙으로 한다.

■ 유의사항 3

자료제출의약품 다.의 경우에는 기준 및 시험방법에 잔류용매기준에 설정하여 적합한 자료를 제출하고 이미 허가(신고)된 품목에서 사용례를 인정할 수 있는 경우에는 독성자료의 일부 또는 전부를 면제할 수 있다.

찾아보기